U0276415

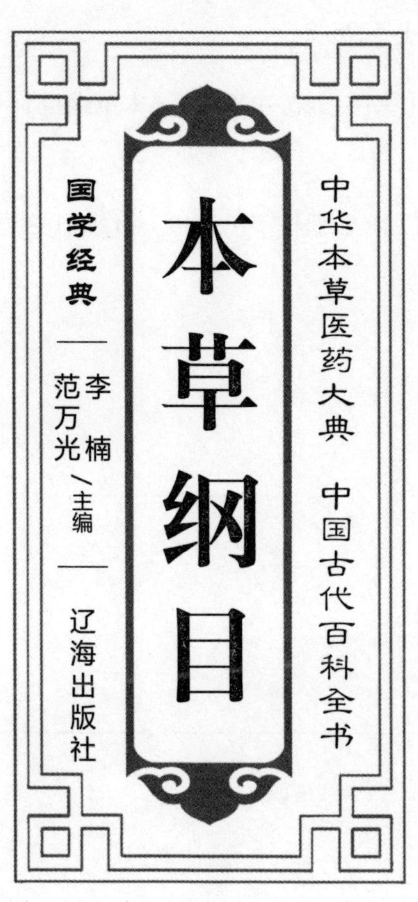


【第一卷】

**图书在版编目（CIP）数据**

本草纲目 / 李楠，范万光主编 . — 沈阳：辽海出版社，2019. 4

ISBN 978-7-5451-5298-2

Ⅰ . ①本… Ⅱ . ①李… ②范… Ⅲ . ①《本草纲目》Ⅳ . ① R281.3

中国版本图书馆 CIP 数据核字（2019）第 048163 号

**本草纲目**

责任编辑：柳海松
责任校对：顾　季
装帧设计：廖　海
开　　本：710mm × 1040mm　1/16
印　　张：90
字　　数：1858 千字
出版时间：2019 年 4 月第 1 版
印刷时间：2019 年 4 月第 1 次印刷
出版者：辽海出版社
印刷者：三河市兴博印务有限公司

ISBN 978-7-5451-5298-2　　　　定　　价：1580.00 元

**版权所有　翻印必究**

# 《本草纲目》编委会

**主　编**　竭宝峰　刘峻杰　刘贤忠　耿献会　韩永国　胡存慧

**副主编**　竭宝娟　张宝军　刘良军　江　磊　于洪江　滕海英
翟惜瑞　李　洋　黄　策　赵燕颖　王　佳　李志宏
陈国军　刘京丽　阮洪生　程　实　周培武　代永江
高　峰　董　平　于　水　张洪利　乔晓峰　孙保军
夏宇波　李铁军　冯　林　曹小平　韩天骄　唐丽璿

**编　委**　孔庆华　袁亚光　储长孝　杜晓敏　曹　玲　李鹏武
王　力　邓厚峰　文立平　董立军　董学凤　付　浩
孟祥臣　李春海　程　实　李　莉　张春红　李　辉
吴　刚　李　鑫　孙艺艺　刘　震　曲晶辉　李小华
李晓红　杨兴国　张晓东　袁亚杰　金　研　张　丹
陈　欣　孔庆利　孔庆红　韩安娜　于子乔　阚济伟
王　玲　孙雪雁　赵燕颖　刘禹欣　赖超颖　刘　持
马　婷　刘冰冰　杜晓敏　战逸超　姜　彬　谢俊峰
蔡云朋　姜　彬　蔡文超　汪业铭　金京辉　高佩刚
金光明　洪　春　蔡　勇　雷　玲　郭乃超　郭珮瑶

**总编辑**　姜忠喆　孙　涛　刘春雷　冯立军　王立娟　高　继

# 目　录

## 第一卷　序例上

历代诸家本草……2
神农本经名例……10
引据古今经史百家书目……17
陶隐居名医别录合药分剂法则……34
采药分六气岁物……37
七方……37
十剂……39
气味阴阳……44
五味宜忌……46
五味偏胜……47
标本阴阳……47
升降浮沉……47
四时用药例……48
五运六淫用药式……49
六腑六脏用药气味补泻……50
五脏五味补泻……50
脏腑虚实标本用药式……51
引经报使……57

## 第二卷　序例下


药名同异……60
相须相使相畏相恶诸药……70
相反诸药……80
服药食忌……81
妊娠禁忌……82
饮食禁忌……82
李东垣随证用药凡例……84
陈藏器诸虚用药凡例……87
张子和汗吐下三法……88
病有八要六失六不治……90
药对岁物药品……90
神农本草经目录……91
宋本草旧目录……92


## 第三卷　百病主治药上


诸风……96
痉风……100
项强……102
癫痫……102
卒厥……103
伤寒热病……104
瘟疫……106
暑……107
湿……108
火热……109
诸气……111
痰饮……112
脾胃……114

吞酸嘈杂……116
噎膈……116
反胃……117
呕吐……119
哕啘……120
呃逆……121
霍乱……121
泄泻……123
痢……125
疟……128
心下痞满……130
胀满……131
诸肿……133
黄疸……136
脚气……138
痿……139
转筋……140
喘逆……141
咳嗽……143
肺痿肺痈……145
虚损……146
瘵疰……147
邪祟……148
寒热……150
吐血衄血……150
齿衄……153
血汗……153
咳嗽血……154
诸汗……154
怔忡……155
健忘……155
惊悸……156

狂惑……156
烦躁……157
不眠……158
多眠……158
消渴……159
遗精梦泄……160
赤白浊……161
癃淋……162
溲数遗尿……165
小便血……166
阴痿……167
强中……168
囊痒……168
大便燥结……169
脱肛……170
痔漏……171
下血……172
瘀血……175
积聚症瘕……176
诸虫……178
肠鸣……179
心腹痛……180
胁痛……183
腰痛……183
疝㿗……185

## 第四卷　百病主治药下

痛风……189
头痛……190
眩运……192
眼目……193

耳……198
面……200
鼻……202
唇……204
口舌……205
咽喉……207
音声……209
牙齿……210
须发……212
胡臭……213
丹毒……214
风瘙疹痱……215
疬疡癜风……216
瘿瘤疣痣……216
瘰疬……217
九漏……219
痈疽……219
诸疮上……224

# 第一卷　序例上目录

## 序例上

历代诸家本草
神农本经名例
引据古今经史百家书目
陶隐居名医别录合药分剂法则
采药分六气岁物
七方
十剂
气味阴阳
五味宜忌
五味偏胜
标本阴阳
升降浮沉
四时用药例
五运六淫用药式
六腑六脏用药气味补泻
五脏五味补泻
脏腑虚实标本用药式
引经报使

# 第一卷　序例上

## 序例上



### 历代诸家本草

**神农本草经**　〔掌禹锡曰〕旧说本草经三卷，神农所作，而不经见，《汉书·艺文志》亦无录焉。汉平帝纪云：元始五年，举天下通知方术本草者，所在轺转遣诣京师。楼护传称：护少诵医经本草方术数十万言。本草之名盖见于此。唐李世勣等以梁《七录》载《神农本草》三卷，推以为始。又疑所载郡县有后汉地名，似张机、华佗辈所为。皆不然也。按《淮南子》云：神农尝百草之滋味，一日而七十毒。由是医方兴焉。盖上世未著文字，师学相传，谓之本草。两汉以来，名医益众，张华辈始因古学附以新说，通为编述，本草由是见于经录也。〔寇宗奭曰〕《汉书》虽言本草，不能断自何代而作。世本、《淮南子》虽言神农尝百草以和药，亦无本草之名。惟帝王世纪云：黄帝使岐伯尝味草木，定本草经，造医方以疗众疾。乃知本草之名，自黄帝始。盖上古圣贤，具生知之智，故能辨天下品物之性味，合世人疾病之所宜。后世贤智之士，从而和之，又增其品焉。〔韩保升曰〕药有玉石、草、木、虫、兽，而云本草者，为诸药中草类最多也。

**名医别录**　〔李时珍曰〕《神农本草》药分三品，计三百六十五种，以应周天之数。梁·陶弘景复增汉、魏以下名医所用药三百六十五种，谓之《名医别录》。凡七卷。首叙药性之源，论病名之诊，次分玉石一品，草一品，木一品，果菜一品，米食一品，有名未用三品。以朱书《神农》，墨书《别录》，进上梁武帝。弘景，字通明，宋末为诸王侍读，归隐勾曲山，号华阳隐居，武帝每咨访之，年八十五卒，谥贞白先生。其书颇有裨补，亦多谬误。〔弘景自序曰〕隐居先生在乎茅山之上，以吐纳余暇，游意方技，览本草药性，以为尽圣人之心，故撰而论之。旧称《神农本经》，予以为信然。是神农氏之王天下也，画八卦以通鬼神之情，造耕种以省杀生之弊，宣药疗疾以拯夭伤之命。此三道者，历众圣而滋彰。文王、孔子、彖象繇辞，幽赞人天。后稷、伊尹，播厥百谷，惠被群生。岐、黄、彭、扁[①]，振扬辅导，恩流含气。岁逾三千，民到于今赖之。但轩辕以前，文字未传，药性所主，当以识识相因，不尔何由得闻？至于桐、雷[②]，乃著在编简。此书应与《素问》同类，但后人多更修饬之尔。秦皇所焚，医方、卜术不预，故犹得全录。而遭汉献迁徙，晋怀奔迸，文籍焚糜，十不遗一。今之所存，有此三卷。其所出郡县乃后汉时制，疑仲景、元化等所记。又有《桐君采药录》，说其花叶形色；《药对》四卷，论其佐使相须。魏、晋以来，吴普、李当之等更复损益。或五百九十五，或四百四十一，或三百一十九，或三品混糅，冷热舛错，草石不分，虫兽无辨，且所主治，互有得失。医家不能备见，则智识有浅深。今辄苞综诸经，研括烦省。以《神农本经》三品合三百六十五为主，又进《名医》别品亦三百六十五，合七百三十种。精粗皆取，无复遗落，分别科条，区畛物类，兼注名[③]时用土地所出，及仙经道术所须，并此序录合为七卷。虽未足追踵前良，盖亦一家撰制，吾去世之后，可贻诸知音尔。

**桐君采药录**　〔时珍曰〕桐君，黄帝时臣也。书凡二卷，纪其花叶形色，今已不传。后人又有《四时采药》《太常采药时月》等书。

**雷公药对**　〔禹锡曰〕北齐徐之才撰。以众药名品、君臣、性毒、相反及所主疾病，分类记之，凡二卷。〔时珍曰〕陶氏前已有此书，吴氏本草所引雷公是也。盖黄帝时雷公所著，之才增饰之尔。之才，丹阳人，博识善医，历事北齐诸帝得宠，仕终尚书左仆射，年八十卒，赠司徒，封西阳郡王，谥文明，北史有传。

**李氏药录**　〔保升曰〕魏李当之，华佗弟子。修《神农本草》三卷，而世少行。〔时珍曰〕其书散见吴氏、陶氏本草中，颇有发明。

**吴氏本草**　〔保升曰〕魏吴普，广陵人，华佗弟子。凡一卷。〔时珍曰〕其书分记神农、黄帝、岐伯、桐君、雷公、扁鹊、华佗、李氏所说性味甚详，今亦失传。

**雷公炮炙论**　〔时珍曰〕刘宋时雷敩所著，非黄帝时雷公也。自称内究守国安正公，或是官名也。胡洽居士重加定述。药凡三百种，为上、中、下三卷。其性味、炮炙、熬煮、修事之法多古奥，文亦古质，别是一家，多本于乾宁晏先生。其首序论述物理，亦甚幽玄，录载于后。乾宁先生名晏封，著《制伏草石论》六卷，盖丹石家书也。

**唐本草**　〔时珍曰〕唐高宗命司空英国公李勣等修陶隐居所注《神农本草经》增为七卷，世谓之英公《唐本草》，颇有增益。显庆中右监门长史苏恭重加订注，表请修定。帝复命太尉赵国公长孙无忌等二十二人与恭详定。增药一百一十四种，分为玉石、草、

---

① 岐黄彭扁：岐伯、黄帝、彭祖、扁鹊，4位传说中的古代医家。

② 桐雷：桐，指桐君，相传著有《桐君采药录》；雷，指雷公。是传说中的古代药学家。

③ 名：原作"詺"，为名之异体字，改之。

木、人、兽、禽、虫鱼、果、米谷、菜、有名未用十一部，凡二十卷，目录一卷。别为药图二十五卷，图经七卷，共五十三卷，世谓之《唐新本草》。苏恭所释虽明，亦多驳误。礼部郎中孔志约序曰：天地之大德曰生，运阴阳以播物；含灵之所保曰命，资亭育以尽年。蛰穴栖巢，感物之情盖寡；范金揉木，逐欲之道方滋。而五味或爽，时昧甘辛之节；六气斯沴，易愆寒燠之宜。中外交侵，形神分战。饮食伺衅，成肠胃之眚；风湿候隙，构手足之灾。机缠肤腠，莫知救止；渐固膏肓，斯于夭折。暨炎晖纪物，识药石之功；云瑞名官，穷诊候之术。草木咸得其性，鬼神无所遁情。刳麝刳犀，驱泄邪恶；飞丹炼石，引纳清和。大庇苍生，普济黔首，功侔造化，凡恩迈裁成。日用不知，于今是赖。岐、和、彭、缓，腾绝轨于前；李、华、张、吴，振英声于后。昔秦政煨燔，兹经不预；永嘉丧乱，斯道尚存。梁·陶弘景雅好摄生，研精药术，以为本草经者，神农之所作，不刊之书也。惜其年代浸远，简编残蠹，与桐、雷众记，颇或踳驳，兴言撰缉，勒成一家，亦以雕琢经方，润色医业。然而时钟鼎峙；闻见阙于殊方，事非佥议，诠释拘于独学。至如重建平之防己，弃槐里之半夏；秋采榆仁，冬收云实；谬粱米之黄白，混荆子之牡蔓；异繁缕于鸡肠，合由跋于鸢尾；防葵、狼毒，妄曰同根；钩吻、黄精，引为连类；铅锡莫辨，橙柚不分。凡此比例，盖亦多矣。自时厥后，以迄于今，虽方技分镳，名医继轨，更相祖述，罕能厘正。乃复采杜衡于及己，求忍冬于络石，舍涉厘而取莉茢藤，退飞廉而用马蓟，承疑行妄，曾无有觉。疾瘵多殆，良深慨叹。既而朝议郎行右监门府长史骑都尉臣苏恭，摭陶氏之乖违，辨俗用之纰紊，遂表请修定，深副圣怀。乃诏太尉扬州都督监修国史上柱国赵国公臣无忌、大中大夫行尚药奉御臣许孝崇等二十二人，与苏恭详撰。窃以动植形生，因方舛性；春秋节变，感气殊功。离其本土，则质同而效异；乖于采摘，乃物是而时非。名实既爽，寒温多谬。用之凡庶，其欺已甚；施之君父，逆莫大焉。于是上禀神规，下询众议，普颁天下，营求药物。羽毛鳞介，无远不臻；根茎花实，有名咸萃。遂乃详探秘要，博综方术。《本经》虽缺，有验必书；《别录》虽存，无稽必正。考其同异，择其去取。铅翰昭章，定群言之得失；丹青绮焕，备庶物之形容。撰本草并图经目录等，凡成五十四卷。庶以网罗今古，开涤耳目，尽医方之妙极，拯生灵之性命，传万祀而无昧，悬百王而不朽。

**药总诀**　〔禹锡曰〕梁·陶隐居撰，凡二卷，论药品五味寒热之性，主疗疾病及采蓄时月之法。一本题曰《药象口诀》，不著撰人名。

**药性本草**　〔禹锡曰〕《药性论》凡四卷，不著撰人名氏，分药品之性味，君臣佐使主病之效。一本云陶隐居撰。然其药性之功，有与本草相戾者，疑非隐居书也。〔时珍曰〕《药性论》即《药性本草》，乃唐·甄权所著也。权，扶沟人，仕隋为秘省正字。唐太宗时，年百二十岁，帝幸其第，访以药性，因上此书，授朝散大夫，其书论主治亦详。又著《脉经》《明堂人形图》各一卷，详见《唐史》。

**千金食治**〔时珍曰〕唐·孙思邈撰《千金备急方》三十卷，采摭《素问》、扁鹊、华佗、徐之才等所论补养诸说，及本草关于食用者，分米谷、果、菜、鸟兽、虫鱼为食治附之，亦颇明悉。思邈隐于太白山，隋、唐征拜皆不就，年百余岁卒，所著有《千金翼方》《枕中素书》《摄生真录》《福禄论》《三教论》《老子》《庄子》注诸书。

**食疗本草**〔禹锡曰〕唐·同州刺史孟诜撰。张鼎又补其不足者八十九种，并旧为二百二十七条，凡三卷。〔时珍曰〕诜，梁人也。武后时举进士，累迁凤阁舍人，出为台州司马，转同州刺史。睿宗召用，固辞。卒年九十。因《周礼》食医之义，著此书，多有增益。又撰《必效方》十卷，《补养方》三卷。《唐史》有传。

**本草拾遗**〔禹锡曰〕唐开元中，三原县尉陈藏器撰。以《神农本经》虽有陶、苏补集之说，然遗沉尚多，故别为序例一卷，拾遗六卷，解纷三卷，总曰《本草拾遗》。〔时珍曰〕藏器，四明人。其所著述，博极群书，精核物类，订绳谬误，搜罗幽隐，自本草以来，一人而已。肤谫之士，不察其赅详，惟消其僻怪，宋人亦多删削。岂知天地品物无穷，古今隐显亦异，用舍有时，名称或变，岂可以一隅之见，而遽讥多闻哉。如辟虺雷、海马、胡豆之类，皆隐于昔而用于今；仰天皮、灯花、败扇之类，皆万家所用者。若非此书收载，何从稽考。此本草之书所以不厌详悉也。

**海药本草**〔禹锡曰〕《南海药谱》二卷，不著撰人名氏，杂记南方药物所产郡县及疗疾之功，颇无伦次。〔时珍曰〕此即《海药本草》也，凡六卷，唐人李珣[①]所撰。珣，盖肃代时人，收采海药亦颇详明。又郑虔有《胡本草》七卷，皆胡中药物，今不传。

**四声本草**〔禹锡曰〕唐·兰陵处士萧炳撰。取本草药名上一字，以平、上、去、入四声相从，以便讨阅，无所发明，凡五卷，进士王收序之。

**删繁本草**〔禹锡曰〕唐·润州医博士兼节度随军杨损之撰。删去本草不急及有名未用之类为五卷，开元以后人也，无所发明。

**本草音义**〔时珍曰〕凡二卷，唐·李含光撰。又甄立言、殷子严皆有《音义》。

**本草性事类**〔禹锡曰〕京兆医工杜善方撰，不详何代人，凡一卷。以本草药名随类解释，附以诸药制使、畏恶、相反、相宜、解毒者。

**食性本草**〔禹锡曰〕南唐·陪戎副尉剑州医学助教陈士良撰。取神农、陶隐居、苏恭、孟诜、陈藏器诸家药关于饮食者类之，附以食医诸方，及五时调养脏腑之法。〔时珍曰〕书凡十卷，总集旧说，无甚新义。古有淮南王《食经》一百二十卷，崔浩《食经》九卷，竺暄《食经》十卷，《膳馐养疗》二十卷，昝殷《食医心鉴》三卷，娄居中《食治通说》一卷，陈直《奉亲养老书》二卷，并有食治诸方，皆祖食医之意也。

**蜀本草**〔时珍曰〕蜀主孟昶命翰林学士韩保升等与诸医士，取《唐本草》参校增补注释，别为《图经》凡二十卷，昶自为序，世谓之《蜀本草》。其图说药物形状，颇详于陶、苏也。

**开宝本草**〔时珍曰〕宋太祖开宝六年（公元972年），命尚药奉御刘翰、道士马志等九人，取唐、蜀本草详校，仍取陈藏器《拾遗》诸书相参，刊正别名，增药一百三十三

① 珣：原作“询”，为误；本卷“采集诸家本草药品总数”作“珣”。

种，马志为之注解，翰林学士卢多逊等刊正。七年复诏志等重定，学士李昉等看详。凡《神农》者白字，《名医》所传者墨字，别之。并目录共二十一卷。序曰：三坟之书，神农预其一；百药既辨，本草存其录。旧经三卷，世所流传，《名医别录》，互为编纂。至梁·贞[①]白先生陶弘景，乃以《别录》参其《本经》，朱墨杂书，时谓明白，而又考彼功用，为之注释，列为七卷，南国行焉。逮乎有唐，别加参校，增药余八百味，添注为二十一卷，《本经》漏功则补之，陶氏误说则证之。然而载历年祀，又逾四百。朱字墨字，无本得同；旧注新注，其文互缺。非圣主抚大同之运，永无疆之休，其何以改而正之哉。乃命尽考传误，刊为定本，类例非允，从而革焉。至于笔头灰，兔毫也，而在草部，今移附兔头骨之下；半天河、地浆，皆水也，亦在草部，今移附玉石类之间。败鼓皮移附于兽皮，胡桐灰改从于木类。紫矿亦木也，自玉石品而取焉；伏翼实禽也，由虫鱼部而移焉。橘柚附于果实，食盐附于光盐。生姜干姜，同归一说。至于鸡肠、繁缕、陆英、蒴藋，以类相似，从而附之。仍采陈藏器《拾遗》、李含光《音义》，或讨源于别本，或传放于医家，参而较之，辨其臧否。至于突厥白，旧说灰类也，今是木根；天麻根，解以赤箭，今又全异。去非取是，特立新条，自余刊正，不可悉数。下采众议，定为印板。乃以白字为《神农》所说，墨字为《名医》所传，唐附、今附，各加显注。详其解释，审其形性。证谬误而辨之者，署为今注；考文记而述之者，又为今按。义既刊定，理亦详明。又以新旧药合九百八十三种，并目录二十一卷，广颁天下，传而行焉。



**嘉祐补注本草**〔时珍曰〕宋仁宗嘉祐二年，诏光禄卿直秘阁掌禹锡，尚书祠部郎中秘阁校理林亿等，同诸医官重修本草。新补八十二种，新定一十七种，通计一千八十二条，谓之《嘉祐补注本草》，共二十卷。其书虽有校修，无大发明。其序略云：《神农本草经》三卷，药止三百六十五种。至陶隐居又进《名医别录》，亦三百六十五种，因而注释，分为七卷。唐·苏恭等又增一百一十四种，广为二十卷，谓之《唐本草》。国朝开宝中，两诏医工刘翰、道士马志等修，增一百三十三种，为《开宝本草》。伪蜀孟昶，亦常命其学士韩保升等稍有增广，谓之《蜀本草》。嘉祐二年八月，诏臣禹锡、臣亿等再加校正。臣等被命，遂更研核。窃谓前世医工，原诊用药，随效辄记，遂至增多。概见诸书，浩博难究，虽屡加删定，而去取非一。或《本经》已载，而所述粗略；或俚俗常用，而太医未闻。向非因事详著，则遗散多矣。乃请因其疏语，更为补注，因诸家医书、药谱所载物品功用，并从采掇，惟名近迂僻，类乎怪诞，则所不取。自余经史百家，虽非方饵之急，其间或有参说药验较然可据者，亦兼收载，务从该洽，以副诏意。凡名本草者非一家，今以《开宝重定》本为正。其分布卷类，经注杂糅，间以朱墨，并从旧例，不复厘改。凡补注并据诸书所说，其意义与旧文相参者，则从删削，以避重复；其旧已著见而意有未完，后书复言，亦具存之，欲详而易晓。仍每条并以朱书其端云：臣等谨按某书云某事。其别立条者，则解于其末，云见某书。凡所引书，唐、蜀二本草为先，他书则以所著先后为次

① 贞：原作“正”，陶弘景，谥号为“贞白”，故据张本改。

第。凡书旧名本草者，今所引用，但著其所作人名曰某，惟唐、蜀本则曰唐本云、蜀本云。凡字朱墨之别，所谓《神农本经》者，以朱字；《名医》因《神农》旧条而有增补者，以墨字间于朱字，余所增者，皆别立条，并以墨字。凡陶隐居所进者，谓之《名医别录》，并以其注附于末。凡显庆所增者，亦注其末曰：唐本先附。凡开宝所增者，亦注其末曰：今附。凡今所增补，旧经未有，于逐条后开列云：新补。凡药旧分上、中、下三品，今之新补难于详辨，但以类附见。如绿矾次于矾石，山姜花次于豆蔻，扶栘次于水杨之类是也。凡药有功用本经未见，而旧注已曾引注，今之所增，但涉相类，更不立条，并附本注之末，曰：续注。如地衣附于垣衣，燕覆附于通草，马藻附于海藻之类是也。凡旧注出于陶氏者，曰：陶隐居云，出于显庆者，曰：唐本注，出于开宝者，曰：今注，其开宝考据传记者，别曰：今按、今详、又按，皆以朱字别书于其端。凡药名本经已见，而功用未备，今有所益者，亦附于本注之末。凡药有今世已尝用，而诸书未见，无所辨证者，如胡卢巴、海带之类，则请从太医众论参议，别立为条，曰：新定。旧药九百八十三种，新补八十二种，附于注者不预焉。新定一十七种，总新旧一千八十二条，皆随类附著之，英公、陶氏、开宝三序，皆有义例，所不可去，仍载于首卷云。

**图经本草**〔时珍曰〕宋仁宗既命掌禹锡等编绎本草，累年成书。又诏天下郡县，图上所产药物，用唐永徽故事，专命太常博士苏颂撰述成此书，凡二十一卷。考证详明，颇有发挥。但图与说异，两不相应。或有图无说，或有物失图，或说是图非。如江州菝葜乃仙遗粮，滁州青木香乃兜铃根，俱混列图；棠毬子即赤爪木，天花粉即栝楼根，乃重出条之类，亦其小小疏漏耳。颂字子容，同安人，举进士，哲宗朝位至丞相，封魏国公。

**证类本草**〔时珍曰〕宋徽宗大观二年，蜀医唐慎微取《嘉祐补注本草》及《图经本草》合为一书，复拾《唐本草》、陈藏器本草、孟诜《食疗本草》旧本所遗者五百余种，附入各部，并增五种。仍采《雷公炮炙》及唐本、食疗、陈藏器诸说收未尽者，附于各条之后。又采古今单方，并经史百家之书有关药物者，亦附之。共三十一卷，名《证类本草》。上之朝廷，改名《大观本草》。慎微貌寝陋而学赅博，使诸家本草及各药单方，垂之千古，不致沦没者，皆其功也。政和中，复命医官曹孝忠校正刊行，故又谓之《政和本草》。

**本草别说**〔时珍曰〕宋哲宗元祐中，阆中医士陈承合《本草》及《图经》二书为一，间缀数语，谓之别说。高宗绍兴末，命医官王继先等校正本草，亦有所附。皆浅俚无高论。

**日华诸家本草**〔禹锡曰〕国初开宝中，明人撰。不著姓氏，但云：日华子大明。序集诸家本草近世所用药，各以寒、温、性、味、华、实、虫、兽为类，其言功用甚悉合《本草》及《图经》二书为一，间缀数语，谓之别说。高宗绍兴末，命医官王继先等校正本草，亦有所附。皆浅俚无高论。

**日华诸家本草**〔禹锡曰〕国初开宝中，明人撰。不著姓氏，但云：日华子大明。

序集诸家本草近世所用药，各以寒、温、性、味、华、实、虫、兽为类，其言功用甚悉，凡二十卷。〔时珍曰〕按《千家姓》大姓出东莱。日华子盖姓大，名明也，或云其姓田，未审然否。

**本草衍义**〔时珍曰〕宋政和中，医官通直郎寇宗奭撰。以《补注》及《图经》二书，参考事实，核其情理，援引辨证，发明良多，东垣、丹溪诸公亦尊信之。但以兰花为兰草，卷丹为百合，是其误也。书及序例凡二十卷。平阳张魏卿以其说分附各药之下，合为一书。

**洁古珍珠囊**〔时珍曰〕书凡一卷，金·易州明医张元素所著。元素，字洁古，举进士不第，去学医，深阐轩、岐秘奥，参悟天人幽微。言古方新病不相能，自成家法。辨药性之气味、阴阳、厚薄、升降、浮沉、补泻，六气、十二经，及随证用药之法，立为主治、秘诀、心法、要旨，谓之《珍珠囊》。大扬医理，灵素之下，一人而已。后人翻为韵语，以便记诵，谓之《东垣珍珠囊》，谬矣。惜乎止论百品，未及遍评。又著《病机气宜保命集》四卷，一名《活法机要》。后人误作河间刘完素所著，伪撰序文词调于卷首以附会之。其他洁古诸书，多是后人依托，故驳杂不伦。

**用药法象**〔时珍曰〕书凡一卷，元·真定明医李杲所著。杲，字明之，号东垣。通《春秋》《书》《易》，忠信有守，富而好施，援例为济源监税官，受业于洁古老人，尽得其学，益加阐发，人称神医。祖洁古《珍珠囊》，增以用药凡例，诸经向导，纲要活法，著为此书。谓世人惑于内伤外感，混同施治，及辨其脉证，元气阴火，饮食劳倦，有余不足，著《辨惑论》三卷、《脾胃论》三卷。推明《素问》《难经》《本草》《脉诀》及杂病方论，著《医学发明》九卷，《兰室秘藏》五卷。辨析经络脉法，分比伤寒六经之则，著《此事难知》二卷。别有痈疽、眼目诸书及《试效方》，皆其门人所集述者也。

**汤液本草**〔时珍曰〕书凡二卷，元·医学教授古赵王好古撰。好古，字进之，号海藏，东垣高弟，医之儒者也。取本草及张仲景、成无己、张洁古、李东垣之书，间附己意，集而为此。别著《汤液大法》四卷，《医垒元戎》十卷，《阴证略例》《癍论萃英》《钱氏补遗》各一卷。

日用本草〔时珍曰〕书凡八卷。元·海宁医士吴瑞，取本草之切于饮食者，分为八门，间增数品而已。瑞，字瑞卿，元文宗时人。

**本草歌括**〔时珍曰〕元·瑞州路医学教授胡仕可，取本草药性图形作歌，以便童蒙者。我明刘纯、熊宗立、傅滋辈，皆有歌括及药性赋，以授初学记诵。

**本草衍义补遗**〔时珍曰〕元末朱震亨所著。震亨，义乌人，字彦修，从许白云讲道，世称丹溪先生。尝从罗太无学医，遂得刘、张、李三家之旨而推广之，为医家宗主。此书盖因寇氏《衍义》之义而推衍之，近二百种，多所发明。但兰草之为兰花，胡粉之为锡粉，未免泥于旧说，而以诸药分配五行，失之牵强耳。所著有《格致余论》《局方发挥》《伤寒辨疑》《外科精要新论》《风木问答》诸书。

**本草发挥**　〔时珍曰〕书凡三卷，洪武时丹溪弟子山阴徐彦纯用诚所集。取张洁古、李东垣、王海藏，朱丹溪、成无己数家之说，合成一书尔，别无增益。

**救荒本草** 〔时珍曰〕洪武初，周定[1]王因念旱涝民饥，咨访野老田夫，得草木之根苗花实可备荒者四百四十种，图其形状，著其出产、苗叶、花子、性味、食法，凡四卷，亦颇详明可据。近人翻刻，削其大半，虽其见浅，亦书之一厄也。王号诚斋，性质聪敏，集《普济方》一百六十八卷，《袖珍方》四卷，诗、文、乐府等书。嘉靖中，高邮王磐著《野菜谱》一卷，绘形缀语，以告救荒，略而不详。

**唐辛玉册** 〔时珍曰〕宣德中，宁献王取崔昉《外丹本草》、土宿真君《造化指南》、独孤滔《丹房鉴源》《轩辕述宝藏论》、青霞子《丹台录》诸书所载金石草木可备丹炉者，以成此书。分为金石部、灵苗部、灵植部、羽毛部、鳞甲部、饮馔部、鼎器部，通计二卷，凡五百四十一品。所说出产形状，分别阴阳，亦可考据焉。王号臞仙，赅通百家，所著医、卜、农、圃、琴、棋，仙学，诗家诸书，凡数百卷。《造化指南》三十三篇，载灵草五十三种，云是土宿昆元真君所说，抱朴子注解，盖亦宋、元时方士假托者尔。古有《太清草木方》《太清服食经》《太清丹药录》《黄白秘法》《三十六水法》《伏制草石论》诸书，皆此类也。

**本草集要** 〔时珍曰〕弘治中，礼部郎中慈溪王纶，取本草常用药品，及洁古、东垣、丹溪所论序例，略节为八卷，别无增益，斤斤泥古者也。纶，字汝言，号节斋，举进士，仕至都御史。

**食物本草** 〔时珍曰〕正德时，九江知府江陵汪颖撰。东阳卢和，字廉夫，尝取本草之系于食品者编次此书。颖得其稿，厘为二卷，分为水、谷、菜、果、禽、兽、鱼、味八类云。

**食鉴本草** 〔时珍曰〕嘉靖时，京口宁原所编。取可食之物，略载数语，无所发明。

**本草会编** 〔时珍曰〕嘉靖中，祁门医士汪机所编。机，字省之。惩王氏《本草集要》不收草木形状，乃削去本草上、中、下三品，以类相从，菜谷通为草部，果品通为木部，并诸家序例共二十卷。其书撮约，似乎简便，而混同反难检阅，冠之以荠，识陋可知，掩去诸家，更觉零碎，臆度疑似，殊无实见，仅有数条自得可取尔。

**本草蒙筌** 〔时珍曰〕书凡十二卷，祁门医士陈嘉谟撰。谟，字廷采。嘉靖末，依王氏《集要》部次集成，每品具气味、产采、治疗、方法，创成对语，以便记诵。间附己意于后，颇有发明。便于初学，名曰蒙筌，诚称其实。

**本草纲目** 明·楚府奉祠敕封文林郎蓬溪知县，蕲州李时珍东璧撰。搜罗百氏，访采四方。始于嘉靖壬子，终于万历戊寅，稿凡三易。分为五十二卷，列为一十六部，部各分类，类凡六十。标名为纲，列事为目。增药三百七十四种，方八千一百六十。

---

① 定：原作“宪”。据《四库全书简明目录》卷十，子部五，医家类改。后同，不另注。

# 神农本经名例

**上药一百二十种为君，主养命以应天，无毒，多服久服不伤人。欲轻身益气，不老延年者本上经。**

**中药一百二十种为臣，主养性以应人，无毒有毒，斟酌其宜。欲遏病补虚羸者本中经。**

**下药一百二十五种为佐使，主治病以应地，多毒，不可久服。欲除寒热邪气，破积聚愈疾者本下经。**

**三品合三百六十五种，法三百六十五度，一度应一日，以成一岁。倍其数，合七百三十名也。**〔陶弘景曰〕今按上品药性，亦能遣疾，但势力和厚，不为速效，岁月常服，必获大益，病既愈矣，命亦兼申，天道仁育，故曰应天。一百二十种者，当谓寅、卯、辰、巳之月[①]，法万物生荣时也。中品药性，疗病之辞渐深，轻身之说稍薄，祛患为速，延龄为缓，人怀性情，故曰应人。一百二十种，当谓午、未、申、酉之月[②]，法万物成熟时也。下品药性，专主攻击，毒烈之气，倾损中和，不可常服，疾愈即止，地体收杀，故曰应地。一百二十五种者，当谓戌、亥、子、丑之月[③]，法万物枯藏时也，兼以闰之盈数焉。若单服或配隶，自随人患，参而行之，不必偏执也。〔禹锡曰〕陶氏本草例：《神农》以朱书，《别录》以墨书。《本经》药止三百六十五种，今此言倍其数合七百三十名，是并《别录》副品而言，此一节乃《别录》之文，传写既久，错乱所致。遂令后世捃摭此类，以为非神农之书，率以此故也。〔时珍曰〕《神农本草》，药分三品。陶氏《别录》倍增药品，始分部类。唐、宋诸家大加增补，兼或退出。虽有朱、墨之别，三品之名而实已紊矣。或一药而分数条，或二物而同一处；或木居草部，或虫入木部；水土共居，虫鱼杂处；淄渑罔辨，玉珷不分；名已难寻，实何由觅。今则通合古今诸家之药，析为十六部，当分者分，当并者并，当移者移，当增者增，不分三品，惟逐各部。物以类从，目随纲举：每药标一总名，正大纲也；大书气味、主治，正小纲也；分注释名、集解、发明，详其目也；而辨疑、正误、附录附之，备其体也；单方又附于其末，详其用也；大纲之下，明注本草及三品，所以原始也；小纲之下，明注各家之名，所以著实也。分注则各书人名，一则古今之出处不没，一则各家之是非有归。虽旧章似乎剖析，而支脉更觉分明，非敢僭越，实便讨寻尔。

**药有君臣佐使，以相宣摄。合和宜一君、二臣、三佐、五使；又可一君、**

---

① 寅卯辰巳之月：指春季及夏初，故曰“万物生荣时”。

② 午未申酉之月：指夏秋季节，故曰“万物成熟时”。

③ 戌亥丑之月：指秋末冬季，故曰“万物枯藏时”。

**三臣、九佐使也。**〔弘景曰〕用药犹如立人之制，若多君少臣，多臣少佐，则气力不周也。然检仙经世俗诸方，亦不必皆尔。大抵养命之药多君，养性之药多臣，疗病之药多佐，犹依本性所主，而复斟酌之。上品君中，复有贵贱，臣佐之中，亦复如之。所以门冬、远志，别有君臣，甘草国老，大黄将军，明其优劣，皆不同秩也。〔岐伯曰〕方制君臣者，主病之谓君，佐君之谓臣，应臣之谓使，非上、中，下三品之谓也，所以明善恶之殊贯也。〔元素曰〕为君者最多，为臣者次之，佐者又次之。药之于证，所主同者，则各等分，或云力大者为君。〔李杲曰〕凡药之所用，皆以气味为主，补泻在味，随时换气，主病为君。假令治风，防风为君；治寒，附子为君；治湿，防己为君；治上焦热，黄芩为君；中焦热，黄连为君。兼见何证，以佐使药分治之，此制方之要也。本草上品为君之说，各从其宜尔。

**药有阴阳配合，子母兄弟。**〔保升曰〕凡天地万物皆有阴阳，大小各有色类，并有法象。故羽毛之类，皆生于阳而属于阴；鳞介之类，皆生于阴而属于阳。所以空青法木，故色青而主肝；丹砂法火，故色赤而主心；云母法金，故色白而主肺；雌黄法土，故色黄而主脾；磁石法水，故色黑而主肾。余皆以此例推之。子母兄弟，若榆皮为母，厚朴为子之类是也。

**根茎花实，苗皮骨肉。**〔元素曰〕凡药根之在土中者，中半已上，气脉之上行也，以生苗者为根；中半已下，气脉之下行也，以入土者为梢。病在中焦与上焦者用根，在下焦者用梢，根升梢降。人之身半已上，天之阳也，用头；中焦用身；身半已下，地之阴也，用梢。乃述类象形者也。〔时珍曰〕草木有单使一件者，如羌活之根，木通之茎，款冬之花，葶苈之实，败酱之苗，大青之叶，大腹之皮，郁李之核，柏木之皮，沉香之节，苏木之肌，胡桐之泪，龙脑之膏是也。有兼用者，远志、小草；蜀漆、常山之类是也。有全用者，枸杞、甘菊之类是也。有一物两用者，当归头尾，麻黄根节，赤白茯苓，牛膝春夏用苗、秋冬用根之类是也。羽毛、鳞介、玉石、水火之属，往往皆然，不可一律论也。

**有单行者，有相须者，有相使者，有相畏者，有相恶者，有相反者，有相杀者，凡此七情，合和视之。当用相须相使者良，勿用相恶相反者。若有毒宜制，可用相畏相杀者；不尔，勿合用也**〔保升曰〕本经三百六十五种中：单行者七十一种，相须者十二种，相使者九十种，相畏者七十八种，相恶者六十种，相反者十八种，相杀者三十六种。凡此七情，合和视之。〔弘景曰〕今检旧方用药，亦有相恶相反者。如仙方甘草丸有防己、细辛，俗方玉石散用栝蒌、干姜之类，服之乃不为害。或有制持之者，譬如寇、贾辅汉，程、周佐吴，大体既正，不得以私情为害。虽尔，不如不用尤良。半夏有毒，须用生姜，取其相畏相制也。〔宗奭曰〕相反为害深于相恶者，谓彼虽恶我，我无忿心，犹如牛黄恶龙骨，而龙骨得牛黄更良，此有以制伏故也；相反者，则彼我交仇，必不和合，今画家用雌黄、胡粉相近，便自黯妒，可证矣。〔时珍曰〕药有七情：独行者，单方不用辅也。相须者，同类不可离也，如人参、甘草；黄柏、知母之类。相使者，我之佐使也。相恶者，夺我之能也。相畏者，受彼之制也。相反者，两不相合也。相杀者，制彼之毒也。古方多有用相恶相反者。盖相须相使同用者，帝道也；相畏相杀同用者，王道也；相恶相反同用者，霸道也。有经有权，在用者识悟尔。

**药有酸、咸、甘、苦、辛五味，又有寒、热、温、凉四气。**〔宗奭曰〕凡称气者，是香臭之气。其寒、热、温、凉，是药之性。且如鹅白脂性冷，不可言气冷也。四气则是香、臭、腥、臊。如蒜、阿魏、鲍鱼、汗袜，则其气臭；鸡、鱼、鸭、蛇，则其气腥；狐狸、白马茎、人中白，则其气臊；沉、檀、龙、麝，则其气香是也。则气字当改为性字，于义方允。〔时珍曰〕寇氏言寒、热、温、凉是性，香、臭、腥、臊是气，其说与《礼记》文合。但自《素问》以来，只以气味言，卒难改易，姑从旧尔。〔好古曰〕味有五，气有四。五味之中，各有四气。如辛则有石膏之寒，桂、附之热，半夏之温，薄荷之凉是也。气者，天也；味者，地也。温、热者天之阳，寒、凉者天之阴；辛、甘者地之阳，咸、苦者地之阴。本草五味不言淡，四气不言凉，只言温、大温、热、大热、寒、大寒、微寒、平、小毒、大毒、有毒、无毒，何也？淡附于甘，微寒即凉也。

**及有毒无毒。**〔岐伯曰〕病有久新，方有大小，有毒无毒，固宜常制。大毒治病，十去其六；常毒治病，十去其七；小毒治病，十去其八；无毒治病，十去其九；谷、肉、果、菜，食养尽之无使过之，伤其正也。〔又曰〕耐毒者以厚药，不胜毒者以薄药。〔王冰云〕药气有偏胜，则脏气有偏绝，故十分去其六、七、八、九而止也。

**阴干暴干，采造时月生熟。**〔弘景曰〕凡采药时月，皆是建寅岁首，则从汉太初后所记也。其根物多以二月八月采者，谓春初津润始萌，未充枝叶，势力淳浓也；至秋枝叶干枯，津润归流于下也。大抵春宁宜早，秋宁宜晚。花、实、茎、叶，各随其成熟尔。岁月亦有早晏，不必都依本文也。所谓阴干者，就六甲阴中干之也。又依遁甲法，甲子旬阴中在癸酉，以药著酉地也。实不必然，但露暴于阴影处干之尔。若可两用，益当为善。〔孙思邈曰〕古之医者，自解采取，阴干暴干皆如法，用药必依土地，所以治病十愈八九。今之医者，不知采取时节，至于出产土地，新陈虚实，所以治病十不得五也。〔马志曰〕今按法阴干者多恶，如鹿茸阴干悉烂，火干且良。草木根苗，九月以前采者，悉宜日干；十月以后采者，阴干乃好。〔时珍曰〕生产有南北，节气有早迟，根苗异收采，制造异法度。故市之地黄以锅煮熟，大黄用火焙干，松黄和蒲黄，樟脑杂龙脑，皆失制作伪者也。孔志约云：动植形生，因地挪性；春秋节变，感气殊功。离其本土，则质同而效异；乖于采取，则物是而时非。名实既虚，寒温多谬，施于君父，逆莫大焉。〔嘉谟曰〕医药贸易多在市家。谚云：卖药者两眼，用药者一眼，服药者无眼。非虚语也。古圹灰云死龙骨，苜蓿根为土黄芪，麝香捣荔核搀霍香，采茄叶杂煮半夏为玄胡索，盐松梢为肉苁蓉，草仁充草豆蔻，西呆代南木香，熬广胶入荞面作阿胶，煮鸡子及鱼枕为琥珀，枇杷蕊代款冬，驴脚胫作虎骨，松脂混麒麟竭，番消和龙脑香。巧诈百般，甘受其侮，甚至杀人，归咎用药，乃大关系，非比寻常，不可不慎也。

**土地所出，真伪陈新，并各有法。**〔弘景曰〕诸药所生，皆有境界。秦、汉以前，当言列国，今郡县之名，后人所增尔。江东以来，小小杂药，多出近道，气力性理，不及本邦。假令荆、益不通，则全用历阳当归，钱塘三建，岂得相似。所以疗病不及往人，亦当缘此。又且医不识药，惟听市人，市人又不辨究，皆委采送之家，传习造作，真伪好恶，并皆莫测。所以钟乳醋煮令白，细辛水渍使直，黄芪蜜蒸为甜，当归酒洒取润，蜈蚣朱足令赤，螵蛸胶于桑枝，以虺床当蘼芜，以荠苨乱人参。此等既非事实，合药不量剥除。只如远志、牡丹，才不收半；地黄、门冬，三分耗一。凡去皮除心之属，分两不应，不知取足。王公贵胜合药之日，群下窃换好药，终不能觉。以此疗病，固难责效。〔宗奭曰〕凡用药必须择土地所宜者，则真用之有据，如上党人参，川西当归，齐州半夏，华州细辛。东壁土、冬月灰、半天河水、热汤、浆水之类，其物至微，其用至广，盖亦有理。若不推究厥理，治病徒费其功。〔杲曰〕陶隐居本草言狼毒、枳实、橘皮、半夏、麻黄、吴茱萸皆须陈久者良，其余须精新也。然大黄、木贼、荆芥、芫花、槐花之类，亦宜陈久，不独六陈也。凡药味须要专精，至元庚辰六月，许伯威年五十四，中气本弱，病伤寒八九日，热甚。医以凉药下之，又食梨，冷伤脾胃，四肢逆冷，时发昏愦，心下悸动，吃噫不止，面色青黄，目不欲开。其脉动中有止，时自还，乃结脉也。用仲景复脉汤加人参、肉桂，急扶正气，生地黄减半，恐伤阳气。服二剂，病不退。再为诊之，脉证相对。因念莫非药欠专精陈腐耶？再市新药与服，其证减半，又服而安。凡诸草、木、昆虫，产之有地；根、叶、花、实，采之有时。失其地，则性味少异；失其时，则气味不全。又况新陈之不同，精粗之不等。倘不择而用之，其不效者，医之过也。唐耿沣诗云：老医迷旧疾，朽药误新方，是矣。岁物专精见后。

**药性有宜丸者，宜散者，宜水煮者，宜酒渍者，宜膏煎者，亦有一物兼宜者，亦有不可入汤酒者，并随药性，不得违越。**〔弘景曰〕又按病有宜服丸、服散、服汤、服酒、服膏煎者，亦兼参用，以为其制。〔华佗曰〕病有宜汤者，宜丸者，宜散者，宜下者，宜吐者，宜汗者。汤可以荡涤脏腑，开通经络，调品阴阳；丸可以逐风冷，破坚积，进饮食；散可以去风寒暑湿之邪，散五脏之结伏，开肠利胃。可下而不下，使人心腹胀满烦乱；可汗而不汗，使人毛孔闭塞，闷绝而终；可吐而不吐，使人结胸上喘，水食不入而死。〔杲曰〕汤者，荡也，去大病用之；散者，散也，去急病用之；丸者，缓也，舒缓而治之也。㕮咀者，古制也。古无铁刃，以口咬细，煎汁饮之，则易升易散而行经络也。凡治至高之病加酒煎，去湿以生姜，补元气以大枣，发散风寒以葱白，去膈上痰以蜜。细末者，不循经络，止去胃中及脏腑之积。气味厚者，白汤调；气味薄者，煎之和滓服。去下

部之痰，其丸极大而光且圆；治中焦者次之；治上焦者极小。稠面糊取其迟化，直至中下。或酒或醋，取其散之意也。犯半夏、南星，欲去湿者，丸以姜汁稀糊，取其易化也。水浸宿炊饼，又易化；滴水丸，又易化。炼蜜丸者，取其迟化而气循经络也。蜡丸取其难化而旋旋取效，或毒药不伤脾胃也。〔元素曰〕病在头面及皮肤者，药须酒炒；在咽下脐上者，酒洗之；在下者，生用。寒药须酒浸曝干，恐伤胃也。当归酒浸，助发散之用

也。〔嘉谟曰〕制药贵在适中，不及则功效难求，太过则气味反失。火制四：煅、炮、炙、炒也；水制三：渍、泡、洗也；水火共制，蒸、煮二者焉。法造虽多，不离于此。酒制升提，姜制发散。入盐走肾而软坚，用醋注肝而住痛。童便制，除劣性而降下；米泔制，去燥性而和中；乳制，润枯生血；蜜制，甘缓益元；陈壁土制，窃真气骤补中焦；麦麸皮制，抑酷性勿伤上膈。乌豆汤、甘草汤渍曝，并解毒致令平和；羊酥油、猪脂油涂烧，咸渗骨容易脆断。去瓤者免胀，抽心者除烦。大概具陈，初学熟玩。

**欲疗病先察其源，先候病机。五脏未虚，六腑未竭，血脉未乱，精神未散，服药必活。若病已成，可得半愈。病势已过，愈将难全。**〔弘景曰〕自非明医听声察色诊脉，孰能知未病之病乎？且未病之人，亦无肯自疗。故齐侯怠于皮肤之微，以致骨髓之痼。非但识悟之为难，亦乃信受之弗易。仓公有言：信巫不信医，死不治也。〔时珍曰〕《素问》云：上古作汤液，故为而弗服。中古道德稍衰，邪气时至，服之万全。当今之世，必齐毒药攻其中，镵石针艾治其外。又曰：中古治病，至而治之，汤液十日不已，治以草苏荄枝，本末为助，标本已得，神气乃服。暮世之病，不本四时，不知日月，不审逆从，病形已成，以为可救，故病未已，新病复起。〔淳于意曰〕病有六不治：骄恣不论于理，一不治；轻身重财，二不治；衣食不适，三不治；阴阳脏气不定，四不治；形羸不能服药，五不治；信巫不信医，六不治。六者有一，则难治也。〔宗奭曰〕病有五失：失于不审，失于不信，失于过时，失于不择医，失于不识病。六失有一，即为难治。又有八要：一曰虚，二曰实，三曰冷，四曰热，五曰邪，六曰正，七曰内，八曰外也。《素问》言：凡治病，察其形色、气泽，观人勇怯、骨肉、皮肤，能知其情，以为诊法。若患人脉病不相应，既不得见其形，医止据脉供药，其可得乎。今豪富之家，妇人居帷幔之内，复以帛蒙手臂，既无望色之神，听声之圣，又不能尽切脉之巧，未免详问。病家厌繁，以为术疏，往往得药不服。是四诊之术不得其一矣，可谓难也。呜呼！

**若用毒药疗病，先起如黍粟，病去即止，不去倍之，不去十之，取去为度。**〔弘景曰〕今药中单行一两种有毒，只如巴豆、甘遂、将军，不可便令尽剂。如经所云：一物一毒，服一丸如细麻；二物一毒，服二丸如大麻：三物一毒，服三丸如胡豆；四物一毒，服四丸如小豆；五物一毒，服五丸如大豆；六物一毒，服六丸如梧子；从此至十，皆以梧子为数。其中又有轻重，且如狼毒、钩吻，岂如附子、芫花辈耶？此类皆须量宜。〔宗奭曰〕虽有此例，更合论人老少虚实，病之新久，药之多毒少毒，斟量之，不可执为定法。

**疗寒以热药，疗热以寒药，饮食不消以吐下药，鬼疰蛊毒以毒药，痈肿疮瘤以疮药，风湿以风湿药，各随其所宜。**〔弘景曰〕药性一物兼主十余病者，取其偏长为本，复观人之虚实补泻，男女老少，苦乐荣悴，乡壤风俗，并各不同。褚澄疗寡妇尼僧，异乎妻妾，此是达其性怀之所致也。〔时珍曰〕气味有厚薄，性用有躁静，治体有多少，力化有浅深。正者正治，反者反治。用热远热，用寒远寒，用凉远凉，用温远温。发表不远热，攻里不远寒；不远热则热病至，不远寒则寒病至。治热以寒，温而行之；

治寒以热，凉而行之；治温以清，冷而行之；治清以温，热而行之。木郁达之，火郁发之，土郁夺之，金郁泄之，水郁折之。气之胜也，微者随之，甚者制之；气之复也，和者平之，暴者夺之。高者抑之，下者举之，有余折之，不足补之，坚者削之，客者除之，劳者温之，结者散之，留者行之，燥者濡之，急者缓之，散者收之，损者益之，逸者行之，惊者平之，吐之、汗之、下之、补之、泻之，久新同法。又曰：逆者正治，从者反治。反治者，热因寒用，寒因热用，塞因塞用，通因通用。必伏其所主，而先其所因。其始则同，其终则异。可使破积，可使溃坚，可使气和，可使必已。又曰：诸寒之而热者取之阴，热之而寒者取之阳，所谓求其属以衰之也。此皆约取《素问》之粹言。

**病在胸膈以上者，先食后服药；病在心腹已下者，先服药而后食。病在四肢血脉者，宜空腹而在旦；病在骨髓者，宜饱满而在夜。**〔弘景曰〕今方家先食后食，盖此义也。又有须酒服者，饮服者，冷服者，热服者。服汤则有疏有数，煮汤则有生有熟。各有法用，并宜详审。〔杲曰〕：古人服药活法：病在上者，不厌频而少；病在下者，不厌顿而多。少服则滋荣于上，多服则峻补于下。凡云分再服、三服者，要令势力相及，并视人之强弱，病之轻重，以为进退增减，不必泥法。

**夫大病之主，有中风伤寒，寒热温疟，中恶霍乱，大腹水肿，肠澼下痢，大小便不通，奔豚上气，咳逆呕吐，黄疸消渴，留饮癖食，坚积症瘕，癫邪惊痫，鬼疰，喉痹齿痛，耳聋目盲，金疮踒折，痈肿恶疮，痔瘘瘿瘤，男子五劳七伤，虚乏羸瘦，女子带下崩中，血闭阴蚀，虫蛇蛊毒所伤。此大略宗兆，其间变动枝叶，各宜依端绪以取之。**〔弘景曰〕药之所主，止说病之一名，假令中风乃有数十种，伤寒证候亦有二十余条，更复就中求其类例，大体归其始终，以本性为根宗，然后配证以合药尔。病之变状，不可一概言之。所以医方千卷，犹未尽其理。春秋以前及和、缓之书蔑闻，而《道经》略载扁鹊数法，其用药犹是本草家意。至汉淳于意及华佗等方，今时有存者，亦皆条理药性。惟张仲景一部，最为众方之祖，又悉依本草，但其善诊脉，明气候，以意消息之尔。至于刳肠剖臆，刮骨续筋之法，乃别术所得，非神农家事。自晋代以来，有张苗、宫泰、刘德、史脱、靳邵、赵泉、李子豫等，一代良医，其贵胜阮德如、张茂先辈，逸民皇甫士安，及江左葛洪、蔡谟、殷仲堪诸名人等，并研精药术。宋有羊欣、元徽、胡洽、秦承祖，齐有尚书褚澄、徐文伯、嗣伯群从兄弟，疗病亦十愈八九。凡此诸人，各有所撰用方，观其指趣，莫非本草者，或时用别药，亦循其性度，非相逾越。《范汪方》百余卷，及葛洪《肘后》，其中有细碎单行经用者，或田舍试验之法，或殊域异识之术。如藕皮散血，起自庖人；牵牛逐水，近出野老。饼店蒜齑，乃是下蛇之药；路边地菘。而为金疮所秘。此盖天地间物，莫不为天地间用，触遇则会，非其主对矣。颜光禄亦云：道经仙方，服食断谷，延年却老，乃至飞丹炼石之奇，云腾羽化之妙，莫不以药道为先。用药之理，一同本草，但制御之途，小异世法。所用不多，远至二十余物，或单行数种。岁月深积，便致大益，即本草所云久服之效，不如俗人微觉便止。今庸医处疗，皆耻看本草，或倚约旧方，或闻人传说，便揽笔疏之，以此表奇。其畏恶相反，故自寡味，而药类远僻，分两参差，不以为疑。偶尔值瘥，则自信方验；旬月未瘳，则言病源深结。了不反求诸己，虚构声称，自应贻谴矣。其五经四部，军国礼服，少有乖越，止于事迹非宜尔。至于汤药，一物有谬，便性命及之。千乘之君，百金之长，可不深思戒慎耶！〔宗奭曰〕人有贵贱少长，病当别论；病有新久虚实，理当别药。盖人心如面，各各不同，惟其心不同，脏腑亦异。欲以一药通治众人之病，其可得乎？张仲景曰：有土地高下不同，物性刚柔食居亦异。是故黄帝兴四方之间，岐伯举四治之能。且如贵豪之家，形乐志苦者也，衣食足则形乐而外实，思虑多则志苦而内虚。故病生于脉，与贫下异，当因人而治。后世医者，委此不行，所失甚矣。又凡人少长老，其气血有盛壮衰三等，故岐伯曰：少火之气壮，壮火之气衰。盖少火生气，壮火散气，况衰火乎？故治法亦当分三等。其少日服饵之药，于壮老之时皆须别处，决不可忽。又云：人以气血为本。世有童男室女，积想在心，思虑过当，多致劳损。男则神色先散，女则月水先闭。盖忧愁思虑则伤心，心伤则血逆竭，故神色先散而月水先闭也。火既受病，不能营养其子，故不嗜食；脾既虚则金气亏，故发嗽；嗽既作，水气绝，故四肢干；木气不充，故多怒，鬓发焦，筋痿。俟五脏传遍，故卒不能死，然终死矣。此于诸劳最为难治。或能改易心志，用药扶接，间得九死一生耳。有人病久嗽，肺虚生寒热，以款冬花焚三两芽，俟烟出，以笔管吸其烟，满口则咽之，至倦乃已，日作五七次，遂瘥。有人病疟月余，又以药吐下之，气遂弱。观其脉病，乃夏伤暑，秋又伤风，因与柴胡汤一剂安。后又饮食不节，寒热复作，吐逆不食，胁下急痛，此名痰疟，以十枣汤一服，下痰水数升；服理中散二钱，遂愈。有妇人病吐逆，大小便不通，烦乱，四肢冷，渐无脉，凡一日半。与大承气汤二剂，至夜半大便渐通，脉渐生，翌日乃安。此关格之病，极难治。经曰：关则吐逆，格则不得小便，亦有不得大便者。有人苦风痰头痛，颤掉吐逆，饮食减。医以为伤冷物，温之不愈，又以丸下之，遂厥。复与金液丹，后谵言吐逆，颤掉不省人，狂若见鬼，循衣摸床，手足冷，脉伏。此胃中有结热，故昏瞀不省人；以阳气不能布于外，阴气不持于内，即颤掉而厥。遂与大承气汤，至一剂，乃愈。有妇人病温，已十二日，诊其脉，六七至而涩，寸稍大，尺稍小，发寒热，颊赤口干，不了了，耳聋。问之，病后数日，经水乃行。此属少阳热入血室，治不对病，必死。乃与小柴胡汤二日，又加桂枝干姜汤一日，寒热止，但云：我脐下急痛。与抵当丸，微利，痛止身凉，尚不了了，复与小柴胡汤。次日云：我胸中热燥，口鼻干。又少与调胃承气汤，不利，与大陷胸丸半服，利三行。次日虚烦不宁，妄有所见，狂言，知有燥屎，以其极虚，不敢攻之，与竹叶汤，去其烦热。其大便自通，中有燥屎数枚，狂烦尽解，惟咳嗽唾沫，此肺虚也，不治恐乘虚作肺痿，以小柴胡去人参、姜、枣加干姜、五味子汤，一日咳减，二日悉痊。有人年六十，脚肿生疮，忽食猪肉不安，医以药下之，稍愈。时出外，中风汗出，头面暴肿，起紫黑色，多睡，耳轮上有浮泡小疮，黄汁出，乃与小续命汤倍加羌活，服之遂愈。有人年五十四，素羸，多中寒，小年常服生硫黄数斤，近服菟丝有效。脉左上二部、右下二部弦紧有力。五七年来，病右手足筋急拘挛，言语稍迟。遂与仲景小续命汤，加薏苡仁一两以治筋急，减黄芩、人参、芍药各半以避中寒，杏仁只用一百五枚。后云：尚觉大冷。因尽去人参、芩、芍，加当归一两半，遂安。小续命汤今人多用，不能逐证加减，遂至危殆，故举以为例。

## 引据古今经史百家书目

〔时珍曰〕自陶弘景，唐、宋以下所引用者，凡一百五十一家。时珍所引用者，除旧本外，凡四百四十家。

《易经注疏》　王弼

《诗经注疏》　孔颖达、毛苌

《尔雅注疏》　李巡、邢昺、郭璞

《尚书注疏》　孔安国

《春秋左传注疏》　杜预

《孔子家语》

《礼记注疏》　郑玄

《周礼注疏》

《张湛注列子》

《郭象注庄子》

《杨倞注荀子》

《淮南子鸿烈解》

《吕氏春秋》

葛洪《抱朴子》

《战国策》

司马迁《史记》

班固《汉书》

范晔《后汉书》

陈寿《三国志》

王隐《晋书》

沈约《宋书》

萧显明《梁史》

李延寿《北史》

魏征《隋书》

欧阳《唐书》
王瑾《轩辕本纪》
《穆天子传》
《秦穆公传》
《蜀王本纪》
《鲁定公传》
《汉武故事》
《汉武内传》
《壶居士传》
《崔魏公传》
《李宝臣传》
《何君谟传》
《李孝伯传》
《李司封传》
《柳宗元传》
《梁四公子记》
《唐武后别传》
《南岳魏夫人传》
三茅《真君传》
葛洪《神仙传》
干宝《搜罗记》
紫灵《元君传》
刘向《列仙传》
徐铉《稽神录》
《玄中记》
《洞微志》
郭宪《洞冥记》
乐史《广异记》
刘敬叔《异苑》
王子年《拾遗记》
《太平广记》
吴均续《齐谐记》
殷成式《酉阳杂俎》
《异术》

王建平《典术》
杜祐《通典》
《异类》
何承天《纂文》
张华《博物志》
《魏略》
东方朔《神异经》
盛弘之《荆州记》
《郭璞注山海经》
何晏《九州记》
宗檩《荆楚岁时记》
《华山记》
顾微《广州记》
徐表《南州记》
《嵩山记》
裴渊《广州记》
万震《南州异物志》
《南蛮记》
杨孚《异物志》
房千里《南方异物志》
《太原地志》
刘恂《岭表录》
孟琯《岭南异物志》
《永嘉记》
朱应扶《南记》
张氏燕《吴行纪》
《南城志》
《五溪记》
王氏《番禺记》
《白泽图》
轩辕述《宝藏论》
青霞子《丹台录》
《斗门经》
独孤滔《丹房鉴源》

东华真人《煮石法》

《房室图》

《太清草木记》

《神仙芝草经》

《异鱼图》

《太清石璧记》

《灵芝瑞草经》

《狐刚子粉图》

《魏王花木志》

夏禹《神仙经》

《四时纂要》

贾思勰（音叶）《齐民要术》

《三洞要录》

郭义恭《广志》

氾胜之《种植书》

《八帝圣化经》

崔豹《古今注》

丁谓《天香传》

《八帝玄变经》

陆机《诗义疏》

陆羽《茶经》

《神仙感应篇》

李畋《该闻录》

张鷟《朝野佥载》

《神仙秘旨》

杨亿《谈苑》

《开元天宝遗事》

《修真秘旨》

《宣政录》

郑氏《明皇杂录》

颍阳子《修真秘诀》

《五行书》

孙光宪《北梦琐言》

左慈《秘诀》

《广五行记》
《欧阳公归田录》
《陶隐居登真隐诀》
《遁甲书》
沈括《梦溪笔谈》
《耳珠先生诀》
《龙鱼河图》
景焕《野人闲话》
韩终《采药诗》
王充《论衡》
黄休复《茆亭客话》
《金光明经》
《颜氏家训》
《范子计然》
宋齐《丘化书》
《楚辞》
李善注《文选》
《张协赋》
《本事诗》
《江淹集》
《宋王微赞》
《庾肩吾集》
《陈子昂集》
《陆龟蒙诗》
《梁简文帝劝医文》
以上一百五十一家，旧本所引者
许慎《说文解字》
吕忱字林《今逸》
周弼《六书正讹》
周弼《说文字原》
王安石《字说》
赵古则《六书本义》
顾野王《玉篇》
孙愐《唐韵》

魏子才《六书精蕴》
仓颉《解诂》
丁度《集韵》
黄公武《古今韵会》
《洪武正韵》
《阴氏韵府群玉》
《包氏续韵府群玉》
《急就章》
张揖《广雅》
孙炎《尔雅正义》
孔鲋小《尔雅》
曹宪《博雅》
罗愿《尔雅翼》
杨雄《方言》
陆佃《埤雅》
《埤雅广义》
刘熙《释名》
司马光《名苑》
陆机《鸟兽草木虫鱼疏》
师旷《禽经》
袁达《禽虫述》
淮南八公《相鹤经》
黄省曾《兽经》
王元之《蜂记》
朱仲相《贝经》
《龟经》
张世南《质龟论》
钟毓《果然赋》
《马经》
傅肱《蟹谱》
李石《续博物志》
韩彦直《橘谱》
毛文锡《茶谱》
唐蒙《博物志》

蔡襄《荔枝谱》

蔡宗颜《茶对》

张华感《应类从志》

欧阳修《牡丹谱》

刘贡父《芍药谱》

赞宁《物类相感志》

范成大《梅谱》

范成大《菊谱》

杨泉《物理论》

刘蒙泉《菊谱》

史正志《菊谱》

王佐《格古论》

陈翥《桐谱》

沈立《海棠记》

天玄《主物簿》

陈仁玉《菌谱》

王西楼《野菜谱》

穆修靖《灵芝记》

戴凯之《竹谱》

叶庭珪《香谱》

李德裕《平泉草木记》

僧赞宁《竹谱》

洪驹父《香谱》

周叙《洛阳花木记》

苏易简《纸谱》

《苏氏笔谱》

《洛阳名园记》

《苏氏砚谱》

《苏氏墨谱》

张果《丹砂秘诀》

杜季阳《云林石谱》

《九鼎神丹秘诀》

张果《玉洞要诀》

李德裕《黄冶论》

升玄子《伏汞图》
桓谭《盐铁论》
《大明一统志》
韦述《两京记》
《宝华辨疑》
《太平宇学记》
祝穆《方舆要览》
嵇含《南方草木状》
《逸周书》
郦道元《注水经》
沈莹《临海水土记》
《汲冢竹书》
陆禋《续水经》
临海《异物志》
《左氏国语》
《三辅黄图》
陈祈畅《异物志》
谢承《续汉书》
《三辅故事》
曹叔雅《异物志》
法盛《晋中兴书》
张勃《吴录》
薛氏《荆扬异物志》
《后魏书》
环氏《吴纪》
万震《凉州异物志》
《南齐书》
《东观秘记》
刘欣期《交州记》
《唐会要》
刘义庆《世说》
范成大《桂海虞衡志》
《五代史》
《世本》

东方朔《林邑记》
《南唐书》
《类编》
东方朔《十洲记》
《宋史》
《逸史》
任豫《益州记》
《辽史》
《野史》
宋祁剑《南方物赞》
《元史》
费信《星槎胜览》
周达观《真腊记》
《吾学编》
顾玠《海槎录》
刘郁《出使西域记》
《大明会典》
朱辅《溪蛮丛笑》
袁滋《云南记》
《太平御览》
陈彭年《江南别录》
《永昌志》
《册府元龟》
《江南异闻录》
《蜀地志》
《集事渊海》
李肇《国史补》
《华阳国志》
马端临《文献通考》
《楚国先贤传》
《茅山记》
《白孔六贴》
葛洪《西京杂记》
《太和山志》

《古今事类合璧》
周密齐《东野语》
《西京记》
祝穆《事文类聚》
周密《癸辛杂志》
《荆南记》
欧阳询《艺文类聚》
周密《浩然斋日钞》
《永州记》
郑樵《通志》
周密《志雅堂杂钞》
《南裔记》
陶九成《说郛》
罗大经《鹤林玉露》
竺法真《罗浮山疏》
虞世南《北堂书钞》
陶九成《辍耕录》
田汝成《西湖志》
贾似道《悦生随钞》
叶盛《水东日记》
《南郡记》
徐坚《初学记》
《徐氏总龟对类》
伏深《齐地记》
《文苑英华》
邵桂子《瓮天语》
《郡国志》
《锦绣万花谷》
毛直方《诗学大成》
《邺中记》
洪迈《夷坚志》
苏子《仇池笔记》
《廉州记》
《淮南万毕术》

《鲜于枢钩玄》
辛氏《三秦记》
高氏《事物纪原》
《松窗杂记》
《金门记》
伏侯《中华古今注》
杜宝《大业拾遗录》
周处《风土记》
应劭《风俗通》
苏鹗《杜阳编》
《嵩高记》
班固《白虎通》
方勺《泊宅编》
《襄沔己》
服虔《通俗文》
方镇《编年录》
邓显明《南康记》
颜师古《刊谬正俗》
杨慎《丹铅录》
《方国志》
杜台卿《玉烛宝典》
刘绩《霏雪录》
荀伯子《临川记》
《河图玉版》
叶梦得《水云录》
洪迈《松漠纪闻》
《河图括地象》
孙柔之《瑞应图记》
《江湖纪闻》
《春秋题辞》
许善心《符瑞记》
王安贫《武陵记》
《春秋运斗枢》
《夏小正》

赵蔡《行营杂记》

《春秋元命包》

崔实《四时月令》

张匡业《行程记》

《春秋考异邮》

《月令通纂》

金幼孜《北征录》

《礼斗威仪》

王桢《农书》

张师正《倦游录》

《孝经援神契》

王旻《山居录》

段公路《北户录》

《周易通卦验》

《山居四要》

胡峤《陷卢记》

《京房易占》

《居家必用》

隋炀帝《开河记》

刘向洪范《五行传》

《便民图纂》

《玉策记》

《遁甲开山图》

刘伯温《多能鄙事》

《述征记》

南宫从《岣嵝神书》

臞仙《神隐书》

任昉《述异记》

《皇极经世书》

《务本新书》

祖冲之《述异记》

《性理大全》

俞宗本《种树书》

薛用弱《集异记》

《五经大全》

《起居杂记》

陈翱卓《异记》

《通鉴纲目》

《洞天保生录》

《神异记》

《程氏遗书》

林洪《山家清供》

李亢《独异志》

《朱子大全》

《闺阁事宜》

《录异记》

《老子》

陈无靓《事林广记》

戴祚《甄异传》

《鹖冠子》

《事海文山》

《异闻记》

《管子》

《万宝事山》

《祖台之志怪》

《墨子》

《奚囊杂纂》

陶氏《续搜神记》

《晏子春秋》

《三洞珠囊》

杨氏《洛阳伽蓝记》

《董子》

《陶隐居杂录》

《太上玄科》

贾谊《新书》

《西樵野记》

《太清外术》

《韩诗外传》

《琅琊漫抄》
鲁至刚《俊灵机要》
刘向《说苑》
姚福《庚巳编》
《地镜图》
杜恕《笃论》
王明清《挥尘余话》
《五雷经》
卢谌《祭法》
景焕《牧竖闲谈》
《雷书》
王睿《炙毂子》
陈霆《两山墨谈》
《乾象占》
叶世杰《草木子》
《韦航细谈》
《列星图》
梁元帝《金楼子》
孙升《谈圃》
《演禽书》
蔡邕《独断》
庞元英《谈薮》
《吐纳经》
王浚川《雅述》
《爱竹谈薮》
谢道人《天空经》
章俊卿《山堂考索》
彭乘《墨客挥犀》
魏伯阳《参同契》
洪迈《容斋随笔》
蔡绦《铁围山丛话》
萧了真《金丹大成》
《百川学海》
侯延赏《退斋闲览》

《许真君书》
《翰墨全书》
《遁斋闲览》
陶弘景《真诰》
《文系》
顾文荐《负暄录》
朱真人《灵验篇》
《朱子离骚辨证》
陆文量《菽园杂记》
《太上玄变经》
何孟春《余冬录》
王性之《挥尘录》
李筌《太白经注》
黄震《慈溪日钞》
赵与时《宾退录》
《八草灵变篇》
《类说》
叶石林《避暑录》
《鹤顶新书》
吴淑《事类赋》
刘禹锡《嘉话录》
《造化指南》
左思《三都赋》
姚亮《西溪丛语》
《修真指南》
葛洪《遐观赋》
俞琰《席上腐谈》
《周颠仙碑》
鲁褒《钱神论》
胡仔《渔隐丛话》
《刘根别传》
綦毋《钱神论》
熊太古《冀越集》
《法华经》

嵇康《养生论》
王济《日询手记》
《涅盘经》
王之纲《通微集》
《李氏仕学类抄》
《圆觉经》
储咏《祛疑说》
周必《太阴德录》
《楞严经》
《文字指归》
《翰苑丛记》
《变化论》
《造化权舆》
《解颐新语》
《自然论》
《潘埙楮记室》
赵溍《养痾漫笔》
刘义庆《幽明录》
《仇远稗史》
《江邻几杂志》
《百感录》
《魏武帝集》
张耒《明道杂志》
《海录碎事》
《魏文帝集》
《唐小说》
《琐碎录》
《曹子建集》
《林氏小说》
《治闻说》
《韩文公集》
晁以道《客话》
《龙江录》
《柳子厚文集》

刘跂《暇日记》
《灵仙录》
《欧阳公文集》
康与之《昨梦录》
《白獭髓》
《三苏文集》
《邢坦斋笔衡》
《异说》
《宛委录》
《苏黄手简》
张世南《游宦纪闻》
《高氏蓼花洲闲录》
《山谷刀笔》
何远春《渚纪闻》
《毕氏幕府燕闲录》
《李太白集》
《东坡诗集》
吴澄《草庐集》
《杜子美集》
《黄山谷集》
《吴莱渊颖集》
《王维诗集》
《宋徽宗诗》
杨维祯《铁崖集》
《岑参诗集》
《王元之集》
宋濂《潜溪集》
《钱起诗集》
《梅尧臣诗》
方孝孺《逊志斋集》
《白乐天长庆集》
王荆公《临川集》
吴玉《昆山小稿》
《元稹长庆集》

《邵尧夫集》

《陈白沙集》

《刘禹锡集》

《周必大集》

《何仲默集》

《张籍诗集》

杨万里《诚斋集》

《张东海集》

《李绅文集》

范成大《石湖集》

《杨升庵集》

《李义山集》

《陆放翁集》

《唐荆川集》

《左贵嫔集》

《陈止斋集》

《焦希程集》

《王梅溪集》

《张宛丘集》

《方虚谷集》

《葛氏韵语》

阳秋《蔡氏诗话》

《古今诗话》

《锦囊诗对》

以上四百四十家，时珍所引者。

# 陶隐居名医别录合药分剂法则

**古秤惟有铢两而无分名。今则以十黍为一铢，六铢为一分，四分成一两，十六两为一斤。虽有子谷秬黍之制，从来均之已久，依此用之。**〔苏恭曰〕古秤皆复，今南秤是也。后汉以来，分一斤为二斤，一两为二两。古方惟张仲景而已涉今秤，若用古秤，则水为铢少矣。〔杲曰〕六铢为一分，即二钱半也，二十四铢为一两。古云三两，即今之一两；云二两，即今之六钱半也。〔时珍曰〕蚕初吐丝曰忽，十忽曰丝，十丝曰厘，四厘曰累[①]（音垒），十厘曰分。四累曰字，二分半也；十累曰铢，四分也；四字曰钱，十分也；六铢曰一分（去声），二钱半也；四分曰两，二十四铢也；八两曰锱，二锱曰斤；二十四两曰镒，一斤半也，准官秤十二两；三十斤曰钧，四钧曰石，一百二十斤也。方中有曰少许者，些子也。今古异制，古之一两，今用一钱可也。

**今方家云等分者，非分两之分，谓诸药斤两多少皆同尔，多是丸散用之。**

**丸散云刀圭者，十分方寸匕之一，准如梧桐子大也。方寸匕者，作匕正方一寸，抄散取不落为度。五匕者，即今五铢钱边五字者抄之，不落为度。一撮者，四刀圭也。**匕即匙也。

**药以升合分者，谓药有虚实轻重，不得用斤两，则以升平之。十撮为一勺，十勺为一合，十合为一升。升方作上径一寸，下径六分，深八分。内散药，勿按抑之，正尔微动令平尔。**〔时珍曰〕古之一升，即今之二合半也。量之所起为圭，四圭为撮，十撮为勺，十勺为合，十合为升，十升为斗，五斗曰斛，二斛曰石。

**凡汤酒膏药云㕮咀者，谓秤毕捣之如大豆，又吹去细末；药有易碎难碎，多末少末，今皆细切如㕮咀也。**〔恭曰〕㕮咀，商量斟酌之也。〔宗奭曰〕㕮咀有含味之意，如人以口齿咀啮，虽破而不尘。古方多言㕮咀，此义也。〔杲曰〕㕮咀，古制也。古无铁刃，以口咬细，令如麻豆煎之，今人以刀锉细尔。

**凡丸药云如细麻者，即胡麻也，不必扁扁，略相称尔。黍粟亦然。云如大麻子者，准三细麻也。如胡豆者，即今青斑豆也，以二大麻准之。如小豆者，今赤小豆也，以三大麻准之。如大豆者，以二小豆准之。如梧子者，以二大豆准之。如弹丸及鸡子黄者，以四十梧子准之。**〔宗奭曰〕今人用古方多不效者何，也？不知古人之意尔。如仲景治胸痹，心中痞坚，逆气抢心，用治中汤。人参、术、干姜、甘草四物，共一十二两，水八升，煮取三升，每服一升，日三服，以知为度；或作丸，须鸡子黄大，皆奇效。今人以一丸如杨梅许服之，病既不去，乃曰药不神。非药之罪，用药者之罪也。

**凡方云巴豆若干枚者，粒有大小，当去心皮秤之，以一分准十六枚。附子、乌头若干枚者，去皮毕，以半两准一枚。枳实若干枚者，去瓤毕，以一分准二枚。橘皮一分准三枚。枣大小三枚准一两。干姜一累者，以一两为正。**

**凡方云半夏一升者，洗毕秤五两为正。蜀椒一升，三两为正。吴茱萸一升，五两为正。菟丝子一升，九两为正。庵𦶟子一升，四两为正。蛇床子一升，三两半为正。地肤子一升，四两为正。其子各有虚实轻重不可秤准者，取平升为正。**

**凡方云用桂一尺者，削去皮重半两为正。甘草一尺者，二两为正。云某草一束者，三两为正。云一把者，二两为正。**

---

① 累：原作絫，据《说文解字》，“絫”与“累”同，故改以今体。

**凡方云蜜一斤者，有七合。猪膏一斤者，有一升二合也。**

**凡丸散药，亦先切细暴燥乃捣之。有各捣者，有合捣者，并随方。其润湿药，如天门冬、地黄辈，皆先增分两切暴，独捣碎更暴。若逢阴雨，微火烘之，既燥，停冷捣之。**〔时珍曰〕凡诸草木药及滋补药，并忌铁器，金性克木之生发之气，肝肾受伤也。惟宜铜刀、竹刀修治乃佳。亦有忌铜器者，并宜如法。丸散须用青石碾、石磨、石臼，其砂石者不良。

**凡筛丸散，用重密绢，各筛毕，更合于臼中，捣数百遍，色理和同，乃佳也。巴豆、杏仁、胡麻诸膏腻药，皆先熬黄，捣令如膏，指攠**〔莫结切〕。视泯泯，乃稍稍人散中，合研捣散，以轻疏绢筛度之，再合捣匀。

凡煮汤，欲微火令小沸。其水依方，大略二十两药，用水一斗，煮取四升，以此为准。然利汤欲生，少水而多取汁；补汤欲熟，多水而少取汁。不得令水多少。用新布两人以尺木绞之，澄去垽浊，纸覆令密。温汤勿用铁器。服汤宁小沸，热则易下，冷则呕涌。〔之才曰〕汤中用酒，须临熟乃下之。〔时珍曰〕陶氏所说，乃古法也。今之小小汤剂，每一两用水二瓯为准，多则加，少则减之。如剂多水少，则药味不出；剂少水多，又煎耗药力也。凡煎药并忌铜铁器，宜用银器瓦罐，洗净封固，令小心者看守，须识火候，不可太过不及。火用木炭、芦苇为佳。其水须新汲味甘者，流水、井水、沸汤等，各依方，详见水部。若发汗药，必用紧火，热服。攻下药，亦用紧火煎热，下消黄再煎，温服。补中药，宜慢火，温服。阴寒急病，亦宜紧火急煎服之。又有阴寒烦躁及暑月伏阴在内者，宜水中沉冷服。

**凡渍药酒，皆须细切，生绢袋盛，入酒密封，随寒暑日数漉出。滓可暴燥，微捣更渍，亦可为散服。**〔时珍曰〕别有酿酒者，或以药煮汁和饭，或以药袋安置酒中，或煮物和饭同酿，皆随方法。又有煮酒者，以生绢袋药入坛密封，置大锅中，水煮一日，埋土中七日，出火毒乃饮。

**凡建中、肾沥诸补汤，滓合两剂，加水煮竭饮之，亦敌一剂，皆先暴燥。**〔陈藏器曰〕凡汤中用麝香、牛黄、犀角、羚羊角、蒲黄、丹砂、芒硝、阿胶辈，须细末如粉，临时纳汤中，搅和服之。

**凡合膏，初以苦酒渍令淹浃，不用多汁，密覆勿泄。云晬时者，周时也，从今旦至明旦，亦有止一宿者。煮膏当三上三下，以泄其热势，令药味得出。上之使匝匝沸，乃下之使沸静良久乃止。中有薤白者，以两头微焦黄为候。有白芷、附子者，以小黄色为度。以新布绞去滓，滓亦可酒煮饮之。摩膏滓可傅病上。膏中有雄黄、朱砂、麝香辈，皆别捣如面，绞膏毕乃投中，疾搅勿使沉聚在下。有水银、胡粉者，于凝膏中研令消散。**〔时珍曰〕凡熬贴痈疽、风湿诸病膏者，先以药浸油中三日乃煎之，煎至药枯，以绢滤净，煎热下黄丹或胡粉或密陀僧，三上三下，煎至滴水成珠不散，倾入器中，以水浸三日，去火毒用。若用松脂者，煎至成丝，倾入水中，拔扯数百遍乃止。俱宜谨守火候，勿令太过不及也。其有朱砂、雄黄、龙脑、麝香、血竭、乳香、没药等料者，并待膏成时投之。黄丹、胡粉、密陀僧并须水飞瓦炒过。松脂须炼数遍乃良。

**凡丸中用蜡，皆烊投少蜜中搅调以和药。**〔杲曰〕丸药用蜡，取其固护药之气味势力以过关膈而作效也。若投以蜜，下咽亦易散化，如何得到脏中。若有毒药，反又害之，非用蜡之本意也。

**凡用蜜，皆先火煎，掠去其沫，令色微黄，则丸药经久不坏。**〔雷敩曰〕凡炼蜜，每一斤止得十二两半是数，火少火过，并不得用也。修合丸药，用蜜只用蜜，用饧只用饧，用糖只用糖，勿交杂用，必泻人也。

## 采药分六气岁物

**岐伯曰：厥阴司天为风化，在泉为酸化，清毒不生。少阴司天为热化，在泉为苦化，寒毒不生。太阴司天为湿化，在泉为甘化，燥毒不生。少阳司天为火化，在泉为苦化，寒毒不生。阳明司天为燥化，在泉为辛化，湿毒不生。太阳司天为寒化，在泉为咸化，热毒不生。治病者，必明六化分治，五味五色所生，五脏所宜，乃可言盈虚病生之绪。本乎天者天之气，本乎地者地之气，谨候气宜，无失病机，司岁备物，则无遗主矣。岁物者，天地之专精也。非司岁物则气散，质同而异等也。气味有厚薄，性用有躁静，治保有多少，力化有浅深。上淫于下，所胜平之，外淫于内，所胜治之。**〔王冰曰〕化于天者为天气，化于地者为地气。五毒皆五行之气所为，故所胜者不生，惟司天在泉之所生者其味正。故药工专司岁气，所收药物，则所主无遗略矣。五运有余，则专精之气，药物肥浓，使用当其正气味也；不足则药不专精而气散，物不纯，形质虽同，力用则异矣。故天气淫于下，地气淫于内者，皆以所胜平治之，如风胜湿、酸胜甘之类是也。

## 七　方

岐伯曰：气有多少，形有盛衰，治有缓急，方有大小。又曰：病有远近。证有中外，治有轻重。近者奇之，远者偶之。汗不以奇，下不以偶。补上治上制以缓，补下治下制以急。近而奇偶，制小其服；远而奇偶，制大其服。大则数少，小则数多。多则九之，少则二之。奇之不去则偶之，偶之不去则反佐以取之，所谓寒热温凉，反从其病也。〔王冰曰〕脏位有高下，腑气有远近，病证有表里，药用有轻重。单方为奇，复方为偶。心肺为近，肝肾为远，脾胃居中。肠脜[1]胞胆，亦有远近，识见高远，权以合宜。方奇而分两偶，方偶而分两奇。近而偶制，多数服之；远而奇制，少数服之。则肺服九，心服七，脾服五，肝服三，肾服一，为常制也。方与其重也宁轻，与其毒也宁善，与其大也宁小。是以奇方不去，偶方主之；偶方不去，则反佐以同病之气而取之。夫微小之热，折之以寒；微小之冷，消之以热。甚大寒热，则必能与异气相格。声不同不相应，气不同不相合，是以反其佐以同其气，复令寒热参合，使其始同终异也。〔时珍曰〕逆者正治，从者反治。反佐，即从治也。谓热在下而上有寒邪拒格，则寒药中入热药为佐，下膈之后，热气既散，寒性随发也。寒在下而上有浮火拒格，则热药中入寒药为佐，下膈之后，寒气既消，热性随发也。此寒因热用，热因寒用之妙也。温凉仿此。〔完素曰〕流变在乎病，主病在乎方，制方在乎人。方有七：大、小、缓、急、奇、偶、复也。制方之体，本于气味。寒、热、温、凉，四气生于天；酸、苦、辛、咸、甘、淡，六味成于地。是以有形为味，无形为气，气为阳，味为阴。辛甘发散为阳，酸苦涌泄为阴；咸味涌泄为阴，淡味渗泄为阳。或收或散，或缓或急，或燥或润，或软或坚，各随脏腑之证，而施药之品味，乃分七方之制也。故奇、偶、复者，三方也；大、小、缓、急者，四制之法也。故曰：治有缓急，方有大小。

**大方**　〔岐伯曰〕君一臣二佐九，制之大也；君一臣三佐五，制之中也。君一臣二，制之小也。又曰：远而奇偶，制大其服；近而奇偶，制小其服。大则数少，小则数多；多则九之，少则二之。〔完素曰〕身表为远，里为近。大小者，制奇偶之法也。假如小承气汤、调胃承气汤，奇之小方也；大承气汤、抵当汤，奇之大方也，所谓因其攻里而用之也。桂枝、麻黄，偶之小方也；葛根、青龙，偶之大方也，所谓因其发表而用之也。故曰：汗不以奇，下不以偶。〔张从正曰〕大方有二：有君一臣三佐九之大方，病有兼证而邪不一，不可以一二味治者宜之；有分两大而顿服之大方，肝肾及下部之病道远者宜之。王太仆以心肺为近，肾肝为远，脾胃为中；刘河间以身表为远，身里为近。以予观之，身半以上其气三，天之分也；身半以下其气三，地之分也；中脘，人之分也。

**小方**　〔从正曰〕小方有二：有君一臣二之小方，病无兼证，邪气专一，可一二味治者宜之；有分两少而频服之小方，心肺及在上之病者宜之，徐徐细呷是也。〔完素曰〕肝肾位远，数多则其气缓，不能速达于下；必大剂而数少，取其迅急下走也。心肺位近，数少则其气急下走，不能升发于上；必小剂而数多，取其易散而上行也。王氏所谓肺服九、心服七、脾服五、肝服三、肾服一，乃五脏生成之数也。

**缓方**　〔岐伯曰〕补上治上制以缓，补下治下制以急，急则气味厚，缓则气味薄，适其病所。远而中道气味之者，食而过之，无越其制度也。〔王冰曰〕假如病在肾而心气不足，服药宜急过之，不以气味饲心，肾药凌心，心复益衰矣。余上下远近例同。〔完素曰〕圣人治上不犯下；治下不犯上；治中上下俱无犯。故曰：诛伐无过，命曰大惑。〔好古曰〕治上必妨下，治表必连里。用黄芩以治肺必妨脾；用苁蓉以治肾必妨心；服干姜以

[1] 脜：（zhí 音直）直肠。《灵枢·淫邪发梦》：“客胞脜，则梦溲便。”

治中必僭上，服附子以补火必涸水。〔从正曰〕缓方有五：有甘以缓之之方，甘草、糖、蜜之属是也，病在胸膈，取其留恋也。有丸以缓之之方，比之汤散，其行迟慢也。有品件众多之缓方，药众则递相拘制，不得各骋其性也。有无毒治病之缓方，无毒则性纯功缓也。有气味俱薄之缓方，气味薄则长于补上治上，比至其下，药力已衰矣。

**急方** 〔完素曰〕味厚者为阴，味薄者为阴中之阳；故味厚则下泄，味薄则通气。气厚者为阳，气薄为阳中之阴；故气厚则发热，气薄则发汗是也。〔好古曰〕治主宜缓，缓则治其本也；治客宜急，急则治其标也。表里汗下，皆有所当缓、所当急。〔从正曰〕急方有四：有急病急攻之急方，中风关格之病是也；有汤散荡涤之急方，下咽易散而行速也；有毒药之急方，毒性能上涌下泄以夺病势也。有气味俱厚之急方，气味俱厚，直趋于下而力不衰也。

**奇方** 〔王冰曰〕单方也。〔从正曰〕奇方有二：有独用一物之奇方，病在上而近者宜之。有药合阳数一、三、五、七、九之奇方，宜下不宜汗。〔完素曰〕假如小承气，奇之小方也；大承气、抵当汤，奇之大方也，所谓因其攻下而为之也。桂枝、麻黄，偶之小方也；葛根、青龙，偶之大方也，所谓因其发散而用之也。

**偶方** 〔从正曰〕偶方有三：有两味相配之偶方；有古之二方相合之偶方，古谓之复方，皆病在下而远者宜之；有药合阳数二、四、六、八、十之偶方，宜汗不宜下。王太仆言汗药不以偶，则气不足以外发；下药不以奇，则药毒攻而致过。意者下本易行，故单行则方孤而微；汗或难出，故并行则力齐而大乎？而仲景制方，桂枝汗药，反以五味为奇；大承气下药，反以四味为偶，何也？岂临事制宜，复有增损乎？

**复方** 〔岐伯曰〕奇之不去则偶方，是谓重方。〔好古曰〕奇之不去复以偶，偶之不去复以奇，故曰复。复者，再也，重也。所谓十补一泄，数泄一补也。又伤寒见风脉，伤风得寒脉，为脉证不相应，宜以复方主之。〔从正曰〕复方有三：有二方、三方及数方相合之复方，如桂枝二越婢一汤、五积散之属是也。有本方之外别加余药，如调胃承气加连翘、薄荷、黄芩、栀子为凉膈散之属是也。有分两均齐之复方，如胃风汤合等分之属是也。王太仆以偶为复方，今七方有偶又有复，岂非偶乃二方相合、复乃数方相合之谓乎？

# 十 剂

**〔徐之才曰〕：药有宣、通、补、泄、轻、重、涩、滑、燥、湿十种，是药之大体。而《本经》不言，后人未述。凡用药者，审而详之，则靡所遗失矣。**

**宣剂** 〔之才曰〕宣可去壅，生姜、橘皮之属是也。〔杲曰〕外感六淫之邪，欲传入里，三阴实而不受，逆于胸中，天分气分窒塞不通，而或哕或呕，所谓壅也。三阴者，脾也。

故必破气药，如姜，橘、霍香、半夏之类，泻其壅塞。〔从正曰〕俚人以宣为泻，又以宣为通，不知十剂之中已有泻与通矣。仲景曰：春病在头，大法宜吐，是宣剂即涌剂也。《经》曰：高者因而越之，木郁则达之。宣者升而上也，以君召臣曰宣是矣。凡风痫中风，胸中诸实，痰饮寒结，胸中热郁，上而不下，久则嗽喘满胀，水肿之病生焉，非宣剂莫能愈也。吐中有汗，如引涎、追泪、嚏鼻，凡上行者，皆吐法也。〔完素曰〕郁而不散为壅，必宣以散之，如痞满不通之类是矣。攻其里，则宣者上也，泄者下也。涌剂则瓜蒂、栀子之属是矣。发汗通表亦同。〔好古曰〕《经》有五郁：木郁达之，火郁发之，土郁夺之，金郁泄之，水郁折之，皆宣也。〔敩曰〕宣，扬制曰宣朗，君召臣曰宣唤，臣奉君命宣布上意，皆宣之意也。〔时珍曰〕壅者，塞也；宣者，布也，散也。郁塞之病，不升不降，传化失常。或郁久生病，或病久生郁，必药以宣布敷散之，如承流宣化之意，不独涌越为宣也。是以气郁有余，则香附、抚芎之属以开之，不足则补中益气以运之。火郁微则山栀、青黛以散之，甚则升阳解肌以发之。湿郁微则苍术、白芷之属以燥之，甚则风药以胜之；痰郁微则南星、橘皮之属以化之，甚则瓜蒂、藜芦之属以涌之；血郁微则桃仁、红花以行之，甚则或吐或利以逐之；食郁微则山楂、神曲以消之，甚则上涌下利以去之。皆宣剂也。

**通剂** 〔之才曰〕通可去滞，通草、防己之属是也。〔完素曰〕留而不行，必通以行之，如水病为痰澼之类，以木通、防己之属攻其内，则留者行也，滑石、茯苓、芫花、甘遂、大戟、牵牛之类是也。〔从正曰〕通者，流通也。前后不得溲便，宜木通、海金沙、琥珀、大黄之属通之。痹痛郁滞，经隧不利，亦宜通之。〔时珍曰〕滞，留滞也。湿热之邪留于气分，而为痛痹癃闭者，宜淡味之药上助肺气下降，通其小便，而泄气中之滞，木通、猪苓之类是也。湿热之邪留于血分，而为痹痛肿注，二便不通者，宜苦寒之药下引，通其前后，而泄血中之滞，防己之类是也。《经》曰味薄者通，故淡味之药谓之通剂。

**补剂** 〔之才曰〕补可去弱，人参、羊肉之属是也。〔杲曰〕人参甘温，能补气虚；羊肉甘热，能补血虚。羊肉补形，人参补气，凡气味与二药同者皆是也。〔从正曰〕五脏各有补泻，五味各补其脏，有表虚、里虚、上虚、下虚、阴虚、阳虚、气虚、血虚。《经》曰：精不足者补之以味，形不足者补之以气，五谷、五菜、五果、五肉，皆补养之物也。〔时珍曰〕经云：不足者补之。又云：虚则补其母。生姜之辛补肝，炒盐之咸补心，甘草之甘补脾，五味子之酸补肺，黄柏之苦补肾。又如茯神之补心气，生地黄之补心血；人参之补脾气，白芍药之补脾血；黄芪之补肺气，阿胶之补肺血；杜仲之补肾气，熟地黄之补肾血；芎藭之补肝气，当归之补肝血之类，皆补剂。不特人参、羊肉为补也。

**泄剂** 〔之才曰〕泄可去闭，葶苈、大黄之属是也。〔杲曰〕葶苈苦寒，气味俱厚，不减大黄，能泄肺中之闭，又泄大肠。大黄走而不守，能泄血闭肠胃渣秽之物。一泄气闭利小便，一泄血闭利大便，凡与二药同者皆然。〔从正曰〕实则泻之。诸痛为实，痛随利减，芒硝、大黄、牵牛、甘遂、巴豆之属，皆泻剂也。其催生下乳，磨积逐水，破经泄气，凡下行者，皆下法也。〔时珍曰〕去闭当作去实。《经》云：实者泻之，实则泻其子是矣。

五脏五味皆有泻，不独葶苈、大黄也。肝实泻以芍药之酸，心实泻以甘草之甘，脾实泻以黄连之苦，肺实泻以石膏之辛，肾实泻以泽泻之咸是矣。

**轻剂** 〔之才曰〕轻可去实，麻黄、葛根之属是也。〔从正曰〕风寒之邪，始客皮肤，头痛身热，宜解其表，《内经》所谓轻而扬之也。痈疮疥痤，俱宜解表，汗以泄之，毒以熏之，皆轻剂也。凡熏洗蒸炙，熨烙刺砭，导引按摩，皆汗法也。〔时珍曰〕当作轻可去闭。有表闭、里闭，上闭下闭。表闭者，风寒伤营，腠理闭密，阳气怫郁，不能外出，而为发热、恶寒、头痛、脊强诸病，宜轻扬之剂发其汗，而表自解也。里闭者，火热郁抑，津液不行，皮肤干闭，而为肌热、烦热、头痛、目肿、昏瞀、疮疡诸病，宜轻扬之剂以解其肌，而火自散也。上闭有二：一则外寒内热，上焦气闭，发为咽喉闭痛之证，宜辛凉之剂以扬散之，则闭自开。一则饮食寒冷抑遏阳气在下，发为胸膈痞满闭塞之证，宜扬其清而抑其浊，则痞自泰也。下闭亦有二：有阳气陷下，发为里急后重，数至圊而不行之证，但升其阳而大便自顺，所谓下者举之也。有燥热伤肺，金气郁，窍闭于上，而膀胱闭于下，为小便不利之证，以升麻之类探而吐之，上窍通而小便自利矣，所谓病在下取之上也。

**重剂** 〔之才曰〕重可去怯，磁石、铁粉之属是也。〔从正曰〕重者，镇缒之谓也。怯则气浮，如丧神守，而惊悸气上，朱砂、水银、沉香、黄丹、寒水石之伦，皆体重也。久病咳嗽，涎潮于上，形羸不可攻者，以此缒之。《经》云：重者因而减之，贵其渐也，〔时珍曰〕重剂凡四：有惊则气乱，而魂气飞扬，如丧神守者；有怒则气逆，而肝火激烈，病狂善怒者，并铁粉、雄黄之类以平其肝；有神不守舍，而多惊健忘，迷惑不宁者，宜朱砂、紫石英之类以镇其心；有恐则气下，精志失守而畏，如人将捕者，宜磁石，沉香之类以安其肾。大抵重剂压浮火而坠痰涎，不独治怯也。故诸风掉眩及惊痫痰喘之病，吐逆不止及反胃之病，皆浮火痰涎为害，俱宜重剂以坠之。

**滑剂** 〔之才曰〕滑可去着，冬葵子、榆白皮之属是也。〔完素曰〕涩则气着，必滑剂以利之。滑能养窍，故润利也。〔从正曰〕大便燥结，宜麻仁、郁李之类；小便淋沥，宜葵子、滑石之类。前后不通，两阴俱闭也，名曰三焦约。约者，束也。宜先以滑剂润养其燥，然后攻之。〔时珍曰〕着者，有形之邪，留着于经络脏腑之间也，便尿浊带、痰涎、胞胎、痈肿之类是矣。皆宜滑药以引去其留着之物。此与木通、猪苓通以去滞相类而不同。木通、猪苓，淡泄之物，去湿热无形之邪；葵子、榆皮，甘滑之类，去湿热有形之邪。故彼曰滞，此曰着也。大便涩者，菠薐、牵牛之属；小便涩者，车前、榆皮之属；精窍涩者，黄柏、葵花之属；胞胎涩者，黄葵子、王不留行之属；引痰涎自小便去者，则半夏、茯苓之属；引疮毒自小便去者，则五叶藤、萱草根之属，皆滑剂也。半夏、南星皆辛而涎滑，能泄湿气、通大便，盖辛能润、能走气、能化液也。或以为燥物，谬矣。湿去则土燥，非二物性燥也。

**涩剂** 〔之才曰〕涩可去脱，牡蛎、龙骨之属是也。〔完素曰〕滑则气脱，如开肠洞泄，便溺遗失之类，必涩剂以收敛之。〔从正曰〕寝汗不禁，涩以麻黄根、防风；滑泄不已，涩以豆蔻、枯矾、木贼、罂粟壳；喘嗽上奔，涩以乌梅、诃子。凡酸味同乎涩者，收敛之义也。然此种皆宜先攻其本，而后收之可也。〔时珍曰〕脱者，气脱也，血脱也，精脱也，神脱也。脱则散而不收，故用酸涩温平之药，以敛其耗散。汗出亡阳，精滑不禁，泄痢不止，大便不固，小便自遗，久嗽亡津，皆气脱也。下血不已，崩中暴下，诸大亡血，皆血脱也。牡蛎、龙骨、海螵蛸、五倍子、五味子、乌梅、榴皮、诃黎勒、罂粟壳、莲房、棕灰、赤石脂、麻黄根之类，皆涩药也。气脱兼以气药，血脱兼以血药及兼气药，气者血之帅也。脱阳者见鬼，脱阴者目盲，此神脱也，非涩药所能收也。

**燥剂** 〔之才曰〕燥可去湿，桑白皮、赤小豆之属是也。〔完素曰〕湿气淫胜，肿满脾湿，必燥剂以除之，桑皮之属。湿胜于上，以苦吐之，以淡渗之是也。〔从正曰〕积寒久冷，吐利腥秽，上下所出水液澄彻清冷，此大寒之病，宜姜、附、胡椒辈以燥之。若病湿气，则白术、陈皮、木香、苍术之属除之，亦燥剂也。而黄连、黄柏、栀子、大黄，其味皆苦，苦属火，皆能燥湿，此《内经》之本旨也，岂独姜、附之俦为燥剂乎？〔好古曰〕湿有在上、在中、在下、在经、在皮、在里。〔时珍曰〕湿有外感，有内伤。外感之湿，雨露岚雾地气水湿，袭于皮肉筋骨经络之间；内伤之湿，生于水饮酒食及脾弱肾强，固不可一例言也。故风药可以胜湿，燥药可以除湿，淡药可以渗湿。泄小便可以引湿，利大便可以逐湿，吐痰涎可以祛湿。湿而有热，苦寒之剂燥之；湿而有寒，辛热之剂燥之，不独桑皮、小豆为燥剂也。湿去则燥，故谓之燥。

**湿[①]剂** 〔之才曰〕湿可去枯，白石英、紫石英之属是也。〔从正曰〕湿者，润湿也。虽与滑类，少有不同。《经》云：辛以润之，辛能走气、能化液故也。盐硝味虽咸，属真阴之水，诚濡枯之上药也。人有枯涸皴揭之病，非独金化，盖有火以乘之，故非湿剂不能愈。〔完素曰〕津耗为枯。五脏痿弱，荣卫涸流，必湿剂以润之。〔好古曰〕有减气而枯，有减血而枯。〔时珍曰〕湿剂当作润剂。枯者燥也，阳明燥金之化，秋令也，风热怫甚，则血液枯涸而为燥病。上燥则渴，下燥则结，筋燥则强，皮燥则揭，肉燥则裂，骨燥则枯，肺燥则痿，肾燥则消。凡麻仁、阿胶膏润之属，皆润剂也。养血则当归、地黄之属；生津，则麦门冬、栝蒌根之属；益精，则苁蓉、枸杞之属。若但以石英为润药则偏矣，古人以服石为滋补故尔。

**〔刘完素曰〕制方之体，欲成七方十剂之用者，必本于气味也。寒、热、温、凉，四气生于天；酸、苦、辛、咸、甘、淡，六味成乎地。是以有形为味，无形为气。气为阳，味为阴。阳气出上窍，阴味出下窍。气化则用生，味化则形长。故地产养形，形不足者温之以气；天产养精，精不足者补之以味。辛甘发散为阳，酸苦涌泄为阴；咸味涌泄为阴，淡味渗泄为阳。辛散、酸收、甘缓、苦坚、咸软，各随五脏之病，而制药性之品味。故方有七，剂有十。方不七，不足以尽方之变；剂不十，不足以尽剂之用。方不对证，非方也；**

① 湿“原作“润”，联系前后文意，据张本改。

剂不蠲疾，非剂也。此乃太古先师，设绳墨而取曲直；叔世方士，乃出规矩以为方圆。夫物各有性，制而用之，变而通之，施于品剂，其功用岂有穷哉。如是有因其性为用者，有因其所胜而为制者，有气同则相求者，有气相克则相制者，有气有余而补不足者，有气相感则以意使者，有质同而性异者，有名异而实同者。故蛇之性上窜而引药，蝉之性外脱而退翳，虻饮血而用以治血，鼠善穿而用以治漏，所谓因其性而为用者如此。弩牙速产，以机发而不括也；杵糠下噎，以杵筑下也，所谓因其用而为使者如此。浮萍不沉水，可以胜酒；独活不摇风，可以治风，所谓因其所胜而为制也如此。麻，木谷而治风；豆，水谷而治水，所谓气相同则相求者如此。牛，土畜，乳可以止渴疾；豕，水畜，心可以镇恍惚，所谓因其气相克则相制也如此。熊肉振羸，兔肝明视，所谓其气有余补不足也如此。鲤之治水，鹜之利水，所谓因其气相感则以意使者如此。蜜成于蜂，蜜温而蜂寒；油生于麻，麻温而油寒，兹同质而异性也。蘼芜生于芎䓖，蓬虆生于覆盆，兹名异而实同者也。所以如此之类，不可胜举。故天地赋形，不离阴阳，形色自然，皆有法象。毛羽之类，生于阳而属于阴；鳞甲之类，生于阴而属于阳。空青法木，色青而主肝；丹砂法火，色赤而主心；云母法金，色白而主肺；磁石法水，色黑而主肾；黄石脂法土，色黄而主脾。故触类而长之，莫不有自然之理也。欲为医者，上知天文，下知地理，中知人事，三者俱明，然后可以语人之疾病。不然，则如无目夜游，无足登涉，动致颠殒，而欲愈疾者，未之有也。

《雷炮炙论》序曰：若夫世人使药，岂知自有君臣；既辨君臣，宁分相制。只如栨毛（今盐草也）沾溺，立消斑肿之毒；象胆挥粘，乃知药有情异。鲑鱼插树，立便干枯；用狗涂之，（以犬胆灌之，插鱼处头立如故也。）却当荣盛。无名（无名异形似玉，仰面又如石炭，味别。）止楚，截指而似去甲毛；圣石开盲，明目而如云离日。当归止血破血，头尾效各不同；头止血，尾破血。蕤子熟生，足睡不眠立据。弊箄淡卤，常使者甑中箄，能淡盐味。如酒沾交。（今蜜枳缴枝，又云交加枝。）铁遇神砂，如泥似粉；石经鹤粪，化作尘飞。栨见橘，花似髓。断弦折剑，遇鸾血而如初；（以鸾血炼作胶，粘折处，铁物永不断。）海竭江枯，投游波（燕子是也）而立泛。令铅拒火，须仗修天（今呼为补天石）；如要形坚，岂忘紫背（有紫背天葵，如常食葵菜，只是背紫面青，能坚铅形）。留砒住鼎，全赖宗心。（别有宗心草，今呼石竹，不是食者粽心，恐误。其草出欸州，生处多虫兽。）雌得芹花，（其草名为立起，其形如芍药，花色青，可长三尺已来，叶上黄斑色，味苦涩，堪用，煮雌黄立住火。）立便成痪；硇遇赤须（其草名赤须，今呼为虎须草是，用煮硇砂即生火。）；水留金鼎。水中生火，非猾髓而莫能（海中有兽名曰猾，以髓入在油中，其油粘水，水中火生，不可救之。用酒喷之即止。勿于屋下收。）长齿生牙，

**赖雄鼠之骨末**（其齿若年多不生者，取雄鼠脊骨作末，揩折处，齿立生如故）。**发眉堕落，涂半夏而立生**（眉发堕落者，以生半夏茎杵之取涎，涂发落处立生）；**目辟眼，有五花而自正**（五加皮，其叶有雄雌，三叶为雄，五叶为雌，须使五叶者，作末酒浸饮之，其目者正。）**脚生肉枕，裩系菪根**（脚有肉枕者，取莨菪根于裩带上系之，感应永不痛。）**囊皱漩多，夜煎竹木**（多小便者，夜煎萆薢一片服之，永不夜起也。）**体寒腹大，全赖鸬鹚**（若患腹大如鼓，米饮调鸬鹚末服，立枯如故也）；**血泛经过，饮调瓜子**（甜瓜子内仁捣作末，去油，饮调服之，立绝）。**咳逆数数，酒服熟雄**（天雄炮过，以酒调一钱服，立定也）；**遍体疹风，冷调生侧**（附子旁生者为侧子，作末冷酒服，立瘥也）。**肠虚泻痢，须假草零**（捣五倍子作末，以熟水下之，立止也）。**久渴心烦，宜投竹沥。除症去块，全仗硝硇**（硝、硇即硇砂、硝石二味，于乳钵中研作粉，同煅了，酒服，神效也）；**益食加觞，须煎芦朴**（不食者，并饮酒少者，煎逆水芦根并厚朴二味汤服）。**强筋健骨，须是苁鳝**（苁蓉并鳝鱼二味，作末，以黄精汁丸服之，可力倍常也。出《干宁记》中）；**驻色延年，精蒸神锦。**（黄精自然汁拌细研神锦，于柳木甑中蒸七日了，以水蜜丸服，颜貌可如幼女之容色也）。**知疮所在，口点阴胶**（阴胶，即是甑中气垢，少许于口中，可知脏腑所起，直至住处知痛，乃可医也）；**产后肌浮，甘皮酒服。**（产后肌浮，酒服甘皮立愈。）**口疮舌坼，立愈黄苏。**（口疮舌坼，以根黄涂苏炙作末，含之立瘥。）**脑痛欲亡，鼻投硝末；**（头痛者，以硝石作末纳鼻中，立止。）**心痛欲死，速觅延胡。**（以延胡索作散，酒服之立愈。）**如斯百种，是药之功。某忝遇明时，谬看医理，虽寻法，难可穷微。略陈药饵之功能，岂溺仙人之要术？其制药、炮、熬、煮、炙，不能记年月哉。欲审元由，须看海集。某不量短见，直录炮、熬、煮、炙，列药制方，分为上、中、下三卷，有三百件名，具陈于后。**



## 气味阴阳

**《阴阳应象论》曰：积阳为天，积阴为地。阴静阳躁，阳生阴长，阳杀阴藏。阳化气，阴成形。阳为气，阴为味。味归形，形归气，气归精，精归化，精食气，形食味。化生精，气生形。味伤形，气伤精，精化为气，气伤于味。阴味出下窍，阳气出上窍。清阳发腠理，浊阴走五脏；清阳实四肢，浊阴归六腑。味厚者为阴，薄者为阴中之阳；气厚者为阳，薄者为阳中之阴。味厚则泄，薄则通；气薄则发泄，厚则发热。辛甘发散为阳，酸苦涌泄为阴；咸味涌泄为阴，淡味渗泄为阳。六者或收或散，或缓或急，或润或燥，或软或坚，以所利而行之，调其气使之平也。**〔元素曰〕清之清者发腠理，清之浊者实四肢；浊之浊者归六腑，浊之清者走五脏。附子气厚，为阳中之阳；大黄味厚，为阴中之阴。茯苓气薄，为阳中之阴，所以利小便，入手太阳，不离阳之体也；麻黄味薄，为阴中之阳，所以发汗，入手太阴，不离阴之体也。凡同气之物必有诸味，同味之物必有诸气。气味各有厚薄，故性用不等。〔杲曰〕味之薄者则通，酸、苦、咸、平是也；味之厚者则泄，咸、苦、酸、寒是也；气之厚者发热，辛、甘、温、热是也；气之薄者渗泄，甘、淡、平、凉是也。渗谓小汗，泄谓利小便也。〔宗奭曰〕天地既判，生万物者五气耳。五气定位，则五味生。故曰生物者气也，成之者味也。以奇生则成而偶，以偶生则成而奇。寒气坚，故其味可用以软；热气软，故其味可用以坚；风气散，故其味可用以收；燥气收，故其味可用以散。土者冲气之所生，冲气则无所不和，故其味可用以缓。气坚则壮，故苦可以养气。脉软则和，故咸可以养脉。骨收则强，故酸可以养骨。筋散则不挛，故辛可以养筋。肉缓则不壅，故甘可以养肉。坚之而后可以软，收之而后可以散。欲缓则用甘，不欲则弗用，用之不可太过，太过亦病矣。古之养生治疾者，必先通乎此，否则能已人之疾者盖寡矣。

**李杲曰：夫药有温、凉、寒、热之气，辛、甘、淡、酸、苦、咸之味也。升降、浮沉之相互，厚薄阴阳之不同。一物之内，气味兼有；一药之中，理性具焉。或气一而味殊，或味同而气异。气象天，温热者天之阳，凉寒者天之阴。天有阴阳风寒暑湿燥火，三阴三阳上奉之也。味象地，辛、甘、淡者地之阳，酸、苦、咸者地之阴地有阴阳金木水火土，生长化收藏下应之。气味薄者，轻清成象，本乎天者亲上也；气味厚者，重浊成形，本乎地者亲下也。**〔好古曰〕本草之味有五，气有四。然一味之中有四气，如辛味则石膏寒、桂、附热、半夏温、薄荷凉之类是也。夫气者，天也，温热天之阳，寒凉天之阴，阳则升，阴则降；味者，地也，辛、甘、淡地之阳，酸、苦、咸地之阴，阳则浮，阴则沉。有使气者，使味者，气味俱使者，先使气而后使味者，先使味而后使气者。有一物一味者，一物三味者；一物一气者，一物二气者。或生熟异气味，或根苗异气味。或温多而成热，或凉多而成寒，或寒热各半而成温。或热者多，寒者少，寒不为之寒；或寒者多，热者少，热不为之热，不可一途而取也。或寒热各半，昼服则从热之属而升，夜服则从寒之属而降，或晴则从热，阴则从寒，变化不一如此。况四时六位不同，五运六气各异，可以轻用为哉。

**《六节脏象论》云：天食人以五气，地食人以五味。五气入鼻，藏于心肺，上使五色修明，音声能彰。五味入口，藏于肠胃，味有所藏，以养五气，气和而生，津液相成，神乃自生。又曰：形不足者温之以气，精不足者补之以味。**〔王冰曰〕五气者，臊气凑肝，焦气凑心，香气凑脾，腥气凑肺，腐气凑肾也。心荣色，肺主音，故气藏于肺，而明色彰声也。气为水之母，故味藏于肠胃而养五气。〔孙思邈曰〕精以食气，气养精以荣色；形以食味，味养形以生力。精顺五气以灵，形受五味以成。若食气相反则伤精，食味不调则损形。是以圣人先用食禁以存生，后制药物以防命，气味温补以存精形。

# 五味宜忌

**岐伯曰：木生酸，火生苦，土生甘，金生辛，水生咸。辛散，酸收，甘缓，苦坚，咸软。毒药攻邪，五谷为养，五果为助，五畜为益，五菜为充，气合而服之，以补精益气。此五味各有所利，四时五脏，病随所宜也。又曰：阴之所生，本在五味；阴之五宫，伤在五味。骨正筋柔，气血以流，腠理以密，骨气以清，长有天命。又曰：圣人春夏养阳，秋冬养阴，以从其根，二气常存。**（春食凉，夏食寒，以养阳；秋食温，冬食热，以养阴）。

〔**五欲**〕 肝欲酸，心欲苦，脾欲甘，肺欲辛，肾欲咸，此五味合五脏之气也。

〔**五宜**〕 青色宜酸，肝病宜食麻、犬、李、韭。赤色宜苦，心病宜食麦、羊、杏、薤。黄色宜甘，脾病宜食粳、牛、枣、葵。白色宜辛，肺病宜食黄黍、鸡、桃、葱。黑色宜咸，肾病宜食大豆黄卷、猪、栗、藿。

〔**五禁**〕 肝病禁辛，宜食甘：粳、牛、枣、葵。心病禁成，宜食酸：麻、犬、李、韭。脾病禁酸，宜食咸：大豆、豕、栗、藿。肺病禁苦，宜食苦[①]：麦、羊、杏、薤。肾病禁甘，宜食辛：黄黍、鸡、桃、葱。〔思邈曰〕春宜省酸增甘以养脾，夏宜省苦增辛以养肺，秋宜省辛增酸以养肝，冬宜省咸增苦以养心，四季宜省甘增咸以养肾。〔时珍曰〕五欲者，五味入胃，喜归本脏，有余之病，宜本味通之。五禁者，五脏不足之病，畏其所胜，而宜其所不胜也。

〔**五走**〕 酸走筋，筋病毋多食酸，多食令人癃。酸气涩收，胞得酸而缩卷，故水道不通也。苦走骨，骨病毋多食苦，多食令人变呕。苦入下脘，三焦皆闭，故变呕也。甘走肉，肉病毋多食甘，多食令人悗心。甘气柔润，胃柔则缓，缓则虫动，故悗心也。辛走气，气病毋多食辛，多食令人洞心，辛走上焦，与气俱行，久留心下，故洞心也。咸走血，血病毋多食咸，多食令人渴，血与咸相得则凝，凝则胃汁注之，故咽路焦而舌本干。《九针论》作：咸走骨，骨病毋多食咸，苦走血，血病毋多食苦。

〔**五伤**〕 酸伤筋，辛胜酸。苦伤气，咸胜苦。甘伤肉，酸胜甘。辛伤皮毛，苦胜辛。咸伤血，甘胜咸。

〔**五过**〕 味过于酸，肝气以津，脾气乃绝，肉胝伤胸而唇揭。味过于苦，脾气不濡，胃气乃厚，皮槁而毛拔。味过于甘，心气喘满，色黑，肾气不平，骨痛而发落。味过于辛，筋脉沮绝，精神乃失，筋急而爪枯。味过于咸，大骨气劳，短肌，心气抑，脉凝涩而变色。〔时珍曰〕五走五伤者，本脏之味自伤也，即阴之五官伤在五味也。五过者，本脏之味伐其所胜也，即脏气偏胜也。

① 肺病禁苦，宜食苦：此句当有误，保留存疑。

## 五味偏胜

〔岐伯曰〕五味入胃，各归所喜。酸先入肝，苦先入心，甘先入脾，辛先入肺，咸先入肾。久而增气，物化之常；气增而久，夭之由也。〔王冰曰〕入肝为温，入心为热，入肺为清，入肾为寒，入脾为至阴而四气兼之，皆为增其味而益其气。故各从本脏之气，久则从化。故久服黄连、苦参反热，从苦化也。余味仿此。气增不已，则脏气偏胜，必有偏绝；脏有偏绝，必有暴夭。是以药不具五味，不备四气，而久服之，虽暂获胜，久必致夭，故绝粒服饵者，不暴亡无五味资助也。〔杲曰〕一阴一阳之谓道，偏阴偏阳之谓疾。阳剂刚胜，积若燎原，为消狂、痈疽之属，则天癸竭而荣涸。阴剂柔胜，积若凝水，为洞泄、寒中之病，则真火微而卫散。故大寒、大热之药，当从权用之，气平而止。有所偏助，令人脏气不平，夭之由也。

## 标本阴阳

〔李杲曰〕夫治病者，当知标本。以身论之，外为标，内为本；阳为标，阴为本。故六腑属阳为标，五脏属阴为本；脏腑在内为本，十二经络在外为标。而脏腑阴阳气血经络又各有标本焉。以病论之，先受为本，后传为标。故百病必先治其本，后治其标。否则邪气滋甚，其病益蓄。纵先生轻病，后生重病，亦先治其轻，后治其重，则邪气乃伏。有中满及病大小便不利，则无问先后标本。必先治满及大小便，为其急也。故曰缓则治其本，急则治其标。又从前来者为实邪，后来者，为虚邪。实则泻其子，虚则补其母。假如肝受心火为前来实邪，当于肝经刺荣穴以泻心火，为先治其本；于心经刺荣穴以泻心火，为后治其标。用药则入肝之药为引，用泻心之药为君。《经》云："本而标之，先治其本，后治其标"是也。又如肝受肾水为虚邪，当于肾经刺井穴以补肝木，为先治其标；后于肝经刺合穴以泻肾水，为后治其本。用药则入肾之药为引，补肝之药为君。《经》云："标而本之，先治其标，后治其本"是也。

## 升降浮沉

〔李杲曰〕药有升、降、浮、沉、化，生、长、收、藏、成，以配四时。春升，夏浮，秋收，冬藏，土居中化。是以味薄者，升而生；气薄者，降而收；

气厚者，浮而长；味厚者，沉而藏；气味平者，化而成。但言补之以辛、甘、温、热及气味之薄者，即助春夏之升浮，便是泻秋冬收藏之药也。在人之身，肝心是矣。但言补之以酸、苦、咸、寒及气味之厚者，即助秋冬之降沉，便是泻春夏生长之药也，在人之身，肺肾是矣。淡味之药，渗即为升，泄即为降，佐使诸药者也。用药者，循此则生，逆此则死，纵令不死，亦危困矣。王好古曰：升而使之降，须知抑也；沉而使之浮，须知载也。辛散也，而行之也横；甘发也，而行之也上；苦泄也，而行之也下；酸收也，其性缩；咸软也，其性舒，其不同如此。鼓掌成声，沃火成沸，二物相合，象在其间矣。五味相制，四气相和，其变可轻用哉。本草不言淡味、凉气，亦缺文也。

味薄者升：甘平、辛平、辛微温、微苦平之药是也。

气薄者降：甘寒、甘凉、甘淡、寒凉、酸温、酸平、咸平之药是也。

气厚者浮：甘热、辛热之药是也。

味厚者沉：苦寒，咸寒之药是也。

气味平者，兼四气四味：甘平、甘温、甘凉、甘辛平、甘微苦平之药是也。

李时珍曰：酸咸无升，甘辛无降，寒无浮，热无沉，其性然也。而升者引之以咸寒，则沉而直达下焦；沉者引之以酒，则浮而上至颠顶。此非窥天地之奥而达造化之权者，不能至此。一物之中，有根升、梢降，生升、熟降，是升降在物亦在人也。



## 四时用药例

〔李时珍曰〕《经》云：必先岁气，毋伐天和。又曰：升降浮沉则顺之，寒热温凉则逆之。故春月宜加辛温之药，薄荷、荆芥之类，以顺春升之气；夏月宜加辛热之药，香薷、生姜之类，以顺夏浮之气；长夏宜加甘苦辛温之药，人参、白术、苍术、黄柏之类，以顺化成之气；秋月宜加酸温之药，芍药、乌梅之类，以顺秋降之气；冬月宜加苦寒之药，黄芩、知母之类，以顺冬沉之气，所谓顺时气而养天和也。《经》又云：春省酸、增甘以养脾气，夏省苦增辛以养肺气，长夏省甘、增咸以养肾气，秋省辛、增酸以养肝气，冬省咸、增苦以养心气。此则既不伐天和，而又防其太过，所以体天地之大德也。昧者舍本从标，春用辛凉以伐木，夏用咸寒以抑火，秋用苦温以泄金，冬用辛热以涸水，谓之时药。殊背《素问》逆顺之理，以夏月伏阴，冬月伏阳，推之可知矣。虽然月有四时，日有四时，或春得秋病，夏得冬病，神而明之，机而行之，变通权宜，又不可泥一也。

〔王好古曰〕四时总以芍药为脾剂，苍术为胃剂，柴胡为时剂，十一脏皆取决于少阳，为发生之始故也。凡用纯寒、纯热之药，及寒热相杂，并宜用甘草以调和之，惟中满者禁用甘尔。

## 五运六淫用药式

**厥阴司天，**己亥年**风淫所胜，平以辛凉，佐以苦甘，以甘缓之，以酸泻之。**（王注云：厥阴气未为盛热，故以凉药平之。）**清反胜之，治以酸温，佐以甘苦。**

**少阴司天，**子午年**热淫所胜，平以咸寒，佐以苦甘，以酸收之。寒反胜之，治以甘温，佐以苦酸辛。**

**太阴司天，**丑未年**湿淫所胜，平以苦热，佐以酸辛，以苦燥之，以淡泄之。湿上甚而热，治以苦温，佐以甘辛，以汗为故。**身半以上，湿气有余，火气复郁，则宜解表流汗而祛之也。**热反胜之，治以苦寒，佐以苦酸。**

**少阳司天，**寅申年**火淫所胜，平以酸冷，佐以苦甘，以酸收之，以苦发之，以酸复之。**热气已退，时发动者，是为心虚气散不敛，以酸收之，仍兼寒助，乃能除根。热见太甚，则以苦发之。汗已便凉，是邪气尽；汗已犹热，是邪未尽，则以酸收之；已汗又热，又汗复热，是脏虚也，则补其心可也。**寒反胜之，治以甘热，佐以苦辛。**

**阳明司天，**卯酉年**燥淫所胜，平以苦温，佐以酸辛，以苦下之。**制燥之法以苦温。宜下必以苦，宜补必以酸，宜泻必以辛。**热反胜之，治以辛寒，佐以苦甘。**

**太阳司天，**辰戌年**寒淫所胜，平以辛热，佐以苦甘，以咸泻之。热反胜之，治以咸冷，佐以苦辛。**

**厥阴在泉，**寅申年**风淫于内，治以辛凉，佐以苦甘，以甘缓之，以辛散之。**风喜温而恶清，故以辛凉胜之。以苦随所利也。木苦急，以甘缓之。木苦抑，以辛散之。**清反胜之，治以酸温，佐以苦甘，以辛平之。**

**少阴在泉，**卯酉年**热淫于内，治以咸寒，佐以甘苦，以酸收之，以苦发之。**热性恶寒，故以咸寒。热甚于表，以苦发之；不尽，复寒制之；寒制不尽，复苦发之，以酸收之。甚者再方，微者一方，可使必已。时发时止，亦以酸收之。**寒反胜之，治以甘热，佐以苦辛，以咸平之。**

**太阴在泉，**辰戌年**湿淫于内，治以苦热，佐以酸淡，以苦燥之，以淡泄之。**湿与燥反，故以苦热。佐以酸淡，利窍也。**热反胜之，治以苦冷，佐以咸甘，以苦平之。**

**少阳在泉，**巳亥年**火淫于内，治以咸冷，佐以苦辛，以酸收之，以苦发之。**火气大行于心腹，咸性柔软以制之。以酸收其散气，大法须汗者，以辛佐之。**寒反胜之，治以甘热，佐以辛苦，以咸平之。**

**阳明在泉，**子午年**燥淫于内，治以甘辛，以苦下之。**温利凉性，故以苦下之。**热反胜之，治以辛寒，佐以苦甘，以酸平之，以和为利。**

**太阳在泉，**丑未年**寒淫于内，治以甘热，佐以苦辛，以咸泻之，以辛润之，以苦坚之。**以热治寒，是为摧胜，折其气也。**热反胜之，治以咸冷，佐以甘辛，以苦平之。**

**李时珍曰：司天主上半年，天气司之，故六淫谓之所胜，上淫于下也，故曰平之。在泉主下半年，地气司之，故六淫谓之于内，外淫于内也，故曰治之。当其时而反得胜己之气者，谓之反胜。六气之胜，何以征之？燥甚则地干，暑胜则地热，风胜则地动，湿胜则地泥，寒胜则地裂，火胜则地涸是也。其六气胜复主客、证治病机甚详，见《素问·至真要大论》，文多不载。**

## 六腑六脏用药气味补泻

**肝、胆，**温补凉泻。辛补酸泻。

**心、小肠，**热补寒泻。咸补甘泻。

**肺、大肠，**凉补温泻。酸补辛泻。

**肾、膀胱，**寒补热泻。苦补咸泻。

**脾、胃，**温热补，寒凉泻，各从其宜。甘补苦泻。

**三焦、命门，同心。**

**张元素曰：五脏更相平也。一脏不平，所胜平之。故云安谷则昌，绝谷则亡。水去则营散，谷消则卫亡，神无所居。故血不可不养，卫不可不温。血温气和，营卫乃行，常有天命。**

## 五脏五味补泻

〔肝〕**苦急，急食甘以缓之，**甘草；**以酸泻之，**赤芍药；**实则泻子，**甘草。**欲散，急食辛以散之，**川芎；**以辛补之，**细辛；**虚则补母，**地黄、黄柏。

〔心〕**苦缓，急食酸以收之，**五味子；**以甘泻之，**甘草、参、芪；**实则泻子，**甘草。**欲软，急食咸以软之，**芒硝；**以咸补之，**泽泻；**虚则补母，**生姜。

〔脾〕**苦湿，急食苦以燥之，**白术；**以苦泻之，**黄连；**实则泻子，**桑白皮。**欲缓，急食甘以缓之，**炙甘草；**以甘补之，**人参；**虚则补母，**炒盐。

〔肺〕**苦气逆，急食苦以泄之，**诃子；**以辛泻之，**桑白皮；**实则泻子，**泽泻。

欲收，急食酸以收之，白芍药；以酸补之，五味子；虚则补母，五味子。

〔肾〕苦燥，急食辛以润之，黄柏、知母；以咸泻之，泽泻；实则泻子，芍药。欲坚，急食苦以坚之，知母；以苦补之，黄柏；虚则补母，五味子。

张元素曰：凡药之五味，随五脏所入而为补泻，亦不过因其性而调之。酸入肝，苦入心，甘入脾，辛入肺，咸入肾。辛主散，酸主收，甘主缓，苦主坚，咸主软。辛能散结润燥，致津液，通气；酸能收缓敛散；甘能缓急调中；苦能燥湿坚软；咸能软坚；淡能利窍。

李时珍曰：甘缓、酸收、苦燥、辛散、咸软、淡渗，五味之本性，一定而不变者也；其或补或泻，则因五脏四时而迭相施用者也。温、凉、寒、热，四气之本性也；其于五脏补泻，亦迭相施用也。此特洁古张氏因《素问》饮食补泻之义，举数药以为例耳，学者宜因意而充之。

## 脏腑虚实标本用药式

〔肝〕藏魂，属木，胆火寄于中，主血，主目，主筋，主呼，主怒。

「本病」诸风眩晕，僵仆强直惊痫，两胁肿痛，胸肋满痛，呕血，小腹疝痛痃瘕，女人经病。

「标病」寒热疟，头痛吐涎，目赤面青，多怒，耳闭颊肿，筋挛卵缩，丈夫疝，女人少腹肿痛阴病。

有余泻之

泻子，甘草

行气，香附　芎䓖　瞿麦　牵牛　青橘皮

行血，红花　鳖甲　桃仁　莪术　京三棱　穿山甲　大黄　水蛭　虻虫　苏木　牡丹皮

镇惊，雄黄　金箔　铁落　真珠　代赭石　夜明砂　胡粉　银箔　铅丹　龙骨　石决明

搜风，羌活　荆芥　薄荷　槐子　蔓荆子　白花蛇　独活　防风　皂荚　乌头　白附子　僵蚕　蝉蜕

不足补之

补母，枸杞　杜仲　狗脊　熟地黄　苦参　萆薢　阿胶　菟丝子

补血，当归　牛膝　续断　白芍药　血竭　没药　芎䓖

补气，天麻　柏子仁　白术　菊花　细辛　密蒙花　决明　谷精草　生姜

本热寒之

**泻木，**芍药　乌梅　泽泻

**泻火，**黄连　龙胆草　黄芩　苦茶　猪胆

**攻里，**大黄

**标热发之**

**和解，**柴胡　半夏

**解肌，**桂枝　麻黄

**〔心〕藏神，为君火，包络为相火，代君行令，主血，主言，主汗，主笑。**

**「本病」诸热瞀瘛，惊惑谵妄烦乱，啼笑骂詈，怔仲健忘，自汗，诸痛痒疮疡。**

**「标病」肌热畏寒战栗，舌不能言，面赤目黄，手心烦热，胸胁满痛，引腰背肩胛肘臂。**

**火实泻之**

**泻子，**黄连　大黄

**气，**甘草　人参　赤茯苓　木通　黄柏

**血，**丹参　牡丹　生地黄　玄参

**镇惊，**朱砂　牛黄　紫石英

**神虚补之**

**补母，**细辛　乌梅　酸枣仁　生姜　陈皮

**气，**桂心　泽泻　白茯苓　茯神　远志　石菖蒲

**血，**当归　乳香　熟地黄　没药

**本热寒之**

**泻火，**黄芩　竹叶　麦门冬　芒硝　炒盐

**凉血，**地黄　栀子　天竺黄

**标热发之**

**散火，**甘草　独活　麻黄　柴胡　龙脑

**〔脾〕藏意，属土，为万物之母。主营卫，主味，主肌肉，主四肢。**

**「本病」诸湿肿胀，痞满噫气，大小便闭，黄疸痰饮，吐泻霍乱，心腹痛，饮食不化。**

**「标病」身体浮肿，重困嗜卧，四肢不举，舌本强痛，足大趾不用，九窍不通，诸痉项强。**

**土实泻之**

**泻子，**诃子　防风　桑白皮　葶苈

**吐，**豆豉　栀子　萝卜子　常山　瓜蒂　郁金　齑汁　藜芦　苦参　赤小豆　盐汤　苦茶

**下，**大黄　芒硝　青礞石　大戟　甘遂　续随子　芫花

**土虚补之**

**补母，**桂心　茯苓

**气，**人参　黄芪　升麻　葛根　甘草　陈橘皮　藿香　葳蕤　缩砂仁　木香　扁豆

**血，**白术　苍术　白芍药　胶饴　大枣　干姜　木瓜　乌梅　蜂蜜

**本湿除之**

**燥中宫，**白术　苍术　橘皮　半夏　吴茱萸　南星　草豆蔻　白芥子

**洁净府，**木通　赤茯苓　猪苓　藿香

**标湿渗之**

**开鬼门，**葛根　苍术　麻黄　独活

〔**肺**〕藏魄，属金，总摄一身元气。主闻，主哭，主皮毛。

「**本病**」诸气郁，诸痿喘呕，气短，咳嗽上逆，咳唾脓血，不得卧，小便数，遗失不禁。

「**标病**」**洒淅寒热，伤风自汗，肩背痛冷，臑臂前廉痛。**

**气实泻之**

**泻子，**泽泻　葶苈　桑白皮　地骨皮

**除湿，**半夏　白矾　白茯苓　薏苡仁　木瓜　橘皮

**泻火，**粳米　石膏　寒水石　知母　诃子

**通滞，**枳壳　薄荷　干生姜　木香　厚朴　杏仁　皂荚　桔梗　紫苏梗

**气虚补之**

**补母，**甘草　人参　升麻　黄芪　山药

**润燥，**蛤蚧　阿胶　麦门冬　贝母　百合　天花粉　天门冬

**敛肺，**乌梅　粟壳　五味子　芍药　五倍子

**本热清之**

**清金，**黄芩　知母　麦门冬　栀子　沙参　紫菀　天门冬

**本寒温之**

**温肺，**丁香　藿香　款冬花　檀香　白豆蔻　益智　缩砂　糯米　百部

**标寒散之**

**解表，**麻黄　葱白　紫苏

〔**肾**〕**藏志，属水，为天一之源。主听，主骨，主二阴。**

「**本病**」**诸寒厥逆，骨痿腰痛，腰冷如冰，足胻肿寒，少腹满急疝瘕，大便闭泄，吐利腥秽，水液澄彻，清冷不禁，消渴引饮。**

「**标病**」**发热不恶热，头眩头痛，咽痛舌燥，脊股后廉痛。**

**水强泻之**

**泻子，**大戟　牵牛

**泻腑，**泽泻　猪苓　车前子　防己　茯苓

**水弱补之**

**补母，**人参　山药

**气，**知母　玄参　补骨脂　砂仁　苦参

**血，**黄柏　枸杞　熟地黄　锁阳　肉苁蓉　山茱萸　阿胶　五味子

**本热攻之**

**下，**伤寒少阴证，口燥咽干，大承气汤。

**本寒温之**

**温里，**附子　干姜　官桂　蜀椒　白术

**标寒解之**

**解表，**麻黄　细辛　独活　桂枝

**标热凉之**

**清热，**玄参　连翘　甘草　猪肤

**命门　为相火之原，天地之始，藏精生血，降则为漏，升则为铅，主三焦元气。**

**「本病」前后癃闭，气逆里急，疝痛奔豚，消渴膏淋，精漏精寒，赤白浊，溺血，崩中带漏。**

**火强泻之**

**泻相火，**黄柏　知母　牡丹皮　地骨皮　生地黄　茯苓　玄参　寒水石

**火弱补之**

**益阳，**附子　肉桂　益智子　破故纸　沉香　川乌头　硫黄　天雄　乌药　阳起石　舶茴香　胡桃　巴戟天　丹砂　当归　蛤蚧　覆盆

**精脱固之**

**涩滑，**牡蛎　芡实　金樱子　五味子　远志

山茱萸　蛤粉

**三焦　为相火之用，分布命门元气，主升降出入，游行天地之间，总领五脏六腑、营卫经络、内外上下左右之气，号中清之府。上主纳，中主化，下主出。**

**「本病」诸热瞀瘈暴病暴死暴喑，躁扰狂越，谵妄惊骇，诸血溢血泄，诸气逆冲上，诸疮疡痘疹瘤核。**

**上热则喘满，诸呕吐酸，胸痞胁痛，食饮不消，头上出汗。**

**中热则善饥而瘦，解㑊中满，诸胀腹大，　诸病有声，鼓之如鼓，上下关格不通，霍乱吐利。**

**下热则暴注下迫，水液浑浊，下部肿满，小便淋沥或不通，大便闭结下痢。**

上寒则吐饮食痰水，胸痹，前后引痛，食已还出。

中寒则饮食不化，寒胀，反胃吐水，湿泻不渴。

下寒则二便不禁，脐腹冷，疝痛。

「标病」恶寒战栗，如丧神守，耳鸣耳聋，嗌肿喉痹，诸病胀肿，疼酸惊骇，手小指次指不用。

实火泻之

汗，麻黄　柴胡　葛根　荆芥　升麻　薄荷　羌活　石膏

吐，瓜蒂　沧盐　齑汁

下，大黄　芒硝

虚火补之

上，人参　天雄　桂心

中，人参　黄芪　丁香　木香　草果

下，附子　桂心　硫黄　人参　沉香　乌药　破故纸

本热寒之

上，黄芩　连翘　栀子　知母　玄参　石膏　生地黄

中，黄连　连翘　生苄[①]　石膏

下，黄柏　知母　生苄　石膏　牡丹　地骨皮

标热散之

解表，柴胡　细辛　荆芥　羌活　葛根　石膏

〔胆〕属木，为少阳相火，发生万物，为决断之官，十一脏之主。主同肝。

「本病」口苦，呕苦汁，善太息，澹澹如人将捕状，目昏不眠。

「标病」寒热往来，痁疟，胸胁痛，头额痛，耳痛鸣聋，瘰疬结核马刀[②]，足小指、次指不用。

实火泻之

泻胆，龙胆　牛胆　猪胆　生蕤仁　生酸枣仁　黄连　苦茶

虚火补之

温胆，人参　细辛　半夏　炒蕤仁　炒酸枣仁　当归　地黄

本热平之

降火，黄芩　黄连　芍药　连翘　甘草

镇惊，黑铅　水银

标热和之

---

① 苄：（hù 音户）即地黄的别称，见《尔雅·释草》。

② 马刀：马刀疮，生耳之前后，项腋之间，初起状类马刀，或如杏核，大小不一，赤色痛急。最早见于《灵枢·经脉》，《疡科准绳》论之较详。

**和解，**柴胡　芍药　黄芩　半夏　甘草

〔胃〕属土，主容受，为水谷之海。主同脾。

「本病」噎膈反胃，中满肿胀，呕吐泻痢，霍乱腹痛，消中善饥，不消食，伤饮食，胃管当心痛，支两胁。

「标病」发热蒸蒸，身前热，身前寒。发狂谵语，咽痹，上齿痛，口眼歪斜，鼻痛鼽衄赤。

**胃实泻之**

**湿热，**大黄　芒硝

**饮食，**巴豆　神曲　山楂　阿魏　硇砂　郁金　三棱　轻粉

**胃虚补之**

**湿热，**苍术　白术　半夏　茯苓　橘皮　生姜

**寒湿，**干姜　附子　草果　官桂　丁香　肉豆蔻　人参　黄芪

**本热寒之**

**降火，**石膏　地黄　犀角　黄连

**标热解之**

**解肌，**升麻　葛根　豆豉

〔大肠〕属金，主变化，为传送之官。

「本病」大便闭结，泄痢下血，里急后重，疽痔脱肛，肠鸣而痛。

「标病」齿痛喉痹，颈肿口干，咽中如核，鼽衄目黄，手大指次指痛，宿食发热寒栗。

**肠实泻之**

**热，**大黄　芒硝　桃花　牵牛　巴豆　郁李仁　石膏

**气，**枳壳　木香　橘皮　槟榔

**肠虚补之**

**气，**皂荚

**燥，**桃仁　麻仁　杏仁　地黄　乳香　松子　当归　肉苁蓉

**湿，**白术　苍术　半夏　硫黄

**陷，**升麻　葛根

**脱，**龙骨　白垩　诃子　粟壳　乌梅　白矾　赤石脂　禹余粮　石榴皮

**本热寒之**

**清热，**秦艽　槐角　地黄　黄芩

**本寒温之**

**温里，**干姜　附子　肉豆蔻

**标热散之**

**解肌，**石膏　白芷　升麻　葛根

**〔小肠〕主分泌水谷，为受盛之官。**

**「本病」大便水谷利，小便短，小便闭，小便血，小便自利，大便后血，小肠气痛，宿食夜热旦止。**

**「标病」身热恶寒，嗌痛颔肿，口糜耳聋。**

**实热泻之**

**气，**木通　猪苓　滑石　瞿麦　泽泻　灯草

**血，**地黄　蒲黄　赤茯苓　栀子　牡丹皮

**虚寒补之**

**气，**白术　楝实　茴香　砂仁　神曲　扁豆

**血，**桂心　玄胡索

**本热寒之**

**降火，**黄柏　黄芩　黄连　连翘　栀子

**标热散之**

**解肌，**藁本　羌活　防风　蔓荆

**〔膀胱〕主津液，为胞之府，气化乃能出，号州都之官，诸病皆干之。**

**「本病」小便淋沥，或短数，或黄赤，或白，或遗失，或气痛。**

**「标病」发热恶寒，头痛，腰脊强，鼻窒，足小指不用。**

**实热泻之**

**泄火，**滑石　猪苓　泽泻　茯苓

**下虚补之**

**热，**黄柏　知母

**寒，**桔梗　升麻　益智　乌药　山茱萸

**本热利之**

**降火，**地黄　栀子　茵陈　黄柏　牡丹皮　地骨皮

**标寒发之**

**发表，**麻黄　桂枝　羌活　苍术　防己　黄芪　木贼

## 引经报使

〔洁古《珍珠囊》〕

**手少阴心，**黄连　细辛

**手太阳小肠，**藁本　黄柏

**足少阴肾，**独活　桂　知母　细辛
**足太阳膀胱，**羌活
**手太阴肺，**桔梗　升麻　葱白　白芷
**手阳明大肠，**白芷　升麻　石膏
**足太阴脾，**升麻　苍术　葛根　白芍药
**足阳明胃，**白芷　升麻　石膏　葛根
**手厥阴心主**[①]**，**柴胡　牡丹皮
**足少阳胆，**柴胡　青皮
**足厥阴肝，**青皮　吴茱萸　川芎　柴胡
**手少阳三焦，**连翘　柴胡　上地骨皮　中青皮　下附子



① 手厥阴心主：即手厥阴心包络经。

# 第二卷　序例下目录

## 序例下

药名同异
相须相使相畏相恶诸药
相反诸药
服药食忌
妊娠禁忌
饮食禁忌
李东垣随证用药凡例
陈藏器诸虚用药凡例
张子和汗吐下三法
病有八要六失六不治
药对岁物药品
神农本草经目录
宋本草旧目录

# 第二卷　序例下

## 序例下



### 药名同异

〔五物同名〕

**独摇草**羌活　鬼臼　鬼督邮　天麻　薇衔

〔四物同名〕

**堇**堇菜　蒴藋　乌头　石龙芮

**苦菜**贝母　龙葵　苦苣　败酱

**鬼目**白英　羊蹄　紫葳　鹿目

**红豆**赤小豆　红豆蔻　相思子　海红豆

**白药**桔梗　白药子　栝楼　会州白药

**豚耳**猪耳　菘菜　马齿苋　车前

〔三物同名〕

**美草**甘草　旋花　山姜

**山姜**美草　苍术　杜若

**蜜香**木香　多香木　沉香

**女萎**萎蕤　蔓楚　紫葳

**鬼督邮**徐长卿　赤箭　独摇草

**王孙**黄芪　猢狲　牡蒙

**百枝**萆　防风　狗脊

**接骨草**山蒴藋　续断　攀倒甑

**虎须**款冬花　沙参　灯心草

**鹿肠**败酱　玄参　斑龙肠

**解毒子**苦药子　鬼臼　山豆根

**羊乳**羚羊乳　沙参　枸杞

**豕首**猪头　蠡实　天门冬

**山石榴**金罂子　小檗　杜鹃花

**狗骨**犬骨　鬼箭　猫儿刺木

**苦菹**败酱　苦参　酸浆草

**仙人杖**枸杞　仙人草　立死竹

**木莲**木馒头　木兰　木芙蓉

**白幕**天雄　白英　白薇

**立制石**理石　礜石　石胆

**守田**半夏　菵草　狼尾草

**水玉**半夏　玻璃　水精石

**芑**地黄　薏苡　白黍

**黄牙**金　硫黄　金牙石

**石花**琼枝菜　乌韭　钟乳石汁

**淡竹叶**水竹叶　碎骨子　鸭跖草

**牛舌**牛之舌　车前　羊蹄

**虎膏**虎脂　豨莶　天南星

**酸浆**米浆水　灯笼草　三叶酸草

**石龙**蜥蜴　荭草　络石

**木蜜**大枣　蜜香　枳椇

**石蜜**乳糖　樱桃　蜂蜜

**〔二物同名〕**

**淫羊藿**仙灵脾　天门冬

**黄芝**芝草　黄精

**黑三棱**京三棱　乌芋

**知母**蝭母　沙参
**地精**人参　何首乌
**龙衔**蛇含　黄精
**金钗股**钗子股　忍冬藤
**荠苨**桔梗　杏叶　沙参
**神草**人参　赤箭
**芰草**黄芪　菱
**长生草**羌活　红茂草
**仙茅**长松　婆罗门参
**水香**兰草　泽兰
**儿草**知母　芫花
**千两金**淫羊藿　续随子
**墙蘼**蛇床　营实
**香草**兰草　零陵草
**逐马**玄参　丹参
**百两金**牡丹　百两金草
**牡蒙**紫参　王孙
**香菜**香薷　罗勒
**地筋**白茅根　菅茅根
**都梁香**兰草　泽兰
**杜蘅**杜若　马蹄香
**香苏**爵床　水苏
**鼠姑**牡丹　鼠妇虫
**孩儿菊**兰草　泽兰
**漏卢**飞廉　鬼油麻
**兰根**兰草　白茅
**地血**紫草　茜草
**木芍药**牡丹　赤芍药
**白及**连及　黄精
**蔺根**兰草　防风
**药实**贝母　黄药子
**夏枯草**乃东草　茺蔚
**黄昏**合欢　王孙
**夜合**合欢　何首乌

**戴椹**黄芪　旋覆花
**甘露子**地蚕　甘蕉子
**雷丸**竹苓　菟葵
**马蓟**术　大蓟
**龙珠**赤珠　石龙刍
**不死草**卷柏　麦门冬
**苦薏**野菊　莲子心
**乌韭**石发　麦门冬
**地葵**苍耳　地肤子
**紫河车**蚤休　人胞衣
**伏兔**飞廉　茯苓
**草蒿**青蒿　青葙子
**黄蒿**鼠曲　黄花蒿
**马肝石**何首乌　乌须石
**火杴**莶蔚　豨莶
**露葵**葵菜　莼
**益明**茺蔚　地肤
**千金藤**解毒之草　陈思岌
**忍冬**金银藤　麦门冬
**香茅**鼠曲草　菁茅
**丽春**罂粟　仙女蒿
**仙人掌**草名　射干
**旱莲**鳢肠　连翘
**石发**乌韭　陟厘
**兰华**兰草　连翘
**羊婆奶**沙参　萝藦子
**大蓼**荭草　马蓼
**石衣**乌韭　陟厘
**鬼针**鬼钗草　鬼齿烂竹
**血见愁**茜草　地锦
**山葱**茖葱　藜芦
**地椒**野小椒　水杨梅
**斑杖**虎杖　攀倒甑
**鸡肠草**蘩缕之类　鹅不食草

**鹿葱**萱草　藜芦
**地节**葳蕤　枸杞
**芒草**芭茅　莽草
**凤尾草**金星草　贯众
**扁竹**萹蓄　射干
**莞草**白芷　茵芋
**妓女**萱草　地肤苗
**紫金牛**草根似巴戟　射干
**通草**木通　通脱木
**天豆**云实　石龙芮
**重台**蚤休　玄参
**胭脂菜**藜　落葵
**羊肠**羊之肠　羊桃
**白草**白蔹　白英
**更生**菊　雀翘
**燕尾草**兰草　慈姑
**白昌**商陆　水菖蒲
**臭草**云实　茺蔚
**地菵**草　赤地利
**红内消**紫荆皮　何首乌
**龙须**席草　海菜
**水萍**浮萍　慈姑
**林兰**石斛　木兰
**承露仙**人肝藤　伏鸡子根
**象胆**象之胆　卢荟
**水葵**水荅　莼
**杜兰**石斛　木兰
**冬葵子**葵菜　姑活
**马尾**马之尾　商陆
**水芝**芡实　冬瓜
**屏风**防风　水荅
**三白草**候农之草　牵牛
**鸦臼**乌桕木　鸊鷉鸟
**天葵**菟葵　落葵

**赤葛**何首乌　乌敛母

**猢狲头**鳢肠　地锦

**鹿藿**野绿豆　葛苗

**水花**浮萍　浮石

**酸母**酸模　酢浆草

**菩提子**薏苡　无患子

**景天**慎火草　萤火虫

**山芋**山药　旱芋

**鬼盖**人参　地菌

**相思子**木红豆　郎君子虫

**王瓜**土瓜　菝葜

**石南**风药　南藤

**萝藦**雀瓢　百合

**鸡骨香**沉香　降真香

**黄瓜**胡瓜　栝楼

**胡菜**胡荽　芸苔

**甜藤**甘藤　忍冬

**白马骨**兽之骨　又木名

**金罂**金樱子　安石榴

**胡豆**蚕豆　豌豆

**机子**山查　杨梅

**金盏银台**水仙花　王不留行

**木绵**古贝　杜仲

**水栗**芰实　萍蓬草根

**阳桃**猕猴桃　王敛子

**胡王使者**羌活　白头翁

**獐头**獐首　土菌

**独摇**白杨　杕移

**菥蓂**大荠　白棘

**桑上寄生**桑耳①

**鼠矢**鼠粪　山茱萸

**苦心**知母　沙参

**日及**木槿　扶桑

① 桑耳：此后原阙另一药名，存白。

**茇**堇　乌头
**乌犀**犀角　皂荚
**梫木**桂　又木名
**大青**大青草　扁青石
**茆**莼　女菀
**文蛤**海蛤　五倍子
**桦木**桦皮　木芙蓉
**络**石草　石
**榛**榛子　厚朴
**果蠃**蠮螉　栝楼
**风药**石南　泽兰
**将军**大黄　硫黄
**椑**鼠李　漆柿
**石鲮**络石藤　穿山甲
**冬青**冻青　女贞
**石芝**芝草　石脑
**榇**梧桐　木槿
**铅华**胡粉　黄丹
**处石**慈石　玄石
**石脑**石芝　太一余粮
**寒水石**石膏　凝水石
**石绿**绿青　绿盐
**石英**紫石英　水晶
**石盐**礜鋆石　光明盐
**蜃**车螯　蜃蛟
**石蚕**沙虱　甘露子
**占斯**樟寄生　雀瓮虫
**鹬**田间小鸟　鱼狗鸟
**地蚕**蛴螬　甘露子
**地鸡**土菌　鼠负
**沙虱**水虫　石蚕
**鸽鸠**伯劳　杜鹃
**青蚨**蚨蝉　铜钱
**蟪蛄**蝉　蝼蛄

**鼯鼠**蝼蛄　鼺鼠

**飞生**飞生虫　鼯鼠

**蜗嬴**蜗牛　螺蛳

**负攀蠜**鼠负　蛗螽

**负盘**蜚蠊　行夜

**黄颊鱼**鳡鱼　黄颡鱼

**土龙**蚯蚓　鼍龙

**白鱼**鮂鲦鱼　衣鱼

**鱼师**有毒之鱼　鱼狗鸟

**鱼虎**土奴鱼　鱼狗鸟

**人鱼**鳑鱼　鲵鱼

**鲨鱼**吹沙鱼　鲛鱼

**天狗**獾　鱼狗鸟

**水狗**獭　鱼狗鸟

**山鸡**翟雉　鷩雉

**扶老**秃鹙　灵寿木

**鬼鸟**姑获鸟　鬼车鸟

**醴泉**瑞水名　人口中津

**无心**薇衔　鼠曲草

**朝开暮落花**木槿　狗溺台

〔**比类隐名**〕

**土青木香**马兜铃

**野天麻**茺蔚

**鬼油麻**漏卢

**甜桔梗**荠苨

**山牛蒡**大蓟

**草续断**石龙刍

**杜牛膝**天名精

**野脂麻**玄参

**甜葶苈**菥蓂

**木羊乳**丹参

**天蔓菁**天名精

**草甘遂**蚤休

**黄芫花**荛花
**杏叶沙参**荠苨
**野鸡冠**青葙子
**山苋菜**牛膝
**黄大戟**芫花
**胡薄荷**积雪草
**龙脑薄荷**水苏
**青蛤粉**青黛
**野红花**大戟
**竹园荽**海金沙
**野园荽**鹅不食草
**野胡萝卜**[1]
**草鸱头**贯众
**野茴香**马芹
**野甜瓜**土瓜
**野萱花**射干
**野天门冬**百部
**黑狗脊**贯众
**草血竭**地锦
**水巴戟**香附
**土细辛**杜衡
**獐耳细辛**及己
**草鸢头**鸢尾
**草天雄**草如兰状
**草附子**香附
**土附子**草乌头
**木藜芦**鹿骊
**山荞麦**赤地利
**金荞麦**羊蹄
**鬼蒟蒻**天南星
**山大黄**酸模
**牛舌大黄**羊蹄



① 野胡萝卜：此后药名原厥，存白。

**土萆薢**土茯苓
**刺猪苓**土茯苓
**白菝葜**萆薢
**赤薜荔**赤地利
**龙鳞薜荔**常春藤
**夜牵牛**紫菀
**便牵牛**牛蒡
**山甘草**[1] 紫金藤
**水甘草**[2]
**木甘草**
**草云母**云实
**草硫黄**茨实
**草钟乳**韭菜
**草鳖甲**干茄
**山地栗**土茯苓
**羞天草**海芋
**羞天花**鬼臼
**土质汗**茺蔚
**茅质汗**[3]
**野兰**漏卢
**木天蓼**[4]
**木芙蓉**拒霜
**木连蓬**木馒头
**胡韭子**补骨脂
**野槐**苦参
**草麝香**郁金香
**石庵**蔄骨碎补
**硬石膏**长石
**白灵砂**粉霜
**野茄**苍耳

---

① 水甘草：同。
② 木甘草：同。
③ 茅质汗：同。
④ 木天蓼：同。

**木半夏**[1]

**野生姜**黄精

# 相须相使相畏相恶诸药

（出徐之才药对，今益以诸家本草续增者）

**甘草**术、苦参、干漆为之使。恶远志。忌猪肉。

**黄芪**茯苓为之使。恶白鲜、龟甲。

**人参**茯苓、马蔺为之使。恶卤咸、溲疏。畏五灵脂。

**沙参**恶防己。

**桔梗**节皮为之使。畏白及、龙胆、龙眼。忌猪肉、伏砒。

**黄精**忌梅实。

**葳蕤**畏卤咸。

**知母**得黄柏及酒良。伏蓬砂、盐。

**术**防风、地榆为之使。忌桃、李、雀肉、菘菜、青鱼。

**狗脊**萆薢为之使。恶莎草、败酱。

**贯众**雚菌、赤小豆为之使。伏石钟乳。

**巴戟天**覆盆子为之使。恶雷丸、丹参、朝生。

**远志**　得茯苓、龙骨、冬葵子良。畏真珠、飞廉、藜芦、齐蛤。

**淫羊藿**薯蓣、紫芝为之使。得酒良。

**玄参**恶黄芪、干姜、大枣、山茱萸。

**地榆**得发良。恶麦门冬。伏丹砂、雄黄、硫黄。

**丹参**畏咸水。

**紫参**畏辛夷。

**白头翁**蠡实为之使。得酒良。

**白及**紫石英为之使。恶理石。畏杏仁、李核仁。

〔**上草之一**〕

**黄连**黄芩、龙骨、理石为之使。忌猪肉。畏牛膝、款冬。恶冷水、菊花、玄参、白僵蚕、白鲜、芫花。

**胡黄连**忌猪肉。恶菊花、玄参、白鲜。

① 此后药名原厥，存白。

**黄芩**龙骨、山茱萸为之使，恶葱实。畏丹砂、牡丹、藜芦。

**秦艽**菖蒲为之使。畏牛乳。

**柴胡**半夏为之使。恶皂荚。畏女菀、藜芦。

**前胡**半夏为之使。恶皂荚。畏藜芦。

**防风**畏萆薢。恶干姜、藜芦、白敛、芫花。

**羌独活**蠡实为之使。

**苦参**玄参为之使。恶贝母、漏芦、菟丝子。伏汞、雌黄、焰硝。

**白鲜**恶桔梗、茯苓、萆薢、螵蛸。

**贝母**厚朴，白薇为之使。恶桃花。畏秦艽、莽草、礜石。

**龙胆**贯众、赤小豆为之使。恶地黄、防葵。

**细辛**曾青、枣根为之使。忌生菜、狸肉。恶黄芪、狼毒、山茱萸。畏滑石、硝石。

**白薇**恶黄芪、干姜、大枣、山茱萸、大黄、大戟、干漆。

〔上草之二〕

**当归**恶蔺茹、湿面。制雄黄。畏菖蒲、生姜、海藻、牡蒙。

**芎䓖**白芷为之使。畏黄连。伏雌黄。

**蛇床**恶牡丹、贝母、巴豆。

**藁本**恶蔺茹，畏青葙子。

**白芷**当归为之使。恶旋覆花。制雄黄、硫黄。

**牡丹**忌蒜、胡荽。伏砒。畏菟丝子、贝母、大黄。

**芍药**须丸，乌药、没药为之使。恶石斛、芒硝。畏硝石、鳖甲、小蓟。

**杜若**得辛夷、细辛良。恶柴胡、前胡。

**补骨脂**得胡桃、胡麻良。恶甘草。忌诸血、芸苔。

**缩砂**蔤白檀香、豆蔻、人参、益智、黄柏、茯苓、赤白石脂为之使。得诃子、鳖甲、白芜荑良。

**蓬莪茂**得酒、醋良。

**香附子**得芎䓖、苍术、醋、童子小便良。

**零陵香**伏三黄、朱砂。

**泽兰**防己为之使。

**积雪草**伏硫黄。

**香薷**忌山白桃。

〔上草之三〕

**菊花**术、枸杞根、桑根白皮、青葙叶为之使。

**庵**蔺荆子、薏苡为之使。

**艾叶**苦酒、香附为之使。

**茺蔚**制三黄、砒石。

**薇**蘅得秦皮良。

**夏枯草**土瓜为之使。伏汞、砂。

**红蓝花**得酒良。

**续断**地黄为之使。恶雷丸。

**蒲芦**连翘为之使。

**飞廉**得乌头良。恶麻黄。

**苍耳**忌猪肉、马肉、米泔。

**天名精**垣衣、地黄为之使。

**芦笋**忌巴豆。

**麻黄**厚朴、白薇为之使。恶辛夷、石韦。

〔**上草之四**〕

**地黄**得酒、麦门冬、姜汁、缩砂良。恶贝母。畏芜荑。忌葱、蒜、萝卜、诸血。

**牛膝**恶萤火、龟甲、陆英。畏白前。忌牛肉。

**紫菀**款冬为之使。恶天雄、藁本、雷丸、远志、瞿麦。畏茵陈。

**女萎**畏卤咸。

**冬葵子**黄芩为之使。

**麦门冬**地黄、车前为之使。恶款冬、苦芙、苦瓠。畏苦参、青蘘、木耳。伏石钟乳。

**款冬花**杏仁为之使。得紫菀良。恶玄参、皂荚、硝石。畏贝母、麻黄、辛夷、黄芩、黄芪、连翘、青葙。

**佛耳草**款冬为之使。

**决明子**蓍实为之使。恶大麻子。

**瞿麦**牡丹、蘘草为之使。恶螵蛸。伏丹砂。

**葶苈**榆皮为之使。得酒、大枣良。恶白僵蚕、石龙芮。

**车前子**常山为之使。

**女青**蛇衔为之使。

**荩草**畏鼠负。

**蒺藜**乌头为之使。

〔**上草之五**〕

**大黄**黄芩为之使。恶干漆。忌冷水。

**商陆**得大蒜良。忌犬肉。伏硇砂、砒石、雌黄。

**狼毒**大豆为之使。恶麦句姜。畏醋、占斯、密陀僧。

**狼牙**芜荑为之使。恶地榆、枣肌。

**蔄茹**甘草为之使。恶麦门冬。

**大戟**小豆为之使。得枣良。恶薯蓣。畏菖蒲、芦苇、鼠屎。

**泽漆**小豆为之使。恶薯蓣。

**甘遂**瓜蒂为之使。恶远志。

**莨菪**畏蟹、犀角、甘草、升麻、绿豆。

**蓖麻**忌炒豆。伏丹砂，粉霜。

**常山**畏玉札。忌葱、菘菜。伏砒石。

**藜芦**黄连为之使。恶大黄。畏葱白。

**附子**地胆为之使。得蜀椒、食盐，下达命门。恶蜈蚣、豉汁。畏防风、黑豆、甘草、人参、黄芪、绿豆、乌韭、童溲、犀角。

**天雄**远志为之使。恶腐婢、豉汁。

**白附子**得火良。

**乌头**远志、莽草为之使。恶藜芦、豉汁。畏饴糖、黑豆、冷水。伏丹砂、砒石。

**天南星**蜀漆为之使。得火、牛胆良。恶莽草。畏附子、干姜、防风、生姜。伏雄黄、丹砂、焰硝。

**半夏**射干、柴胡为之使。恶皂荚。忌海藻、饴糖、羊血。畏生姜、干姜、秦皮、龟甲、雄黄。

**鬼臼**畏垣衣。

**羊踯躅**畏栀子。恶诸石及面。伏丹砂、硇砂、雌黄。

**芫花**决明为之使。得醋良。

**莽草**畏黑豆、紫河车。

**石龙芮**巴戟为之使。畏蛇蜕皮、吴茱萸。

**荨麻**畏人溺。

**钩吻**半夏为之使。恶黄芩。

〔**上草之六**〕

**菟丝子**薯蓣、松脂为之使。得酒良。恶菌。

**五味子**苁蓉为之使。恶葳蕤。胜乌头。

**牵牛子**得干姜、青木香良。

**紫葳**畏卤咸。

**栝楼根**枸杞为之使。恶干姜。畏牛膝、干漆。

**黄环**鸢尾为之使。恶茯苓、防己、干姜。

**天门冬**地黄、贝母、垣衣为之使。忌鲤鱼。畏曾青、浮萍。制雄黄、硇砂。

**何首乌**茯苓为之使。忌葱、蒜、萝卜、诸血、无鳞鱼。

**萆薢**薏苡为之使。畏前胡、柴胡、牡蛎、大黄、葵根。

**土茯苓**忌茶。

**白敛**代赭为之使。

**威灵仙**忌茶、面汤。

**茜根**畏鼠姑。制雄黄。

**防己**殷柏为之使。恶细辛。畏殜薢、女菀、卤咸。杀雄黄、硝石毒。

**络石**杜仲、牡丹为之使。恶铁落。畏贝母、菖蒲。杀殷柏毒。

〔上草之七〕

**泽泻**畏海蛤、文蛤。

**石菖蒲**秦皮、秦艽为之使。恶麻黄、地胆。忌饴糖、羊肉、铁器。

**石斛**陆英为之使。恶凝水石、巴豆。畏雷丸、僵蚕。

**石韦**滑石、杏仁、射干为之使。得菖蒲良。制丹砂、矾石。

**乌韭**垣衣为之使。

〔上草之八〕

**柏叶、柏实**瓜子、桂心、牡蛎为之使。畏菊花、羊蹄、诸石及面曲。

**桂**得人参、甘草、麦门冬、大黄、黄芩，调中益气。得柴胡、紫石英、干地黄疗吐逆。畏生葱、石脂。

**辛夷**芎䓖为之使。恶五石脂。畏菖蒲、黄连、蒲黄、石膏、黄连。

**沉香、檀香**忌见火。

**骐驎竭**得密陀僧良。

**丁香**畏郁金。忌火。

〔上木之一〕

**黄柏木**恶干漆。伏硫黄。

**厚朴**干姜为之使。恶泽泻、硝石、寒水石。忌豆。

**杜仲**恶玄参、蛇蜕皮。

**干漆**半夏为之使。畏鸡子、紫苏、杉木、漆姑草、蟹。忌油脂。

**桐油**畏酒。忌烟。

**楝实**茴香为之使。

**槐实**景天为之使。

**秦皮**苦瓠、防葵、大戟为之使。恶吴茱萸。

**皂荚**柏实为之使。恶麦门冬。畏人参、苦参、空青。伏丹砂、粉霜、硫黄、硇砂。

**巴豆**芫花为之使。很火良。恶蘘草、牵牛。畏大黄、藜芦、黄连、芦笋、菰笋、酱、豉、豆汁、冷水。

**栾华**决明为之使。

〔上木之二〕

**桑根白皮**桂心、续断、麻子为之使。

**酸枣**恶防己。

**山茱萸**蓼实为之使。恶桔梗、防风、防己。

**五加皮**远志为之使。畏玄参，蛇皮。

**溲疏**漏卢为之使。

**牡荆实**防己为之使。恶石膏。

**蔓荆子**恶乌头、石膏。

**栾荆子**决明为之使。恶石膏。

**石南**五加皮为之使。恶小蓟。

〔上木之三〕

**茯苓、茯神**马蔺为之使。得甘草、防风、芍药、麦门冬，紫石英，疗五脏。恶白敛、米醋、酸物。畏地榆、秦艽、牡蒙、龟甲、雄黄。

**雷丸**厚朴、芫花、荔实为之使。恶篇蓄、葛根。

**桑寄生**忌火。

**竹沥**姜汁为之使。

**占斯**茱萸为之使。

〔上木之四〕

**杏仁**得火良。恶黄芩、黄芪、葛根。畏草。

**桃仁**香附为之使。

**榧实壳**反绿豆，杀人。

**秦椒**恶栝楼、防葵。畏雌黄。

**蜀椒**杏仁为之使。得盐良。畏款冬花、防风、附子、雄黄。中毒，冷水、麻仁、浆解之。

**吴茱萸**蓼实为之使。恶丹参、消石、白垩。畏紫石英。

**食茱萸**畏紫石英。

**石莲子**得茯苓、山药、白术、枸杞子良。

**莲蕊须**忌地黄、葱、蒜。

**荷叶**畏桐油。

〔上果部〕

**麻花**畏牡蛎。蜜虫为之使。

**麻仁**恶茯苓。畏牡蛎、白微。

**小麦面**畏汉椒、萝卜。

**大麦**石蜜为之使。

**罂粟壳**得醋、乌梅、橘皮良。

**大豆**得前胡、杏仁、牡蛎、乌喙、诸胆汁良。恶五参、龙胆、猪肉。

**大豆黄卷**得前胡、杏子、牡蛎、天雄、乌喙、鼠屎、石蜜良。恶海藻、龙胆。

**诸豆粉**畏杏仁。

〔上谷部〕

**生姜**秦椒为之使。恶黄芩、黄连、天鼠粪。杀半夏、南星、莨菪毒。

**干姜**同。

**秫香**得酒良。

**菥蓂子**得荆实、细辛良。恶干姜、苦参。

**薯蓣**紫芝为之使。恶甘遂。

**雚菌**得酒良。畏鸡子。

**六芝**并薯蓣为之使。得发良。得麻子仁、牡桂、白瓜子,益人。畏扁青、茵陈蒿。恶常山。

〔上菜部〕

**金**恶锡。畏水银、翡翠石、余甘子、驴马脂。

**朱砂银**畏石亭脂、磁石、铁。忌诸血。

**生银**恶锡。畏石亭脂、磁石、荷叶、蕈灰、羚羊角、乌贼骨、黄连、甘草、飞廉、鼠尾、龟甲、生姜、地黄、羊脂、苏子油。恶羊血、马目毒公。

**赤铜**畏苍术、巴豆、乳香、胡桃、慈姑、牛脂。

**黑铅**畏紫背天葵。

**胡粉**恶雌黄。

**锡**畏五灵脂、伏龙肝、羖羊角、马鞭草、地黄、巴豆、蓖麻、姜汁、砒石、硇砂。

**诸铁**制石亭脂。畏磁石、皂荚、服香、灰炭、朴消、硇砂、盐卤、猪犬脂、荔枝。

〔上金石之一〕

**玉屑**恶鹿角。畏蟾肪。

**玉泉**畏款冬花、青竹。

**青琅**得水银良。杀锡毒。畏鸡骨。

**白石英**恶马目毒公。

**紫石英**长石为之使。得茯苓、人参、芍药，主心中结气；得天雄、菖蒲、主霍乱。恶鮀甲、黄连、麦句姜。畏扁青、附子及酒。

**云母**泽泻为之使。恶徐长卿、羊血。畏鮀甲、矾石、东流水、百草上露、茅屋漏水。制汞。伏丹砂。

**丹砂**恶磁石。畏咸水、车前、石韦、皂荚、决明、瞿麦、南星、乌头、地榆、桑椹、紫河车、地丁、马鞭草、地骨皮、阴地厥、白附子。忌诸血。

**水银**畏磁石、砒石、黑铅、硫黄、大枣、蜀椒、紫河车、松脂、松叶、荷叶、谷精草、金星草、萱草、夏枯草、莨菪子、雁来红、马蹄香、独脚莲、水慈姑、瓦松、忍冬。

**汞粉**畏磁石、石黄、黑铅、铁浆、陈酱、黄连、土茯苓。忌一切血。

**粉霜**畏硫黄、荞麦秆灰。

〔上石之二〕

**雄黄**畏南星、地黄、莴苣、地榆、黄芩、白芷、当归、地锦、苦参、五加皮、紫河车、五叶藤、鹅肠草、鸡肠草、鹅不食草、圆桑叶、猬脂。

**雌黄**畏黑铅、胡粉、芎藭、地黄、独帚、益母、羊不食草、地榆、瓦松、五加皮、冬瓜汁。

**石膏**鸡子为之使。畏铁。莽草，巴豆、马目毒公。

**理石**滑石为之使。恶麻黄。

**方解石**恶巴豆。

**滑石**石韦为之使。恶曾青。制雄黄。

**不灰木**制三黄、水银。

**五色石脂**畏黄芩、大黄、官桂。

**赤石脂**恶大黄、松脂。畏芫花、豉汁。

**白石脂**燕屎为之使。恶松脂。畏黄芩、黄连、甘草、飞廉、毒公。

**黄石脂**曾青为之使。恶细辛。畏蜚蠊、黄连、甘草。忌卵末。

**孔公蘖**木兰为之使。恶术、细辛。忌羊血。

**石钟乳**蛇床为之使。恶牡丹、玄石、牡蒙、人参、术。忌羊血。畏紫石英、蘘草、韭实、独蒜、胡葱、胡荽、麦门冬、猫儿眼草。

**殷蘖**恶防己。畏术。

〔上石之三〕

**阳起石**桑螵蛸为之使。恶泽泻、雷丸、菌桂、石葵、蛇蜕皮。畏菟丝子。忌羊血。

**磁石**柴胡为之使。恶牡丹、莽草。畏黄石脂。杀铁毒。消金。伏丹砂。养水银。

**玄石**恶松脂、柏实、菌桂。

**代赭石**干姜为之使。畏天雄，附子。

**禹余粮**牡丹为之使。制五金、三黄。

**太一余粮**杜仲为之使。畏贝母、菖蒲、铁落。

**空青、曾青**畏菟丝子。

**石胆**水英为之使。畏牡桂、菌桂、辛夷、白微、芫花。

**礜石**得火良。铅丹、棘针为之使。畏水。恶马目毒公、虎掌、细辛、鹜屎。忌羊血。

**砒石**畏冷水、绿豆、醋、青盐、蒜、硝石、水蓼、常山、益母、独帚、菖蒲、木律、菠棱、莴苣、鹤顶草、三角酸、鹅不食草。

**礞石**得焰硝良。

〔上石之四〕

**大盐**漏芦为之使。

**朴消**石韦为之使。畏麦句姜、京三棱。

**凝水石**畏地榆。

**硝石**火为之使。恶曾青、苦参、苦菜。畏女菀、杏仁、竹叶、粥。

**硇砂**制五金、八石。忌羊血。畏一切酸浆水、醋、乌梅、牡蛎、卷柏、萝卜、独帚、羊蹄、商陆、冬瓜、苍耳、蚕沙、海螵蛸、羊䯗骨、羊踯躅、鱼腥草、河豚鱼胶。

**蓬砂**畏知母、芸苔、紫苏、甑带、何首乌、鹅不食草。

**石硫黄**曾青、石亭脂为之使。畏细辛、朴消、铁、醋，黑锡、猪肉、鸭汁、余甘子、桑灰、益母、天盐、车前、黄柏、石韦、荞麦、独帚、地骨皮、地榆、蛇床、蓖麻、菟丝、蚕沙、紫荷、菠薐、桑白皮、马鞭草。

**矾石**甘草为之使。恶牡蛎。畏麻黄、红心灰藋。

**绿矾**畏醋。

〔上石之五〕

**蜜蜡**恶芫花、齐蛤。

**蜂子**畏黄芩、芍药、白前、牡蛎、紫苏、生姜、冬瓜、苦荬。

**露蜂房**恶干姜、丹参之黄芩、芍药、牡蛎。

**桑螵蛸**得龙骨，止精。畏旋覆花、桑椹。

**白僵蚕**恶桔梗、茯苓、茯神、萆薢、桑螵蛸。

**晚蚕沙**制硇沙、焰硝、粉霜。

**斑僵**马刀为之使。得糯米、小麻子良。恶曾青、豆花、甘草。畏巴豆、丹参、空青、黄连、黑豆、靛汁、葱、茶、醋。

**芫青、地胆、葛上亭长**并同斑蝥。

**蜘蛛**畏蔓菁、雄黄。

**水蛭**畏石灰、食盐。

**蛴螬**蜚镰为之使。恶附子。

**蜣螂**畏石膏、羊角羊肉。

**衣鱼**畏芸草、莽草、莴苣。

**䗪虫**畏皂荚、菖蒲、屋游。

**蜚虻**恶麻黄。

**蜈蚣**畏蛞蝓、蜘蛛、白盐、鸡屎、桑白皮。

**蚯蚓**畏葱、盐。

**蜗牛、蛞蝓**畏盐。

〔上虫部〕

**龙骨、龙齿**得人参、牛黄、黑豆良。畏石膏、铁器。忌鱼。

**龙角**畏蜀椒、理石、干漆。

**鼍甲**蜀漆为之使。畏芫花、甘遂。狗胆。

**蜥蜴**恶硫黄、斑蝥、芜荑。

**蛇蜕**得火良。畏磁石及酒。

**白花蛇、乌蛇**得酒良。

**鲤鱼胆**蜀漆为之使。

**乌贼鱼骨**恶白及、白蔹、附子。

**河豚鱼**畏橄榄、甘蔗、芦根、粪汁、鱼、茗、木乌、茛草根。宜荻筒、蒌蒿、秃菜。

〔上鳞部〕

**龟甲**恶沙参、蜚蠊。畏狗胆。

**鳖甲**恶矾石、理石。

**牡蛎**贝母为之使。得甘草、牛膝、远志、蛇床子良。恶麻黄、吴茱萸、辛夷。伏硇砂。

**蚌粉**制石亭脂、硫黄。

**马刀**得火良。

**海蛤**蜀漆为之使。畏狗胆、甘遂、芫花。

〔上介部〕

**伏翼**苋实、云实为之使。

**夜明沙**恶白蔹、白薇。

**五灵脂**恶人参。

〔上禽部〕

**羖羊角**菟丝子为之使。

**羊胫骨**伏硇砂。

**羖羊屎**制粉霜。

**牛乳**制秦艽、不灰木。

**马脂、驼脂**柔五金。

**阿胶**得火良。薯蓣为之使。畏大黄。

**牛黄**人参为之使。得牡丹、菖蒲，利耳目。恶龙骨、龙胆、地黄、常山、蜚蠊。畏牛膝、干漆。

**犀角**松脂、升麻为之使。恶雷丸、雚菌、乌头、乌喙。

**熊胆**恶防己、地黄。

**鹿茸**麻勃为之使。

**鹿角**杜仲为之使。

**鹿角胶**得火良。畏大黄。

**麋脂**忌桃、李。畏大黄。

**麝香**忌大蒜。

**猬皮**得酒良。畏桔梗、麦门冬。

**猬脂**制五金、八石。伏雄黄。

〔上兽部〕

## 相反诸药（凡三十六种）

**甘草**反大戟、芫花、甘遂、海藻。

**大戟**反芫花、海藻。

**乌头**反贝母、栝楼、半夏、白蔹、白及。

**藜芦**反人参、沙参、丹参、玄参、苦参、细辛、芍药、狸肉。

**河豚**反煤炲炲、荆芥、防风、菊花、桔梗、甘草、乌头、附子。

**蜜**反生葱。

**柿**反蟹。

# 服药食忌

〔**甘草**〕忌猪肉、菘菜、海藻。

〔**黄连、胡黄连**〕忌猪肉、冷水。

〔**苍耳**〕忌猪肉、马肉、米泔。

〔**桔梗、乌梅**〕忌猪肉。

〔**仙茅**〕忌牛肉、牛乳。

〔**半夏、菖蒲**〕忌羊肉、羊血、饴糖。

〔**牛膝**〕忌牛肉。

〔**阳起石、云母、钟乳、硇砂、礜石**〕并忌羊血。

〔**商陆**〕忌犬肉。

〔**丹砂、空青、轻粉**〕并忌一切血。

〔**吴茱萸**〕忌猪心、猪肉。

〔**地黄、何首乌**〕忌一切血、葱、蒜、萝卜。

〔**补骨脂**〕忌诸血、芸苔。

〔**细辛、藜芦**〕忌狸肉、生菜。

〔**荆芥**〕忌驴肉。反河豚、一切无鳞鱼、蟹。

〔**紫苏、天门冬、丹砂、龙骨**〕忌鲤鱼。

〔**巴豆**〕忌野猪肉、菰笋、芦笋、酱、豉、冷水。

〔**苍术、白术**〕忌雀肉、青鱼、菘菜、桃、李。

〔**薄荷**〕忌鳖肉。

〔**麦门冬**〕忌鲫鱼。

〔**常山**〕忌生葱，生菜。

〔**附子、乌头、天雄**〕忌豉汁、稷米。

〔**牡丹**〕忌蒜、胡荽。

〔**厚朴、蓖麻**〕忌炒豆。

〔**鳖甲**〕忌苋菜。

〔**威灵仙、土茯苓**〕忌面汤、茶。

〔**当归**〕忌湿面。

〔**丹参、茯苓、茯神**〕忌醋及一切酸。

**凡服药，不可杂食肥猪犬肉、油腻羹鲙腥臊陈臭诸物。**

**凡服药，不可多食生蒜、胡荽、生葱、诸果、诸滑滞之物。**

凡服药，不可见死尸、产妇、淹秽等事。

## 妊娠禁忌

乌头　附子　天雄　乌喙　侧子　野葛　羊踯躅　桂　南星　半夏　巴豆　大戟　芫花　藜芦　薏苡仁　薇衔　牛膝　皂荚　牵牛　厚朴　槐子　桃仁　牡丹皮　梲根　茜根　茅根　干漆　瞿麦　茹　赤箭　草三棱　蔄草　鬼箭　通草　红花　苏木　麦蘖　葵子　代赭石　常山　水银　锡粉　硇砂　砒石　芒硝　硫黄　石蚕　雄黄　水蛭　虻虫　芫青　斑蝥　地胆　蜘蛛　蝼蛄　葛上亭长　蜈蚣　衣鱼　蛇蜕　蜥蜴　飞生　䗪虫　樗鸡　蚱蝉　蛴螬　猬皮　牛黄　麝香　雌黄　兔肉　蟹爪甲　犬肉　马肉　驴肉　羊肝　鲤鱼　蛤蟆　鳅鳝　龟鳖　蟹　生姜　小蒜　雀肉　马刀

## 饮食禁忌

〔猪肉〕忌生姜　荞麦　葵菜　胡荽　梅子　炒豆　牛肉　马肉　羊肝　麋鹿　龟鳖　鹌鹑　驴肉

〔猪肝〕忌鱼鲙　鹌鹑　鲤鱼肠子

〔猪心肺〕忌饴　白花菜　吴茱萸

〔羊肉〕忌梅子　小豆　豆酱　荞麦　鱼鲙　猪肉　醋　酪　鲊

〔羊心肝〕忌梅　小豆　生椒　苦笋

〔白狗血〕忌羊　鸡

〔犬肉〕忌菱角　蒜　牛肠　鲤鱼　鳝鱼

〔驴肉〕忌凫茈　荆芥茶　猪肉

〔牛肉〕忌黍米　韭薤　生姜　猪肉　犬肉　栗子

〔牛肝〕忌鲇鱼

〔牛乳〕忌生鱼　酸物

〔马肉〕忌仓米　生姜　苍耳　粳米　猪肉　鹿肉

〔兔肉〕忌生姜　橘皮　芥末　鸡肉　鹿肉　獭肉

〔獐肉〕忌梅　李　生菜　鹄　虾

〔麋鹿〕忌生菜　菰蒲　鸡　鱼　雉　虾

〔鸡肉〕忌胡蒜　芥末　生葱　糯米　李子　鱼汁　犬肉　鲤鱼　兔肉　獭肉

鳖肉　野鸡

〔鸡子〕忌同鸡

〔雉肉〕忌荞麦　木耳　蘑菇　胡桃　鲫鱼　猪肝　鲇鱼　鹿肉

〔野鸭〕忌胡桃　木耳

〔鸭子〕忌李子　鳖肉

〔鹌鹑〕忌菌子　木耳

〔雀肉〕忌李子　酱　生肝

〔鲤鱼〕忌猪肝　葵菜　犬肉　鸡肉

〔鲫鱼〕忌芥菜　蒜　糖　猪肝　鸡雉　鹿肉　猴肉

〔青鱼〕忌豆藿

〔鱼鲊〕忌豆藿　麦酱　蒜　葵　绿豆

〔黄鱼〕忌荞麦

〔鲈鱼〕忌乳酪

〔鲟鱼〕忌干笋

〔鮰鱼〕忌野猪　野鸡

〔鲇鱼〕忌牛肝　鹿肉　野猪

〔鳅鳝〕忌犬肉　桑柴煮

〔鳖肉〕忌苋菜　薄荷　芥菜　桃子　鸡子　鸭肉　猪肉　兔肉

〔螃蟹〕忌荆芥　柿子　橘子　软枣

〔虾子〕忌猪肉　鸡肉

〔李子〕忌蜜　浆水　鸭　雀肉　鸡　獐

〔橙橘〕忌槟榔　獭肉

〔桃子〕忌鳖肉

〔枣子〕忌葱　鱼

〔枇杷〕忌热面

〔杨梅〕忌生葱

〔银杏〕忌鳗鲡

〔慈姑〕忌茱萸

〔诸瓜〕忌油饼

〔沙糖〕忌鲫鱼　笋　葵菜

〔荞麦〕忌猪肉　羊肉　雉肉　黄鱼

〔黍米〕忌葵菜　蜜　牛肉

〔绿豆〕忌榧子，杀人。鲤鱼鲊

〔炒豆〕忌猪肉

〔生葱〕忌蜜　鸡　枣　犬肉　杨梅

〔韭薤〕忌蜜　牛肉

〔胡荽〕忌猪肉

〔胡蒜〕忌鱼鲙　鱼鲊　鲫鱼　犬肉　鸡

〔苋菜〕忌蕨　鳖

〔白花菜〕忌猪心肺

〔梅子〕忌猪肉　羊肉　獐肉

〔凫茈〕忌驴肉

〔生姜〕忌猪肉　牛肉　马肉　兔肉

〔芥末〕忌鲫鱼　兔肉　鸡肉　鳖

〔干笋〕忌沙糖　鲟鱼　羊心肝

〔木耳〕忌雉肉　野鸭　鹌鹑

〔胡桃〕忌野鸭　酒　雉

〔栗子〕忌牛肉



# 李东垣随证用药凡例

**风中六腑**手足不遂，先发其表，羌活、防风为君，随证加药。然后行经养血，当归、秦艽、独活之类，随经用之。

**风中五脏**耳聋目瞀，先疏其里，三化汤。然后行经，独活、防风、柴胡、白芷、川芎随经用之。

**破伤中风**脉浮在表，汗之；脉沉在里，下之。背搐，羌活、防风；前搐，升麻、白芷；两傍搐，柴胡、防风；右搐，加白芷。

**伤风恶风**防风为君，麻黄、甘草佐之。

**伤寒恶寒**麻黄为君，防风、甘草佐之。

**六经头痛**须用川芎。加引经药：太阳，蔓荆；阳明，白芷；太阴，半夏；少阴，细辛；厥阴，吴茱萸；巅顶，藁本。

**眉棱骨痛**羌活、白芷、黄芩。

**风湿身痛**羌活。

**嗌痛颔肿**黄芩、鼠粘子、甘草、桔梗。

**肢节肿痛**羌活。

**眼暴赤肿**防风、芩、连泻火，当归佐之，酒煎服。

**眼久昏暗**熟苄[①]、当归为君，羌、防为臣，甘草、甘菊之类佐之。

---

① 苄：（chù 音户）地黄的别称，见《尔雅·释草》。

药子、三棱、莪茂、昆布。

**上身有疮**须用黄芩、防风、羌活、桔梗。上截黄连；下身黄柏知母、防风，用酒水各半煎。引药入疮，用皂角针。

**下部痔漏**苍术、防风为君，甘草、芍药佐之，详证加减。

**妇人胎前**有病，以黄芩、白术安胎，然后用治病药。发热及肌热者，芩、连、参、芪；腹痛者，白芍、甘草。

**产后诸病**忌柴胡、黄连、芍药。渴去半夏加白茯苓，喘嗽去人参，腹胀去甘草，血痛加当归、桃仁。

**小儿惊搐**与破伤风同。

**心热**摇头咬牙额黄，黄连、甘草、导赤散。

**肝热**目眩，柴胡、防风、甘草、泻青丸。

**脾热**鼻上红，泻黄散。

**肺热**右腮红，泻白散。

**肾热**额上红，知母、黄柏、甘草。

## 陈藏器诸虚用药凡例

**夫众病积聚，皆起于虚也。虚生百病。积者五脏之所积，聚者六腑之所聚，如斯等疾，多从旧方，不假增损。虚而劳者，其弊万端，宜应随病增减。古之善为医者，皆自采药，审其体性所主，取其时节早晚，早则药势未成，晚则盛势已欺。今之为医，不自采药，且不委节气早晚，又不知冷热消息分两多少，徒有疗病之名，永无必愈之效，此实浮惑。聊复审其冷热，记增损之主尔。**

**虚劳头痛复热，加**枸杞、葳蕤。

**虚而欲吐，加**人参。

**虚而不安，亦加**人参。

**虚而多梦纷纭，加**龙骨。

**虚而多热，加**地黄、牡蛎、地肤子、甘草。

**虚而冷，加**当归、芎䓖、干姜。

**虚而损，加**钟乳、棘刺、苁蓉、巴戟天。

**虚而大热，加**黄芩，天门冬。

**虚而多忘，加**茯神、远志。

**虚而口干，加**麦门冬、知母。

**虚而吸吸，加**胡麻、覆盆子、柏子仁。

**虚而多气兼微咳，加**五味子、大枣。

**虚而惊悸不安，加**龙齿、沙参，紫石英、小草。若冷，则用紫石英、小草；若客热，即用沙参、龙齿；不冷不热，皆用之。

**虚而身强，腰中不利，加**磁石，杜仲。

**虚而多冷，加**桂心、吴茱萸、附子、乌头。

**虚而劳，小便赤，加**黄芩。

**虚而客热，加**地骨皮、白水黄芪。（白水，地名。）

**虚而冷，加**陇西黄芪。

**虚而痰，复有气，加**生姜，半夏、枳实。

**虚而小肠利，加**桑螵蛸、龙骨、鸡胜胵[①]。

**虚而小肠不利，加**茯苓、泽泻。

**虚而损，溺白，加**厚朴。

**髓竭不足，加**生地黄、当归。

**肺气不足，加**天门冬、麦门冬、五味子。

**心气不足，加**上党参、茯神、菖蒲。

**肝气不足，加**天麻、川芎䓖。

**脾气不足，加**白术、白芍药、益智。

**肾气不足，加**熟地黄、远志，牡丹皮。

**胆气不足，加**细辛、酸枣仁、地榆。

**神昏不足，加**朱砂、预知子、茯神。

## 张子和汗吐下三法

人身不过表里，气血不过虚实。良工先治其实，后治其虚；粗工或治实，或治虚；谬工则实实虚虚；惟庸工能补其虚，不敢治其实。举世不省其误，此余所以著三法也。夫病，非人身素有之物，或自外入，或自内生，皆邪气也。邪气中人，去之可也，揽而留之可乎？留之，轻则久而自尽，甚则久而不已，更甚则暴死矣。若不去邪而先以补剂，是盗未出门而先修室宇，真气未胜而邪已横骛矣。惟脉脱下虚无邪无积之人，始可议补尔。他病惟先用三法，攻去邪气，而元气自复也。《素问》一书，言辛甘发散、淡渗泄为阳，酸苦咸涌泄为阴。

① 鸡胜胵：即鸡内金。

发散归汗，涌归于吐，泄归于下，渗为解表同于汗，泄为利小便同于下，殊不言补。所谓补者，辛补肝，咸补心，甘补肾，酸补脾，苦补肺，更相君臣佐使，皆以发腠理、致津液、通气血而已，非今人所用温燥邪僻之补也。盖草木皆以治病，病去则五谷、果、菜、肉皆补物也，犹当辨其五脏所宜，毋使偏倾可也。若以药为补，虽甘草、苦参，久服必有偏胜增气而夭之虑，况大毒、有毒乎。是故三法犹刑罚也，粱肉犹德教也，治乱用刑，治治用德，理也。余用三法，常兼众法，有按有跷，有揃有导，有减增，有续止。医者不得余法而反诬之，哀哉！如引涎漉涎，取嚏追泪，凡上行者，皆吐法也；熏蒸、渫洗、熨烙、针刺、砭射、导引、按摩，凡解表者，皆汗法也；催生、下乳，磨积、逐水，破经、泄气，凡下行者，皆下法也。天之六气，风、寒、暑、湿、燥、火，发病多在上；地之六气，雾、露、雨、雪、水、泥，发病多在乎下；人之六味，酸、苦、甘、辛、咸、淡，发病多在乎中。发病者三，出病者亦三。风寒之邪，结搏于皮肤之间，滞于经络之内，留而不去，或发痛注麻痹，肿痒拘挛，皆可汗而出之；痰饮宿食在胸膈为诸病，皆可涌而出之；寒湿固冷火热客下焦发为诸病，皆可泄而出之。吐中有汗，下中有补。经云“知其要者，一言而终”，是之谓也。

**吐法** 凡病在胸膈中脘以上者，皆宜吐之。考之本草；吐药之苦寒者，瓜蒂、栀子、荆芥、豆豉、黄连、苦参、大黄、黄芩。辛苦而寒者，常山、藜芦、郁金。甘而寒者，桐油。甘而温者，牛肉。甘苦而寒煮，地黄，人参芦。苦而温者，青木香、桔梗芦、远志、厚朴。辛苦而温者，薄荷、芫花、菘萝。辛而温者，萝卜子、谷精草、葱根须、杜衡、皂荚。辛而寒者，胆矾、石绿、石青。辛而温者，蝎梢、乌梅、乌头、附子尖、轻粉。酸而寒者，晋矾、绿矾、齑汁。酸而平者，铜绿。甘酸而平者，赤小豆。酸而温者，饭浆。咸而寒者，青盐、沧盐、白米饮。甘而寒者，牙硝。辛而热者，砒石。诸药惟常山、胆矾、瓜蒂有小毒，藜芦、芫花、乌、附、砒石有大毒，他皆吐药之无毒者。凡用法：先宜少服，不涌渐加之。仍以鸡羽撩之，不出，以齑投之。不吐再投，且投且探，无不吐者。吐至瞑眩，慎勿惊疑，但饮冰水新水立解。强者可一吐而安，弱者作三次吐之。吐之次日，有顿快者，有转甚者，引之未尽也，俟数日再吐之。吐后不禁物，惟忌饱食酸、咸硬物、干物油肥之物。吐后心火既降，阴道必强，大禁房室悲忧，病人既不自责，必归罪于吐法也。不可吐者有八：性刚暴好怒喜淫者，病势已危老弱气衰者，自吐不止者，阳败血虚者，吐血咯血衄血嗽血崩血溺血者，病人粗知医书不辨邪正者，病人无正性反复不定者，左右多嘈杂之言者，皆不可吐。吐则转生他病，反起谤端，虽恳切求之，不可强从也。

**汗法** 风寒暑湿之邪，入于皮肤之间而未深，欲速去之，莫如发汗，所以开玄府而逐邪气也。然有数法：有温热发汗，寒凉发汗，熏渍发汗，导引发汗，皆所以开玄府而逐邪气也。以本草校之：荆芥、薄荷、白芷、陈皮、半夏、细辛、苍术、天麻、生姜、葱白，皆辛而温者也；蜀椒、胡椒、茱萸、大蒜，皆辛而热者也；青皮、防己、秦艽，其辛而平者乎；麻黄、人参、大枣，其甘而温者乎；葛根、赤茯苓，其甘而平者乎；桑白皮，其甘而寒者乎；防风、当归，其甘辛而温者乎；官桂、桂枝，其甘辛而大热者乎；厚朴、桔梗，其苦而温者乎；黄芩、知母、枳实、苦参、地骨皮、柴胡、前胡，其苦而寒者乎；羌活、独活，其苦辛而微温者乎；升麻，其苦甘且平者乎；芍药，其酸而微寒者乎；浮萍，其辛酸而寒者乎；凡此皆发散之属也。善择者，当热而热，当寒而寒，不善择者反此，则病有变也。发汗中病则止，不必尽剂。凡破伤风、小儿惊风、飧泄不止、酒病火病，皆宜汗之，所谓火郁则发之也。

**下法**　积聚陈莝于中，留结寒热于内，必用下之。陈莝去而肠胃洁，症瘕尽而营卫通，下之者所以补之也。庸工妄投，当寒反热，当热反寒，故谓下为害也。考以本草：下之寒者，戎盐之咸，犀角之酸咸，沧盐、泽泻之甘咸，权实之苦酸，腻粉之辛，泽漆之苦辛，杏仁之苦甘；下之微寒者，猪胆之苦；下之大寒者，牙硝之甘，大黄、牵牛、瓜蒂、苦瓠、牛胆、蓝汁、羊蹄根苗之苦，大戟、甘遂之苦甘，朴硝、芒硝之苦咸；下之温者，槟榔之辛，芫花之苦辛，石蜜之甘，皂角之辛咸；下之热者，巴豆之辛；下之凉者，猪羊血之咸；下之平者，郁李仁之酸，桃花之苦。皆下药也。惟巴豆性热，非寒积不可轻用，妄下则使人津液涸竭，留毒不去，胸热口燥，转生他病也。其不可下者凡四：洞泄寒中者，表里俱虚者，厥而唇青手足冷者，小儿病后慢惊者，误下必致杀人。其余大积大聚、大痞大秘、大燥大坚，非下不可，但须寒热积气用之，中病则止，不必尽剂也。



## 病有八要六失六不治

（注见神农名例）

## 药对岁物药品

**立冬之日，菊、卷柏先生，为阳起石、桑螵蛸凡十物使，主二百草为之长。立春之日，木兰、射干，为柴胡、半夏使，主头痛四十五节。立夏之日，蜚蠊先生，为人参、茯苓使，主腹中七节，保神守中。夏至之日，豕首、茱萸先生，为牡蛎、乌喙使，主四肢三十二节。立秋之日，白芷、防风先生，为细辛、蜀漆使，主胸背二十四节。**〔禹锡曰〕五条出药对中，义旨渊深，非俗所究，而是主统之本，故载之。〔时珍曰〕此亦《素问》岁物之意，出上古雷公药对中，而义不传尔。按杨慎卮言云：白字本草，相传出自神农。今观其中，如肠鸣幽幽，劳极洒洒，发髮仍自还神化，及此五条，交近《素问》，绝非后世医所能为也。此文以立冬日为始，则上古以建子为正也。

# 神农本草经目录

〔时珍曰〕神农古《本草》凡三卷，三品共三百六十五种，首有名例数条。至陶氏作《别录》，乃拆分各部，而三品亦移改，又拆出青葙、赤小豆二条，故有三百六十七种。逮乎唐、宋，屡经变易，旧制莫考。今又并入已多，故存此目，以备考古云耳。

## 上品药一百二十种

丹砂　云母　玉泉　石钟乳　矾石　硝石　朴硝　滑石　空青　曾青　禹余粮　太一余粮　白石英　紫石英　五色石脂　菖蒲　菊花　人参　天门冬　甘草　干地黄　术　菟丝子　牛膝　茺蔚子　女萎　防葵　麦门冬　独活　车前子　木香　薯蓣　薏苡仁　泽泻　远志　龙胆　细辛　石斛　巴戟天　白英　白蒿　赤箭　庵蔺子　菥蓂子　蓍实　赤芝　黑芝　青芝　白芝　黄芝　紫芝　卷柏　蓝实　蘼芜　黄连　络石　蒺藜子　黄芪　肉苁蓉　防风　蒲黄　香蒲　续断　漏芦　天名精　决明子　丹参　飞廉　五味子　旋花　兰草　蛇床子　地肤子　景天　茵陈蒿　杜若　沙参　徐长卿　石龙刍　云实　王不留行　牡桂　菌桂　松脂　槐实　枸杞　橘柚　柏实　茯苓　榆皮　酸枣　干漆　蔓荆实　辛夷　杜仲　桑上寄生　女贞实　蕤核　藕实茎　大枣　葡萄　蓬蘽　鸡头实　胡麻　麻　冬葵子　苋实　白瓜子　苦菜　龙骨　麝香　熊脂　白胶　阿胶　石蜜　蜂子　蜜蜡　牡蛎　龟甲　桑螵蛸

## 中品药一百二十种

雄黄　雌黄　石硫黄　水银　石膏　磁石　凝水石　阳起石　理石　长石　石胆　白青　扁青　肤青　干姜　苍耳实　葛根　栝楼　苦参　茈胡　芎䓖　当归　麻黄　通草　芍药　蠡实　瞿麦　玄参　秦艽　百合　知母　贝母　白芷　淫羊藿　黄芩　石龙芮　茅根　紫菀　紫草　茜根　败酱　白鲜皮　酸浆　紫参　藁本　狗脊　萆薢　白兔藿　营实　白薇　薇衔　翘根　水萍　王瓜　地榆　海藻　泽兰　防己　牡丹　款冬花　石韦　马先蒿　积雪草　女菀　王孙　蜀羊泉　爵床　栀子　竹叶　柏木　吴茱萸　桑根白皮　芜荑　枳实　厚朴　秦皮　秦椒　山茱萸　紫葳　猪苓　白棘　龙眼　木兰　五加皮　卫矛　合欢　彼子　梅实　桃核仁　杏核仁　蓼实　葱实　薤　假苏　水苏　水蕲　发髲　白马茎　鹿茸　牛角䚡　羖羊角　牡狗阴茎　羚羊角　犀角　牛黄　豚卵　麋脂　丹雄鸡　雁脂　鳖甲　鮀鱼甲　蠡鱼　鲤鱼胆　乌贼鱼骨　海蛤　文蛤石龙子　露蜂房　蚱蝉　白僵蚕

## 下品药一百二十五种

孔公蘖　殷蘖　铁粉　铁落　铁　铅丹　粉锡　锡镜鼻　代赭　戎盐　大盐　卤碱　青琅玕　礜石　石灰　白垩　冬灰　附子　乌头　天雄　半夏　虎掌　鸢尾　大黄　葶苈　桔梗　莨菪子　草蒿　旋覆花　藜芦　钩吻　射干　蛇含　常山　蜀漆　甘遂　白蔹　青葙子

茵蓢　白及　大戟　泽漆　茵芋　贯众　荛花　牙子　羊踯躅　芫花　姑活　别羁　商陆　羊蹄　萹蓄　狼毒　鬼臼　白头翁　羊桃　女青　连翘　石下长　卿　蔺茹　乌韭　鹿藿　蚤休　石长生　陆英　荩草　牛扁　夏枯草　屈草　巴豆　蜀椒　皂荚　柳华　楝实　郁李仁　莽草　雷丸　梓白皮　桐叶　石南　黄环　溲疏　鼠李　松萝　药实根　蔓椒　栾华　淮木　大豆黄卷　腐婢　瓜蒂　苦瓠　六畜　毛蹄甲　燕屎　天鼠屎　鼺鼠　伏翼　蛤蟆　马刀　蟹　蛇蜕　猬皮　蠮螉　蜣螂　蛞蝓　白颈蚯蚓　蛴螬　石蚕　雀瓮　樗鸡　斑蝥　蝼蛄　蜈蚣　马陆　地胆　萤火　衣鱼　鼠妇　水蛭　木虻　蜚虻　蜚蠊　䗪虫　贝子

# 宋本草旧目录

〔李时珍曰〕旧目不录可也，录之所以存古迹也，又以见三品之混乱，不必泥古也。

**新旧药合一千八十二种**

**三百六十种《神农本经》**白字。

**一百八十二种《名医别录》**墨字。

**一百一十四种唐本先附**

**一百三十三种今附**开宝所附。

**一百九十四种有名未用　八十二种新补一十七种新定**以上皆宋《嘉祐本草》所定者。

**四百八十八种陈藏器余　二种唐本余　一十三种《海药》余　八种《食疗》余一百种《图经》外类**以上皆唐慎微续收补入者。

**玉石部**上品七十三种。中品八十七种。下品九十三种。

**草部**上品之上八十七种；上品之下五十三种。中品之上六十二种；中品之下七十八种。下品之上六十二种；下品之下一百五种。

**木部**上品七十二种。中品九十二种。下品九十九种。

**人部**三品二十五种。

**兽部**上品二十种。中品一十七种。下品二十一种。

**禽部**三品五十六种。

**虫鱼部**上品五十种。中品五十六种。下品八十一种

**果部**三品五十三种。

**米谷部**上品七种。中品二十三种。下品一十八种。

**菜部**上品三十种。中品一十三种。下品二十二种。

**有名未用**一百九十四种。

**图经外类**一百种。

# 第三卷　百病主治药上目录

## 百病主治药上

诸风
痉风
项强
癫痫
卒厥
伤寒热病
瘟疫
暑
湿
火热
诸气
痰饮
脾胃
吞酸嘈杂
噎膈
反胃
呕吐
哕啘
呃逆

霍乱
泄泻
痢
疟
心下痞满
胀满
诸肿
黄疸
脚气
痿
转筋
喘逆
咳嗽
肺痿肺痈
虚损
瘵疰
邪祟
寒热
吐血衄血
齿衄
血汗
咳嗽血
诸汗
怔忡
健忘
惊悸
狂惑[1]
烦躁[2]
不眠
多眠
消渴
遗精梦泄

① 狂惑：原作“烦惑”，联系正文，据张本改。
② 烦躁：原作“狂躁”，联系正文，据张本改。

赤白浊

癃淋

溲数遗尿

小便血

阴痿

强中

囊痒

大便燥结

脱肛

痔漏

下血

瘀血

积聚症瘕

诸虫

肠鸣

心腹痛

胁痛

腰痛

疝㿉

# 第三卷　百病主治药上

## 百病主治药　上



### 诸　风

（有中脏、中腑、中经、中气、痰厥、痛风、破伤风、麻痹）

【吹鼻】**皂荚末　细辛末　半夏末　梁上尘　葱茎插鼻耳**

【熏鼻】**巴豆烟　蓖麻烟　黄芪汤**

【擦牙】**白梅肉　南星末　蜈蚣末　苏合丸　白矾盐　龙脑　南星**

【吐痰】**藜芦**:或煎,或散。**皂荚末**：酒服。**食盐**：煎汤。**人参芦**：或煎,或散。**瓜蒂赤小豆**：**齑**汁调服。**莱菔子**：擂汁。**桐油**：扫入。**桔梗芦**：为末，汤服二钱。**牙皂、莱菔子**：为末，煎灌。**附子尖**：研末，茶服。**牛蒡子末**：羌活酒服。**常山末**：水煎。**醋、蜜**：和服。**胆矾末**：醋调灌。**牙皂、晋矾末**：水服。**大虾**：煮熟，食虾饮汁，探吐。**苦茗茶**：探吐。**石绿**醋糊为丸，每化一丸。**砒霜**研末，汤服少许。**地松**：捣汁。**豨莶**：捣汁。**离鬲草**：汁。**芭蕉油**：汁。**石胡荽**：汁。**三白草**：汁。**苏方木**：煎酒调乳香末二钱服，治男女中风口噤，立吐恶物出。**橘红**：一斤，熬逆流水一碗服，乃吐痰圣药也。

【贴】**蓖麻仁**：捣贴。**炒石灰**：醋调贴。**乌头末**：龟血调贴。**鸡冠血、蜗牛**：捣贴。**生鹿肉**：切贴。**鲇鱼尾**：切贴。**皂荚末**：醋调贴。**伏龙肝**：鳖血调贴。**鳝鱼**

**血、蛞蝓**：捣贴。**寒食面**：醋贴。**桂末**：水调贴。**马膏　桂酒　大麦面**：栝楼汁调。**蟹膏**：贴。**衣鱼**：摩之。**蜘蛛**：向火摩之。**牛角䚡**：炙熨。**水牛鼻**：火炙熨之。**大蒜膏**：贴合谷穴。**巴豆**：贴手掌心。

**【各经主治】藁本**：手太阳。**羌活**：足太阳。**白芷**：手阳明。**葛根**：足阳明。**黄芪**：手少阳。**柴胡**：足少阳。**防风**：手太阴。**升麻**：足太阴。**细辛**：手少阴。**独活**：足少阴。**芎䓖**：手、足厥阴。

**【发散】麻黄**：发散贼风、风寒、风热、风湿，身热麻痹不仁。熬膏服之，治风病取汗。**荆芥**：散风热，祛表邪，清头目，行瘀血。主贼风、顽痹、㖞斜。同薄荷熬膏服，治偏风。研末，童尿、酒服，治产后中风，神效。**薄荷**：治贼风，散风热、风寒，利关节，发毒汗，为小儿风涎要药。**葛根**：发散肌表风寒、风热，止渴。**白芷**：解利阳明及肺经风寒、风热，皮肤风痹瘙痒，利九窍，表汗不可缺之。**升麻**：发散阳明风邪。**葱白**：散风寒、风热、风湿，身痛。**生姜**：散风寒、风湿。**桂枝**：治一切风冷、风湿，骨节挛痛，解肌开腠理，抑肝气，扶脾土，熨阴痹。**黄荆根**：治肢体诸风、心风、头风，解肌发汗。**铁线草**：治男女诸风、产后风，发出粘汗。**水萍**：治热毒风湿麻痹，左瘫右痪，三十六风，蜜丸酒服取汗。治风热瘙痒，煎水浴取汗。

**【风寒风湿】**〔草部〕**羌活**一切风寒、风湿，不问久新，透关利节，为太阳、厥阴、少阴要药。**防风**三十六般风，去上焦风邪，头目滞气，经络留湿，一身骨节痛，除风去湿仙药。**藁本**一百六十恶风，头面身体风湿，手足亸[①]曳。**石菖蒲**浸酒服，治三十六风，一十二痹，主骨痿。丸服，治中风湿痹，不能屈伸。**豨莶**治肝肾风气，麻痹瘫缓诸病。九蒸九晒，丸服。**枲耳**大风湿痹，毒在骨髓。为末水服，或丸服，百日病出，如丹如疥，如驳起皮，亦可酿酒。**牛蒡根**风毒缓弱，浸酒服。老人中风，口目瞤动，风湿久痹，筋挛骨痛，一二十年风疾病。**茵陈蒿**风湿挛缩，酿酒服。浴风痹。**白术**逐风湿，舌本强，消痰益胃。**苍术**大风顽痹，筋骨软弱，散风除湿解郁。汁酿酒，治一切风湿筋骨痛。**车前子　水蓼　陆英　飞廉　忍冬　坐拿草　蒴藋　伏牛花　石南藤　百灵藤**酒**青藤**酒**钩吻**并主风邪湿痹，骨痛拘挛。**防己**中风湿，不语拘挛，口目㖞斜，泻血中湿热。**茵芋**年久风湿痹痛，拘急软弱。**艾叶**灸诸风口噤。浴风湿麻痹。**白附子**诸风冷气失音，头面游风，足弱无力。风㖞，同僵蚕、全蝎研末，酒服。**附子　乌头　天雄**并主风湿痰气麻痹，拘挛不遂，通经络，开气道，燥湿痰。**草乌头**恶风冷痰瘫缓，年久麻痹。**芫花**毒风冷痰，四肢拘挛。**羊踯躅**贼风走皮中淫淫痛，风湿痹痛不遂，言蹇，酒蒸为末，牛乳酒服，亦效。**蓖麻子**油酒煮日服，治偏风不遂。作膏，通关，拔风邪出外。〔谷菜〕**大豆**炒焦投酒中饮，主风痹瘫缓，口噤口㖞，破伤中风，产后风痉头风。煮食，治湿痹膝痛。醋蒸卧，治四肢挛缩。**豆豉**浸酒，治膝挛不遂，骨痛。**大豆黄卷、巨胜**酿酒，治风痹痛。

① 亸：（duǒ 音朵）垂，下垂。

**麻仁**骨髓风毒，痛不能动，炒香浸酒饮。**麻勃**一百二十种恶风，黑色遍身苦痹挛。**麦麸**醋蒸，熨风湿痹痛。**薏苡**久风湿痹，筋急拘挛，亦煮酒服。**茄子**腰脚风血积冷，筋挛痛，煎汁熬膏，入粟粉、麝香、朱砂，丸服。〔果木〕**秦椒**治风湿痹。**蜀椒**大风肉枯，生虫游走，痹痛死肌，寒热，腰脚不遂，散寒除湿，为丸。**吴茱萸**煎酒，治顽风痹痒。同姜、豉煎酒，冷服取汗，治贼风口歪不语。**柏叶**酿酒、**松节**酒、**秦皮**风寒湿痹。**五加皮**名追风使，治一切风湿，痿痹挛急，宜酿酒。**皂荚**通关节，搜肝风，泻肝气。**蔓荆实**除贼风，搜肝气，筋骨间寒湿痹，头旋脑鸣。**栾荆子**大风诸风不遂。

〔虫部〕**蚕沙**风缓顽痹不随，炒，浸酒服，亦蒸熨。**蝎**半身不遂，抽掣，口目㖞斜，研入麝香，酒服。**竹虱**半身不遂，同麝香浸酒服，出汗。〔鳞介〕**守宫**中风瘫缓，同诸药煎服。**鲮鲤甲**中风瘫缓，寒热风痹，及风湿强直，痛不可忍。**乌蛇**酒**白花蛇**酒**蚺蛇**酒并主贼风，顽痹痛痒，大风，疮癣有虫。**鳝鱼**逐十二风邪湿气，作臛取汗。**水龟**酿酒，主大风缓急拘挛。煮食，除风痹痛。〔禽部〕**鸡屎白**炒研，豆淋酒服，主风寒湿痹，口噤不省人事。**五灵脂**散血活血，引经有功。瘫缓，热酒服二钱。风冷痹痛，同乳、没、川乌，丸服。**雁肪**　**鹈鹕油**主风痹，透经络，引药气入内。〔兽部〕**羊脂**贼风痿痹肿痛，彻毒气，引药入内。**熊脂**风痹。**青羖羊角**炒研酒服，治风痰恍惚，闷绝复苏。**驴毛**骨中一切风，炒黄，浸酒服，取汗。**狸骨**一切游风。**羊胫骨**酒**虎胫骨**酒并主诸风注痛。〔金石〕**雄黄**除百节中大风，搜肝气。**金牙石**一切腰脚不遂，火锻酒淬饮。**河砂**风湿顽痹，冷风瘫缓，晒热坐之，冷即易，取汗。**鼠壤土**蒸熨中风冷痹，偏枯死肌。

**【风热湿热】**〔草部〕**甘草**泻火，利九窍百脉。**黄芩**　**黄连**　**菊花**　**秦艽**并治风热湿热。**玄参**　**大青**　**苦参**　**白鲜皮**　**白头翁**　**白英**　**青葙子**　**败酱**　**桔梗**并治风热。**大黄**荡涤湿热，下一切风热。**柴胡**治湿痹拘挛，平肝胆、三焦、包络相火，少阳寒热必用之药。**升麻**去皮肤肌肉风热。**白薇**暴中风，身热腹满，忽忽不知人。**龙葵**治风消热，令人少睡。**麦门冬**清肺火，止烦热。**天门冬**风湿偏痹及热中风。**牡丹皮**寒热，中风瘈疭，惊痫烦热，手足少阴厥阴四经伏火。**钩藤**肝风心热，大人头眩，小儿十二惊痫。**紫葳及茎叶**热风游风风刺。**蒺藜**诸风瘙痒，大便结。

〔谷果〕**胡麻**久食不生风热，风病人宜食之。**绿豆**浮风风疹。**白扁豆**行风气，除湿热。**茶茗**中风昏愦多睡。**梨汁**除风热不语。叶亦作煎。〔木部〕**槐实**气热烦闷。**枝**酿酒，治大风痿痹。**白皮**治中风，皮肤不仁，身直不得屈申，煎酒及水服。**胶**一切风热，口噤筋挛，四肢不收，顽痹周身如虫行。**侧柏叶**凡中风不省口噤，手足亸曳，便取一握同葱白捣酒煎服，能退风和气，不成废人。**花桑枝**炒香煎饮，治风气拘挛，身体风疹。久服终身不患偏风。**叶**煎酒，治一切风。蒸罨风痛，出汗。**白杨皮**毒风缓弱，毒气在皮肤中，浸酒服。**皂荚子**疏导五脏风热。丸服，治腰脚风痛不能行。**栀子**去热毒风，除烦闷。**黄柏皮**肾经风热。**地骨皮**肾家风湿痹。**柽叶**远近一切风，煎汁和竹沥服。**荆沥**除风热，开经络，导痰涎，日饮之。**竹沥**暴中风痹，大热烦闷，失音不语，子冒风痉，破伤风噤，养血清痰，并宜同姜汁饮之。**竹叶**痰热，中风不语，烦热。**天竺黄**诸风热痰涎，失音不语。〔虫兽〕**蝉花**一切风热瘙痒。**犀角**大热风毒，毷氉烦闷，中风失音。**羚羊角**一切热毒风湿，注伏在骨间，及毒风卒死，子痫痉疾。〔金石〕**石膏**风热烦躁。**铁华粉**平肝，除风热。**铁落、劳铁、赤铜**并除贼风反折，烧赤浸酒饮。

**【痰气】**〔草部〕**天南星：**中风、中气、痰厥，不省人事，同木香煎服。诸风口噤，同苏叶、生姜煎服。**半夏**消痰除湿。痰厥中风，同甘草、防风煎服。**前胡：**化痰热，下气散风。**旋覆花：**风气湿痹，胸上痰结留饮。中风壅滞，蜜丸服。**香附子：**心肺虚气客热，行肝气，升降诸气。煎汤浴风疹。**木香：**中气不省人事，研末服之，行肝气，调诸气。**藿香：**升降诸气。**苏叶：**散风寒，行气利肺。**苏子：**治腰脚中湿气风结，治风顺气化痰，利膈宽肠。煮粥食，治风寒湿痹，四肢挛急，不能践地。**玄胡索：**除风治气，活血通经络。**兰叶：**浴风痛，俗名风药。**大戟甘遂：**并治经络痰饮留滞，麻痹隐痛，牵引走注。**威灵仙：**治诸风，宣通五脏，去冷滞痰水，利腰膝。**牵牛子：**除风毒，下一切壅滞。〔果木〕**杏仁：**头面风气，往来烦热，散风降气化痰。逐日生吞，治偏风不遂，失音不语，肺中风热。**陈橘皮：**理气除湿痰。**枳实　枳壳：**大风在皮肤中如麻豆，苦痒麻木，破气胜湿化痰。**枳茹：**渍酒服，治中风身直，及口僻目斜。**槟榔：**除一切风，一切气，宣利脏腑。**乌药：**治中风中气，气顺则风散，气降则痰下。**龙脑香：**入骨治骨痛，散经络壅滞。**苏合香、安息香：**通诸窍脏腑，一切不正之气。〔虫兽〕**麝香：**入肉，治风在骨髓。中风不省，香油灌二钱。**白僵蚕：**散风痰。酒服七枚，治口噤发汗，并一切风痉、风疹。〔金石〕**铅霜：**坠中风痰湿。**矾石：**除风消痰。

**【血滞】**〔草部〕**当归　芎䓖：**并主一切风、一切气、一切虚。破恶血，养新血。蜜丸服，治风痰，行气解郁。**丹参：**除风邪留热，骨节痛，四肢不遂。破宿血，生新血。渍酒饮，治风毒足软，名奔马草。**芍药：**治风，除血痹，泻肝，安脾肺。风毒在骨髓痛，同虎骨浸酒饮。**地黄：**逐血痹，填骨髓。**茺蔚子：**治风解热。茎叶，治血风痛。**地榆：**汁酿酒，治风痹补脑。**虎杖：**煮酒，治风在骨节间。**姜黄：**止暴风痛，除风热，理血中之气。**红蓝花：**治六十二种风，及血气痛。子煎服，治女子中风烦渴。〔谷菜〕**麻仁：**中风汗出，下气，逐一切风，利血脉。**韭汁：**肥白人中风失音。〔果木〕**桃仁：**血滞风痹，大便结。酒浸作丸，治偏风。**苏方木：**男女中风口噤，同乳香服。**乳香：**中风口噤。烧烟熏口目㖞斜。活血止痛。〔虫兽〕**蜜蜡：**暴风身冷如瘫，化贴并裹手足。**阿胶：**男女一切风病，骨节痛不随。**醍醐：**酒服，治中风烦热。**野驼脂：**一切风疾，皮肤急痹，酒服并摩之。

**【风虚】**〔草部〕**天麻：**主肝气不足，风虚内作，头晕目旋，麻痹不仁，语言不遂，为定风神药。**黄芪：**风虚自汗。逐五脏恶血，泻阴火，去虚热。无汗则发，有汗则止。**人参：**补元气，定魂魄，止烦躁，生津液，消痰。**沙参：**去皮肌浮风，宣五脏风气，养肝气。**长松：**煮酒，治一切风虚。**黄精：**补中，除风湿。**葳蕤：**治中风暴热，不能动摇，虚风湿毒，风温自汗灼热，一切虚乏。**牛膝**：寒湿痿痹，拘挛膝痛，强筋，补肝脏风虚。**石龙芮　骨碎补　巴戟天　狗脊　萆薢　菝葜　土茯苓　何首乌**：并主风虚风湿，痹痛软弱，补肝肾，利关节。**列当**：煮酒，去风血，补腰肾。**白及**：肾中邪气，风痱不收，补肺气。**仙茅**：一切风气，腰脚风冷，挛痹不能行，九蒸九晒，浸酒服。**淫羊藿**：一切冷风，挛急不仁，老人昏耄。浸酒服，治偏风。**蛇床子**：男女风虚，湿痹毒风，腰毷氉[①]胯酸痛。浴大风身痒。**补骨脂**：风虚冷痹，骨髓血败，一切风气痛，作丸服。**菟丝子**：补肝风虚，利腰脚。**覆盆子**：劳损风虚，补肝明目。**石斛**：脚膝软弱，久冷风痹。酥浸蒸，服至一镒，永不骨痛。**络石　木莲叶　扶芳藤**：并主风血，暖腰脚，一切冷气，浸酒饮。〔菜果〕**薯蓣**：去冷风，头面游风，强筋骨，壮脾胃。**栗**：肾虚腰脚无力，日食十颗。栗楔，治筋骨风痛。**松子**：诸风，骨节风。〔木部〕**松叶**：风痛脚痹，浸酒服，出汗。**松节**：风虚久痹，骨节痛，能燥血中之湿。**杜仲　海桐皮　山茱萸　枸杞子**：并主风虚，腰脚痛。**冬青子**：浸酒，去风虚。**神木**：治周痹偏风，毒风不语。**石南**：逐诸风，脚弱。**南烛**：熬膏，治一切风，强筋益气。**不雕木**：浸酒，去风气补虚。**放杖木**：为风痹肾弱要药。**木天蓼**：酿酒，治风劳虚冷有奇效。〔石部〕**磁石**：周痹风湿，肢节中痛，男女风虚，同白石英浸水，煮粥食。**白石英**：风虚冷痹，诸阳不足，烧淬酒饮。**孔公孽**：风冷膝痹，同石斛浸酒饮。**石脑　石钟乳　阳起石　代赭石　禹余粮　石硫黄**：并主风冷湿痹。**云母粉**：中风寒热，如在舟车。**海蚕**：诸风冷气虚劳。〔禽部〕**乌鸡**：中风舌强，烦热麻痹，酒煮食。**练鹊**：浸酒饮，治风。**麋角**：风虚冷痹，暖腰膝，壮阳。

## 痉　风

（即痉病，属太阳、督脉二经。其证发热口噤如痫，身体强直，角弓反张，甚则搐搦。伤风有汗者，为柔痉；伤寒湿无汗者，为刚痉。金疮折伤，痈疽产后，俱有破伤风湿发痉之证。）

**【风寒风湿】**〔草部〕**麻黄　桂枝　术**并主风寒风湿痉。**羌活**风寒风湿伤金疮、痫痓，产后中风，口噤不知人，酒水煎服。**葛根**金疮中风寒，发痉欲死，煮汁服。干者为末。**荆芥**散风湿风热。产后中风口噤，四肢强直，角弓反张，或搐搦欲死，为末，豆淋酒服，入童尿尤妙。**防风**主金疮中风湿内痉。**天南星**打扑伤损，金疮，破伤风及伤湿，牙关紧急，角弓反张，同防风末，热酒小便调服，名玉真散，三服即苏。南星、半夏等分为末，姜汁、竹沥灌服一钱，仍灸印堂。口噤，生研同姜汁或龙脑揩牙，名开关散。**薇衔**小儿破伤风口噤，同白附子末，薄荷酒服一字。**细辛**督脉为病，脊强而厥。防已除风湿，手足挛急。**芍药　芎䓖**一切风气。**当归**客血内寒，中风痓，汗不出。产后中风不省，吐涎瘈疭，同荆芥

① 毷氉：（mào sào，帽扫）烦恼。韦庄《买酒不得》诗："手挈空瓶毷氉归"。

末，童尿、酒服，下咽即有生意。**附子**阴痓自汗。**草乌**破伤风病，同白芷、葱白煎酒，取汁。**威灵仙**破伤风病，同独蒜，香油捣服，取汁。〔菜谷〕**大蒜**产后中风，角弓反张，不语，煎酒服，取汗。或煎水服。**黑大豆**破伤风湿，炒半熟，研蒸，以酒淋汁服，取汗，仍傅疮上。亦同朱砂末酒服。〔石部〕**雄黄**破伤中风，同白芷煎酒服，取汗。〔鳞介〕**白花蛇**破伤中风，项强身直，同乌蛇、蜈蚣末服。**土虺蛇**破伤中风，口噤目斜，同地龙、南星丸服，取汗。**守宫**破伤风病，同南星、腻粉丸服，取汗。**龙齿**主诸痉。**鳔胶**破伤风搐强直，炒研同麝香，苏木酒服，仍封疮口。有表症，同蜈蚣末，煎羌活、防风、川芎汤服。产后搐搦，乃风入子脏，与破伤风同，炒研，蝉蜕汤服三钱。**牡蛎**破伤湿病，口噤强直，酒服二钱，并傅之。〔虫〕**蜜蜡**破伤风湿如疟，以热酒化一块服，与玉真散对用立效。**蝎**破伤中风，同天麻、蟾酥为丸，豆淋酒服，取汗，仍同麝香贴之。**蟾蜍**破伤风病，剁烂入花椒，同酒炒熟，再入酒热服，取汗。**蜈蚣**破伤中风，同蝎梢、附子、乌头末，热酒服一字，仍贴疮上，取汗。研末掺牙，立苏。**僵蚕**口噤，发汗。〔禽兽〕**鸡子**痫痓。**鸡屎白**破伤中风，产后中风，小脐风，口噤反张，强直着瘈疭，以黑豆同炒黄，用酒沃之，少顷温服，取汗。或入竹沥。**野鸽屎**破伤风病传入里，炒研，同江鳔、白僵蚕、雄黄末，蒸饼丸服。**雀屎**破伤风，疮作白痂无血者，杀人最急，研末酒服五分。**鸭涎**小儿痉风反张，滴之。**黄明胶**破伤风，烧研酒服，取汗。**狐目**同上，神效无比。**狐肝**　**狼屎中**骨破伤风，同蝉蜕、桑花末，米饮服。**六畜毛蹄甲**痫痓。〔人〕**手足爪甲**破伤中风，油炒，热酒服，取汗便愈。手足颤掉加南星。

**【风热湿热】**〔石部〕**铁落**炒热，淬酒饮，主贼风痉。〔草〕**黄连**破伤风，煎酒入黄蜡化服。**地黄**产后风痉，取汁同姜汁交浸焙研，酒服。〔果木〕**杏仁**金疮及破伤中风，角弓反张，杵蒸绞汁服，并涂疮上，仍以烛火灸之，取效。**槐胶、桑沥**破伤中风，和酒饮至醉。**蓳叶**痉风。**竹沥**去痰热，子冒风痉，金疮中风，破伤中风，产后中风，小儿中风，发痉口噤，反张欲死，饮一二升，或入姜汁。**栾荆**狂痓。**苏方木**破伤中风，产后中风，为末，酒服三钱，立效。〔虫兽〕**蝉蜕**破伤风病发热，炒研，酒服一钱，仍以葱涎调涂，去恶汗。小儿脐风口噤，入全蝎、轻粉。**羚羊角**子痫痓疾。**牛黄**热痓。**乌牛尿**刺伤中水。热饮一升。〔人〕**人尿**痉风及产后风痉，入酒饮。**发髲**灰大人痓，小儿惊。

**【外敷】贝母、茅花**并金疮伤风。**刘寄奴麦面**同烧盐。**白芋**　**炒盐**　**鹭头灰**　**鼠灰乱发灰**并敷风入疮中肿痛。**胡粉**主疮入水湿肿痛，同炭灰敷。**煨葱**敷金疮伤水，同干姜、黄柏煎水，洗诸疮伤风水。**薤白**　**韭叶**并主诸疮中风寒及水湿肿痛，捣烘用之，冷即易，或加灸至水出。**箭笴漆**刮涂。**鲤鱼目**灰**站鱼目**灰。并主刺疮伤风及水，敷取汗出。**猪肉**乘热贴之，连易三次，立消。**人耳塞**破伤中风或水，痛不可忍，封之一夕，水尽即安。

**【洗浸】鸡肠草**手足疮伤水。**桑灰汁**疮伤风水，入腹杀人。**自己尿**金疮中风，日洗数次。

**【熨灸】商陆**疮伤水湿，捣炙，熨之，冷即易。**蜀椒**诸疮中风肿痛，和面煨熨。

**槐白皮**安疮上，灸百壮。**桑枝**刺伤疮，犯露水肿痛多杀人，炮热烙之，冷即易。**黍穰　青布　牛屎　白马通　骡屎**并主诸疮伤风及水，肿痛欲死者，单烧熏令水出尽愈。

## 项　强

【风湿】**防风**凡腰痛项强，不可回顾，乃手足太阳症，必须用此。**荆芥**秋后作枕及铺床下，立春去之。**羌活　白芷　藁本　薄荷　菊花　贝母**

## 癫　痫

（有风热、惊邪，皆兼虚与痰）

【吐痰】**瓜蒂　藜芦　乌头尖　附子尖　石胆　石绿**并吐癫痫暗风痰涎。**芭蕉油**暗风痫疾，眩运仆倒，饮之取吐。白梅擦牙追涎，或加白矾。**皂荚**水浸，挪汁熬膏，入麝摊晒，每以一片化浆水，灌鼻取涎。

【风热惊痰】〔草木〕**羌活　防风　荆芥　薄荷　细辛　龙胆　防己　藁本　升麻　青黛　白鲜皮**并主风热惊痫。**百合　鸭跖草**并主癫邪，狂叫身热。**钩藤**卒痫，同甘草煎服。**防葵**癫痫狂走者，研末酒服。**莨菪子**癫狂风痫，浸酒煎丸服。**蛇含　紫菀　半夏**并主寒热惊痫瘈疭。**天南星**风痫痰迷，九蒸九晒，姜汁丸服。**郁金**失心风癫，痰血络聚心窍，同明矾丸。**甘遂**心风癫痫，痰迷心窍，猪心煮食。**黄连**泄心肝火，去心窍恶血。**苦参**童尿煎汁，酿酒饮，主三十年痫。**天门冬**风癫发则作吐，耳鸣引胁痛，为末酒服。**紫河车**惊痫癫疾，摇头弄舌，热在腹中。**薇衔**惊痫吐舌。**附子**暗风痫疾，同五灵脂末，猪心血丸服。**苍耳**大风痫疾。**艾叶**癫痫诸风，灸谷道正门当中，随年壮。**茯神　琥珀　雷丸　莽草　蔓荆子　木兰皮**并主风癫惊邪狂走。**苦竹笋　竹叶　竹沥　天竺黄**并主风热痰涎发癫狂痫疾。**芦荟**小儿癫痫。**苏合香**痫痓邪气。**皂荚**搜肝通肺，风痫五种，烧研，同苍耳、密陀僧丸服。**蓖麻仁**五种风痫，用麻黄、石膏煮食。**桑白皮**惊痫客忤，泻肺气。**桂心**伐肝扶脾。**芜荑**小儿虫痫，发则恶症昏搐。同漆灰水服。**紫葳花根叶**久近风痫，酒服三钱，后梳发漱水四十九口愈。**震烧木**大惊失心，煮汁服。〔金石〕**丹砂**猪心煮过，同茯神丸服。**黄丹**同白矾末服。黑铅同水银、南星丸服。**密陀僧　金屑　银屑　生银　生铁　铁粉　铁落　铁精　铁华粉　铁浆　古镜　珊瑚　紫石英　菩萨石雄黄**同丹砂研末，丸服。雌黄同黄丹、麝香丸

服。**矾石**同细茶丸服。**磁石　玄石　石青　硝石　青蒙石**

**代赭石**以上二十五味，并主风热痰涎癫痫。**水银**失心风，同藕节炒丸服。**蛇黄**暗风痫疾，火煅醋淬末服。**伏龙肝**狂癫风邪不识人，为末水服。**天子籍田三推犁下土**惊悸癫邪。安神定魄。〔虫部〕**蜂房　雀瓮　蚯蚓　全蝎　蜈蚣　蜣螂　白僵蚕**并主癫痫发搐。**蚕蜕纸**癫狂乱走，悲泣妄言，及风痫病，烧灰酒服。**蚱蝉**癫病寒热，小儿痫绝不能言。**衣鱼**小儿痫，同竹沥煎酒服。〔鳞介〕**龙角　龙骨　龙齿**癫疾狂走，五惊十二痫。**白花蛇　乌蛇**定痫搐。**蛇蜕**蛇痫，癫疾瘈疭，摇头弄舌。**玳瑁**热痛。〔禽部〕**鸭涎**癫痫发搐。**雁毛**小儿佩之辟痫。**啄木鸟**久年风痫，同荆芥煅服。**乌鸦**暗风痫疾，煅研入朱砂服，不过十日愈。又锻研，同苍耳子、胡桃服。**鸱头**癫痫眩冒瘈疭，同黄丹为丸服。肉亦可食。**鸮肉食**之主风痫。**凤凰台**鸡痫，癫痫发狂，水磨服。〔兽部〕**狗齿及粪中骨　白狗血**并狗痫。**豚卵　猪屎**并猪痫。**羊齿　羊头骨羊痫。羖羊角**风痫，烧灰酒服。**牛齿　牛屎中豆　牛拳[①]木**并牛痫。**马齿　马目　马悬蹄　马绳索、野马肉**并马痫。**驴乳**心热气痫。**驴脂**酒服，主狂癫不能语，不识人。**六畜毛蹄甲**惊痫癫痓。**牡鼠**煎油，主惊痫。**羚羊角　犀角　牛角　象牙　牛黄　鲊荅　野猪黄及胆　熊胆**并主风热癫痫。**麝香　虎睛、鼻　狐肝　狐肉**并主癫痫，恍惚歌笑。**猴头骨**癫痫口噤。〔人部〕**人发**痫痓。**人胞**煮食，治久癫失志，亦和药作丸服。**人魄**磨水服，定癫狂。

**【风虚】**〔草部〕**人参**消胸中痰，治惊痫。小儿风痫，同辰砂、蛤粉末，猪心血丸服。**石菖蒲**开心孔，通九窍，出音声。为末，猪心汤日服，治癫痫风疾。**远志**安心志。**天麻**小儿风痫，善惊失志。补肝定风。**蛇床子　芍药　牡丹　女萎**并主惊痫，寒热瘈疭。**当归　芎䓖　地黄**并养血。**缩砂　桔梗　香附**并惊痫邪气。**萆薢**缓关节老血，头旋风痫。〔果木〕**酸石榴**小儿痫，酿蝎五枚，泥煅研，乳服五分。**柏实**定痫养血。〔虫禽〕**蜂蜜　鸡子**并痫痓。**白雄鸡及脑**癫邪狂妄。

## 卒　厥

（有尸厥、气厥、火厥、痰厥、血厥、中恶、魇死、惊死）

**【外治】半夏　菖蒲　皂角　雄黄　梁上尘**并主卒死尸厥魇死，客忤中恶，为末吹鼻。**葱黄**插入鼻中七八寸，及纳下部。**薤汁　韭汁**并灌鼻。**醋**鬼击卒死，灌少许入鼻。**酒**惊怖卒死，灌之，并吹两鼻。**乳香　安息香　樟木**并烧烟熏之。**鸡冠血**寝死，中恶卒死，涂面及心，并纳口鼻。**东门上鸡头**为末酒服。**犬肉**拓心上。**青牛蹄**魇死，

① 拳：（quàn 音劝）牛鼻木，见《玉篇》。

安头上即苏。**牛黄　麝香**水服。**热汤**忤恶卒死，隔衣熨腹，冷即易。**井底泥**卧忽不寤，勿以火照，但痛啮足母趾甲际，多唾其面，以泥徐目，令人垂头于井中呼之即苏。**瓦甑**魇死不寤，覆面打破之。**鞋履**卧时一仰一覆，则不魇。**人尿**中恶不醒，尿其面上即苏。**烧人灰**置枕中，辟魇寐。

**【内治】女青**诸卒死，捣末酒灌，立活。**菖蒲汁　蠡实根汁**并灌之。**南星　木香　附子**同木香煎服。**陈粟米**卒得鬼打，擂水服。**白微**妇人无故汗多，卒厥不省人事，名血厥。同当归、人参、甘草煎服。**巴豆**鬼击，同杏仁汁服，取利。**常山**小儿惊忤，中恶卒死，同牡蛎煎服吐痰。**盐胆水**吐痰厥。**烧尸场上土**尸厥，泡汤灌。**食盐**卒鬼击，水灌并噀之。**锅底土**魇寐死，末灌二钱，并吹鼻。**白鸭血　白犬血　猪心血　尾血**并灌之。**犀角**中恶鬼气，卒死厥逆，口鼻出清血，须臾不救，似乎尸厥，但腹不鸣，心下暖，同麝香、朱砂末服二钱，即苏。**羚羊角**热毒风攻注，中恶毒气，卒不识人。**狐胆**人卒暴亡，即取温水化灌，入喉即活，移时者无及。**马屎**卒中恶死，绞汁灌之。**白马夜眼**卒死尸厥，同尾烧丸服。**裈裆　汗衫**并中鬼昏厥，口鼻出血，烧灰汤服。**铁锥柄**鬼打鬼排中恶，和桃奴、鬼箭丸服。**刀鞘**鬼打，烧灰水服。



# 伤寒热病

（寒乃标，热乃本。春为温，夏为热，秋为瘅，冬为寒，四时天行为疫疠）

**【发表】**〔草部〕**麻黄　羌活**太阳、少阴；**葛根　升麻　白芷**阳明、太阴；**细辛少阴；苍术**太阴；**荆芥、薄荷、紫苏**并发四时伤寒不正之汗。**香薷**四时伤寒不正之气，为末，热酒服，取汗。**香附**散时气寒疫。**艾叶**时气温疫，煎服取汗。**苍耳叶**发风寒头痛汗。**浮萍**夹惊伤寒，同犀角、钓藤末服取汗。**天仙藤**治伤寒，同麻黄发汗。**牛蒡根**捣汁服，发天行时疾汗。〔谷菜〕**豆豉**治数种伤寒，同葱白，发汗通关节。汗后不解，同盐吐之。**胡麻**煎酒，发汗。**生姜、小蒜、葱白**〔果木〕**茗茶**并发汗。**杏仁**同鲊煎，发时行温病汗。**桃叶**蒸卧，发伤寒汗。**胡桃**同葱、姜擂茶服，发汗。**桂枝**太阳解肌。**皂荚**伤寒初起，烧赤水服取汗。研汁和姜、蜜服。取汗。〔水石〕**百沸汤**多饮取汗。**丹砂**伤寒时气，始得一二日，煮服取汗。涂身向火亦出汗。**石膏**阳明发热，解肌出汗。**代赭石**伤寒无汗，同干姜末热醋调，涂掌心合定，暖卧取汗。

**【攻里】**〔草部〕**大黄**阳明、太阴、少阴、厥阴，燥热满痢诸证。**栝楼实**利热实结胸。**甘遂**寒实结胸。**葶苈**结胸狂躁。**大戟　芫花**胁下水饮。**荛花**行水。**蜀漆**行水。**千里及**主天下疫气，煮汁吐利。〔果木〕**桃仁**下瘀血。**巴豆**寒热结胸。〔虫石〕**水蛭　虻虫**下瘀血。**芒硝**下痞满躁结。

**【和解】**〔草部〕**柴胡**少阳寒热诸证。伤寒余热，同甘草煎服。**半夏　黄芩　芍药　牡丹　贝母　甘草**并主寒热。**白术　葳蕤　白薇　白鲜皮　防风　防己**并主风温、风湿。**泽泻　秦艽　海金沙　木通　海藻**并主湿热。**黄连　大青　黄药　白药　荠苨　船底苔　陟厘**并主天行热毒狂烦。**知母　玄参　连轺　天门冬　麦门冬　栝楼根**并主热病烦渴。**前胡　恶实　射干　桔梗并**主痰热咽痛。**薰草　白头翁**热痢。**五味子**咳嗽。**苦参**热病狂邪，不避水火，蜜丸服。**龙胆草**伤寒发狂，末服二钱。**青黛**阳毒发斑，及天行头痛寒热，水研服。**地黄**温毒发斑，熬黑膏服。同薄荷汁服，主热瘴昏迷。**青葙苗**捣汁服，大治温疠。**蘘荷**温病初得，头痛壮热，捣汁服。**芦根**伤寒内热，时疾烦闷，煮汁服。**葎草**汗后虚热，杵汁服。**蛇莓**伤寒大热，杵汁服。**番木鳖**热病，磨汁服。虎杖时疫流毒攻手足，肿痛欲断，煮汁渍之。**含水藤**天行时气烦渴。〔谷部〕**黑大豆**疫疠发肿，炒热，同甘草煎服。**豆豉**伤寒头痛，寒热瘴气，及汗后不解，身热懊侬，同栀子煎服。余毒攻手足，煎酒服。暴痢，同薤白煎服。**赤小豆**除湿热。**薏苡仁**风湿痛。**粳米**烦热。**饧**建中。**麻子**脾约秘结。〔菜部〕**百合**百合病。**葱白**少阴下利。**干姜**痞湿及下利。**茄子**温疾。**菾菜汁**解时行壮热。**生瓜菜汁**解阳毒壮热头痛。〔果部〕**大枣**和营卫。**杏仁**利肺气。**桃仁行血。乌梅**烦渴及蛔厥。**橘皮**呕哕痰气。**槟榔**伤寒痞满结胸，末服。**马槟榔**伤寒热病，每嚼数枚水吞。**梨汁**热毒烦渴。木皮，伤寒温病，同甘草、秫米，锅煤服。**芰实**伤寒积热。**吴茱萸**厥阴头痛，多涎。**蜀椒**阴毒时气及蛔厥。**盐麸子**天行寒热。〔木部〕**栀子**烦热懊侬。**黄柏**热毒下利及吐血。**厚朴**满痞头痛。枳壳痞满。**枳实**满实。**竹叶**烦热。**竹茹**温气寒热。**秦皮**热痢。**梓白皮**时行温病，壮热发黄，煎服。**桐木皮**伤寒发狂，煎服，取吐下。**榉木皮**时行头痛，热结在肠胃。**柳叶**天行热病。**楝实**温疾伤寒，大热烦狂。**李根白皮**奔豚。**茯苓**行湿利小便。**猪苓**热渴水逆，小便不利。〔水土〕**腊雪**解伤寒时气温疾大热。**冬霜**解伤寒内热。**夏冰**阳毒热盛，置于膻中。**凉水**阳毒，浸青布贴胸中。**蚯蚓**粪谵语狂乱，凉水服。**蜣螂转丸**时气烦热，绞汁服。**梁上尘　釜底墨**并主阳毒发狂、斑。〔金石〕**黑铅**伤寒毒气。**铅丹**火劫惊邪。**古文钱**时气欲死，煮汁入麝香服，取吐或下。**铁粉**阳毒发狂，同龙胆草，磨刀水服。**铁铧**小儿百日伤寒壮热，烧赤淬水服。**石膏**伤寒头痛如裂，壮热如火，解肌发汗。阳明潮热大渴，同黄连煎服，治伤寒发狂。**滑石**解利四时一切伤寒，同甘草末服。**凝水石**时气热盛。**雄黄**伤寒咳逆，煎酒服。烧烟熏狐惑。**食盐**伤寒寒热。**赤石脂　禹余粮**少阴下利，**石蟹**天时热疾。〔鳞介〕**龙骨**火劫惊邪，下利不止。**鳖甲**阴毒。**玳瑁**热结狂言，磨水服。**牡蛎**伤寒寒热，及自汗水结。**海蛤**伤寒血结，同芒硝、滑石、甘草服。**文蛤**伤寒大汗，烦热口渴，末服。**贝子**伤寒狂热。〔禽部〕**鸡子**伤寒发斑下痢。生吞一枚，治伤寒发狂烦躁。打破煮浑入浆啜之，治天行不解。井中浸冷，吞七枚，治妊娠时疾，安胎。**鸡屎白**伤寒寒热。〔兽部〕**猪胆**少阳证热渴，又导大便不通。**猪膏**伤寒时气，温水服一弹丸，日三。**猪肤**少阴咽痛。**犀角**伤寒热毒，发狂发斑，吐血下血。**牛黄**天行热病。**羚羊角**

伤寒热在肌肤。**牛角**时气寒热头痛。**马屎　羊屎　羊尿**伤寒手足疼欲脱，并洗之。**阿胶**热毒下痢。**人尿**少阴下痢，入白通汤。**人屎**大热狂走，水渍服。**人中黄**研水。**胞衣水**并主热病发狂，饮之。

**【温经】**〔草部〕**人参**伤寒厥逆发躁，脉沉，以半两煎汤，调牛胆南星末服。坏证不省人事，一两煎服，脉复即苏。夹阴伤寒，小腹痛，呕吐厥逆，脉伏，同姜、附煎服，即回阳。**附子**治三阴经证，及阴毒伤寒，阴阳易病。**蓼子**女劳复，卵缩入腹绞痛，煮汁服。**草乌头**阴毒，插入谷道中。〔谷菜〕**黑大豆**阴毒，炒焦投酒热服，取汗。**干姜**阴毒，同附子用，补中有发。**韭根**阴阳易病。**葱白**阴毒，炒热熨脐。**芥子**阴毒、贴脐，发汗。〔果部〕**蜀椒**阴毒，入汤液用。**胡椒**阴毒，同葱白、麝香和蜡作挺，插入茎内，出汗愈。**吴茱萸**阴毒，酒拌蒸熨足心。〔木部〕**松节**炒焦投酒服，治阴毒。**乌药子**阴毒，炒黑水煎，取汗。**青竹皮**女劳复，外肾肿，腹中绞痛，水煎服。**皂荚仁**阴毒。〔石禽〕**雄黄**阴毒，入汤药。**硝石　石硫黄**阴毒，二味为末，服三钱，取汗。硫黄同巴豆丸服，治阴阳二毒。**太阴玄精石**阴毒，正阳丹用之。**鸡屎白**阴毒，同黑豆、乱发、地肤子炒焦入酒服，取汗。**鸽屎**阴毒，炒焦酒服，取汗。〔兽人〕**鼠屎**阴易腹痛，同韭根煮汁服，取汗。**豚卵**阴阳易病，小腹急痛，热酒吞二枚。**麝麝**香阴毒。**父母爪甲**阴阳易病，同中衣裆烧灰酒服。**妇人阴毛**阴阳易病，卵缩欲死，烧灰，以洗阴水服。〔服器〕**裈裆**女劳复及阴阳易，烧灰水服。下裳带烧服，病兔劳复。**月经衣**烧末，水服。

**【食复劳复】**〔草部〕**麦门冬**伤寒后小劳，复作发热。同甘草、竹叶、粳米煎服。**胡黄连**劳复，同栀子丸服。**芦根**劳复食复，煮汁服。〔谷果〕**饭**伤寒多食，复作发热，烧末饮服。**曲**食复，煮服。**橘皮**食复，水煎服。〔木石〕**枳壳**劳复发热，同栀子、豉，浆水煎服。**栀子**食复发热，上方加大黄。劳复发热，同枳壳、豭鼠屎、葱白煎服。**胡粉**食复劳复。水服少许。**凝水石**解伤寒劳复，**鳖甲**食复劳复，烧研水服。**抱出鸡子壳**劳复，炒研汤服一合，取汗。**马屎**劳复，烧末冷酒服。**豭鼠屎　人屎**劳复，烧灰酒服。**头垢**劳复，含枣许水下。**洗手足水**食复劳复，饮一合。**头巾**劳复口渴，浸汁服。**缴脚布**劳复，洗汁服。**砧上垢**食复劳复，同病人足下土、鼠屎煎服。**饭箩**食复，烧灰水服。

## 瘟　疫

**【辟禳】**〔草部〕**苍术**山岚瘴气，温疾恶气，弭灾诊。烧烟熏，去鬼邪。**升麻**吐温疫时气毒病。**苍耳**为末水服，辟恶邪，不染疫疾。**虎耳**擂酒服，治瘟疫。**木香　辟虺雷　徐长卿　鬼督邮　藁本　女青　山柰　菝葜　葎草**并辟毒疫温鬼邪气。**白茅香　茅香　兰草**并煎汤浴，辟疫气。**艾纳香　兜纳香　蜘蛛香**〔木部〕**沉香蜜春　檀香　降真香　苏合香　安息香　詹糖香　樟脑　返魂香　兜木香　皂荚　古厕**

**木**并烧之辟疫。**钓樟叶**置门上。**乌药**　**预知子**　**阿魏**　**乳香**腊月二十四日五更，取初汲水浸至元旦五更，人嚼一块，饮水三呷，一年无疫。**松叶**细切酒服，日三，能辟五年瘟。**柏叶**时气瘴疫，社中东南枝，为末，日服。**桃枝**　**桃橛**　**桃符**并辟疫。**桃仁**茱萸、青盐炒过，每嚼一二十枚，预辟瘴疠。**三岁陈枣核中仁**常服百邪不干。〔谷菜〕**椒柏酒**　**屠苏酒**元旦饮之，辟瘟疠。**黑豆**布袋一斗，纳井中一夜取出，每服七粒，辟禳时气。**赤小豆**除夕正月朔望投井中，辟瘟病。正月七日，囊盛置井中，三日取出，男吞七粒，女吞二七，一年无病。元旦向东吞三七粒，一年无疫。立秋日面西吞七粒，不病痢。豉和白术浸酒常饮，除瘟疫病。**麻子仁**除夜同小豆投井中，辟疫。**穄米**为末水服，不染瘟疫。**蒜**时气温病，捣汁服。立春元旦，作五辛盘食，辟温疫。**蔓菁**立春后庚子日，饮汁，一年免时疾。**马齿苋**元旦食之，解疫气。**生姜**辟邪。**淡竹叶**解疫。〔服器〕**初病人衣**蒸过，则一家不染。**草绳**度所住户中壁，屈结之，则不染。〔水土〕**半天河水**饮之辟疫。**东壁土**　**冢上土石**五月五日取，埋户外，一家不患时气。〔石部〕**丹砂**蜜丸，太岁日平旦，各吞三七丸，永无疫疾。**阳起石**解温疫冷气。**婆娑石**瘴疫，热闷头痛。〔鳞介〕**蚺蛇肉**　**鳡鱼**　**鲵鱼**　**牛鱼**　**鲍鱼头灰**　**贲龟**　**珠鳖**　**蚬肉**并食辟疫。〔禽兽〕**雄鸡**冬至作腊，立春食之，辟疫。**东门上鸡头**辟疫禳恶。**雄鹊**冬至埋圊前，辟时疾温气。**石燕肉**炒浸酒饮，辟温疫岚瘴。**五灵脂**辟疫。**獭肉**煮服，主疫气温病及牛马疫。**狸肉**温鬼毒气，皮中如针刺。**麝香**　**灵猫阴**　**雄狐屎**烧之辟疫。**马骨及蹄**佩之辟疫。**貘皮**寝之辟病。

**【瘴疠】**〔草部〕**升麻**吐。**钗子股**吐。**葛根**　**草犀**　**大黄**温瘴。**附子**冷瘴。**恒山**吐。**芫花**下。**金丝草**　**锦地罗**　**千金藤**　**伏鸡子根**　**解毒子**　**含水藤**　**千里及**　**肉豆蔻**　**苍术**〔菜谷〕**葱**　**茖葱**　**蒜**　**白菘**　**苦茄豉**　**红曲**　**烧酒**〔果木〕**茶**　**盐麸子**　**槟榔**　**乌梅**　**大腹皮**　**安息香**　**苏合香**　**阿魏**　**相思子**吐。〔石部〕**丹砂**　**雄黄**　**砒石**　**婆娑石**〔鳞部〕**蚺蛇肉**　**鲮鲤甲**　**海豚鱼**作脯。**海鹞鱼**烧服。〔兽部〕**猪血**　**猪屎**　**羖羊角**　**山羊角**　**羚羊角**　**犀角**　**麝香**　**果肉**　**猴头骨及肉**〔人部〕**天灵盖**

# 暑

（有受暑中暍，受凉中暑）

**【中暍】**〔草谷〕**水蓼煮**汁灌。**胡麻**炒黑，井水擂灌。**寒食面**井水灌。〔菜果〕**大蒜**同道中热土捣，水澄服。**瓜蒂**吐之即省。〔水土〕**热汤**布蘸熨心即苏，仍徐灌之。**地浆**灌。**道中热土**壅脐上，令人溺于中。即苏。**车辇土**澄水服。**仰天皮**新水调灌。**热瓦**互熨心上。

**【中暑**[1]**】**〔草部〕**香薷**解暑利小便，有彻上彻下之功。夏月解表之药，能发越阳气，消散蓄水。**黄连**酒煮丸服，主伏暑在心脾，发热吐泻痢渴诸病。**石香薷　紫苏叶　苍术　白术　木通　车前　泽泻　半夏　藿香　缩砂**〔谷菜〕**白扁豆　薏苡仁　稷米　大蒜**〔果木〕**木瓜　枇杷叶　赤茯苓　厚朴　猪苓**并主伤暑有湿热诸病。**桂心**大解暑毒，同茯苓丸服。同蜜作渴水饮。**黄柏**去湿热，泻阴火，滋肾水，去痿弱。〔水石〕**雪水　夏冰　滑石　石膏　朱砂**解渴。雄黄暑毒在脾，湿气连脚，或吐或痛，或痢或疟，炼过丸服。**硝石　硫黄**二味结砂，主外伤暑热，内伤生冷，发为头痛寒热，吐泻霍乱，心腹痛诸病。三伏吞硫黄百粒，去积滞甚妙。**玄精石**解暑消积。

**【泻火益元】**〔草部〕**黄芪**伤暑自汗，喘促肌热。**人参**暑伤元气，大汗痿躄，同麦门冬、五味子煎服，大泻阴火，补元气，助金水。**甘草**生泻火，熟补火，与参、芪同为泻火益气之药。**麦门冬**清肺金，降心火，止烦渴咳嗽。**黄芩知母**泻肺火，滋肾水。**虎杖**同甘草煎饮，压一切暑毒烦渴，利小便。〔果木〕**苦茗**同姜煎饮，或醋同饮，主伤暑泻痢。**石南叶**煎服解暑。**乌梅**生津止渴。**西瓜　甜瓜　椰子浆**解暑毒。

## 湿

（有风湿、寒湿、湿热）

**【风湿】**〔草部〕**羌独活　防风　细辛　麻黄　木贼　浮萍　藁本　芎䓖　蛇床子**

**黄芪　黄精　葳蕤　秦艽　菖蒲　蘼芦　菊花　马先蒿　白蒿　庵䕡　旋覆　豨莶　苍耳　薇衔　蒴藋　石龙芮　茵蓣**

**防己　茜根　忍冬　苏子　南星　萆薢　土茯苓　龙常　葱白　薏苡　胡麻　大豆**

**秦椒　蔓椒　蜀椒红　柏实　松叶　沉香　龙脑　蔓荆　皂荚　枸杞　五加皮**

**桂枝　伏牛花　厚朴**与苍术、橘皮同除湿病。〔石部〕**磁石　白石英**〔虫鳞〕**蝎**风淫湿痹，炒研入麝香，酒服。**鳝鱼**湿风恶气，作臛食。

**【寒湿】**〔草部〕**苍术**除上中下三焦湿，发汗利小便，逐水功最大。湿气身重作痛，熬膏服。诸方详见本条。**草乌头**除风湿，燥脾胃，同苍术制煮作丸服。**附子　乌头　芫花　王孙　狗脊　牛膝　山柰　红豆蔻　草果　蠡实　艾叶　木香　杜若　山姜　廉姜**〔谷菜〕**葡萄酒　烧酒　豆黄　生姜　干姜　芥子　蒜葫　莳香**

---

① 中暑：原作“清暑”，根据本节标题后注改。

〔果木〕**吴茱萸　胡椒　榄子　莲实　桂心　丁香　樟脑　乌药　山茱萸**〔兽部〕**貘皮　木狗皮　诸兽毛皮毡　火针**

**【湿热】**〔草部〕**山茵陈　黄芩　黄连**

**防己　连翘　白术　柴胡　苦参　龙胆草　车前　木通　泽泻　通草　白鲜　莸草　半夏　海金沙　地黄　甘遂　大戟　萱草　牵牛**气分。**大黄**血分。**营实根　夏枯草**〔谷菜〕**赤小豆　大豆黄卷　薏苡仁　旱芹**丸服。**干姜　生姜**〔木部〕**椿白皮　茯苓　猪苓　酸枣　柳叶　木槿　榆皮**〔介石〕**蚬子**下湿热气。**滑石　石膏　矾石　绿矾**

## 火热

（有郁火、实火、虚火、气分热、血分热、五脏热、十二经热）

**【升散】**〔草部〕**柴胡**平肝胆三焦包络相火，除肌热潮热，寒热往来，小儿骨热疳热，妇人产前产后热。虚劳发热，同人参煎服。**升麻**解肌肉热，散郁火。**葛根**解阳明烦热，止渴散郁火。**羌活**散火郁发热。**白芷**散风寒身热，浴小儿热。**薄荷叶**骨蒸劳热。**水萍**暴热身痒，能发汗。**香附**散心腹客热气郁。

**【泻火】**〔草部〕**黄连**泻肝胆心脾火，退客热。**黄芩**泻肺及大肠火，肌肉骨蒸诸热。肺热如火燎，烦躁咳嗽引饮，一味煎服。**胡黄连**骨蒸劳热，小儿疳热，妇人胎蒸。**秦艽**阳明湿热，劳热潮热骨蒸。**沙参**清肺热。**桔梗**肺热。**龙胆**肝胆火，胃中伏热。**青黛**五脏郁火。**蛇毒　白鲜皮　大青**并主时行腹中大热。**连翘**少阳阳明三焦气分之火。**青蒿**热在骨间。**恶实**食前挪吞三枚，散诸结节筋骨烦热毒。**灯笼草**骨热肺热。**积雪草**暴热，小儿热。**虎杖**压一切热毒。**茵陈**去湿热。**景天**身热，小儿惊热。**钩藤**平心肝火，利小便。同甘草、滑石服，治小儿惊热。**酸浆　防己　木通　通草　灯心　泽泻　车前　地肤　石韦　瞿麦**并利小便，泄火热。**乌韭**热在肠胃。**屋游**热在皮肤。**土马鬃**骨热烦败。**大黄**泻诸实热不通，足太阴手足阳明厥阴五经血分药。〔菜果〕**碁莛子　李叶　桃叶　枣叶**〔木部〕**楮叶　楝实　羊桃　秦皮　梓白皮**并浴小儿身热。**栀子**心肺胃小肠火，解郁利小便。**李根皮**身皮热毒。**木兰皮**身热面疱。**桑白皮**虚劳肺火。**地骨皮**泻肺火、肾火、胞中火，补正气，去骨间有汗之蒸，同防风、甘草煎服。**溲疏**皮肤热，胃中热。**竹叶　竹茹　竹沥**并主烦热有痰。**荆沥**热痰。〔水石〕**雪水　冰水　井水**并除大热。**石膏**除三焦肺胃大肠火，解肌发汗退热，潮热骨蒸发热，为丸散服。食积痰火，为丸服。小儿壮热，同青黛丸服。**长石**胃中热，四肢寒。**理石**营卫中大热烦毒。**方解石**胸中留热。**玄精石**风热。**凝水石**身热，皮中如火烧，烦满，水饮之，凉血降火。

**食盐**　**卤碱**除大热。**硝石**五脏积热。**朴硝**胃中结热。紫雪、碧雪、红雪、金石凌，皆解热结药也。**玄明粉**胃中实热，肠中宿垢。〔虫介〕**白颈蚯蚓**解热毒狂烦。**雪蛆**　**玳瑁**凉心解毒。〔兽部〕**犀角**泻肝凉心清胃，解大热诸毒气。**牛黄**凉心肝。**羚羊角**风热寒热。**象牙骨**蒸热。**牛胆**　**猪胆**　**熊胆**并除肝火。**白马胫骨**煅过，降火可代芩、连。〔人部〕**人中白**降三焦膀胱肝经相火。**人溺**滋降火甚速。**人屎**大解五脏实热，骨蒸劳热。

**【缓火】**〔草部〕**甘草**生用，泻三焦五脏六腑火。**黄芪**泻阴火，补元气，去虚热。无汗则发，有汗时止。**人参**与黄芪、甘草三味，为益气泻火、除肌热躁热之圣药，甘温除大热也。**麦门冬**降心火，清肺热虚劳客热，止渴。**五味子**与人参、麦门冬三味，为清金滋水，泻火止渴，止汗生脉之剂。**天门冬**肺劳风热，丸服。阴虚火动有痰热，同五味子丸服。妇人骨蒸，同生地黄丸服。**葳蕤**五劳七伤虚热。煎服，治发热口干小便少。**白术**除胃中热，肌热，止汗。妇人血虚发热，小儿脾虚骨蒸，同茯苓、甘草、芍药煎服。**茅根**　**地筋**客热在肠胃。**甘蕉根**　**菰根**　**芦根**　**天花粉**并主大热烦渴。**栝楼根**润肺降火化痰，饮酒发热，同青黛、姜汁丸服。妇人月经不调，夜热痰嗽，同青黛、香附末服。〔菜谷〕**山药**除烦热，凉而补。**小麦**客热烦渴，凉心。**粱米**脾胃客热。**麻仁**虚劳客热，水煎服。〔果部〕**梨**消痰降火，凉心肺。**柿**凉肺，压胃热。**李**曝食，去骨间劳热。**乌梅**下气除热。**马槟榔**热病，嚼食。**蕉子**凉心。**甘蔗**解热。〔介禽〕**鳖肉**同柴胡诸药丸服，治骨蒸。**鸭肉**　**鸽肉**并解热。〔兽人〕**兔肉**凉补。**豪猪肉**　**猪肉**肥热人宜食之。**猪乳**　**酥酪**　**醍醐**　**人乳**

**【滋阴】**〔草部〕**生地黄**诸经血热，滋阴退阳。蜜丸服，治女人发热成劳。蜜煎服，治小儿壮热，烦渴昏沉。**熟地黄**血虚劳热，产后虚热，老人虚燥。同生地黄为末，姜汁糊丸，治妇人劳热。**玄参**烦躁骨蒸，滋阴降火，与地黄同功。治胸中氤氲之气，无根之火，为圣剂。同大黄、黄连丸服，治三焦积热。**当归**血虚热，困渴引饮，目赤面红，日夜不退，脉洪如白虎证者，同黄芪煎服。**丹参**冷热劳，风邪留热。同鼠屎末服，主小儿中风，身热拘急。**牡丹**治少阴、厥阴血分伏火，退无汗之骨蒸。**知母**心烦，骨热劳往来。产后蓐劳，热劳。泻肺命火，滋肾水。〔木部〕**黄柏**下焦湿热，滋阴降火。

**【各经火药】**肝气，柴胡；血，黄芩。**心**气，麦门冬；血，黄连。**脾**气，白芍药；血，生地黄。**肺**气，石膏；血，栀子。**肾**气，知母。血，黄柏。**胆**气，连翘；血，柴胡。**小肠**气，赤茯苓；血，木通。**大肠**气，黄芩；血，大黄。**膀胱**气，滑石；血，黄柏。**胃**气，葛根；血，大黄。**三焦**气，连翘；血，地骨。**包络**气，麦门冬；血，牡丹皮。

**【各经发热药】**肝气，柴胡；血，当归。**心**气，黄连；血，生地黄。**脾**气，芍药；血，木瓜。**肺**气，石膏，血，桑白皮。**肾**气，知母；血，地黄。**胆**气，柴胡；血，栝楼。**小肠**气，赤茯苓；血，木通。**大肠**气，芒硝。血，大黄。**膀胱**气，滑石；血，泽[①]泻。**胃**气，石膏；血，芒硝。**三焦**气，石膏；血，竹叶。**包络**气，麦门冬；血，牡丹皮。

① “宿”原作“缩”，联系本书卷十一玄明粉条，据张本改。

## 诸　气

（怒则气逆，喜则气散，悲则气消，恐则气下，惊则气乱，劳则气耗，思则气结，寒则气收，炅则气泄。）

**【郁气】**〔草部〕**香附**心腹膀胱连胁下气妨，常日忧愁。总解一切气郁，行十二经气分，有补有泻，有升有降。**苍术**消气块，解气郁。**抚芎**与香附、苍术总解诸郁。**木香**心腹一切滞气。和胃气，泄肺气，行肝气。凡气郁而不舒者，宜用之。冲脉为病，逆气里急，同补药则补，同泻药则泻。中气，竹沥，姜汁调灌；气胀，同诃子丸服；一切走注，酒磨服。**藿香**快气。**鸡苏**　**紫苏**顺气。**薄荷**去愤气。〔谷菜〕**赤小豆**缩气，散气。**莱菔子**练五脏恶气，化积滞。**葱白**除肝中邪气，通上下阳气。**胡荽**热气结滞，经年数发，煎饮。**莴苣**　**白苣**开胸膈拥气。**马齿苋**诸气不调，煮粥食。**黄瓜菜**通结气。〔果木〕**杏仁**下结气，同桂枝、橘皮、诃黎勒丸服。**青橘皮**疏肝散滞，同茴香、甘草末服。**槟榔**宣利五脏六腑壅滞，破胸中一切气，性如铁石。**大腹皮**下一切气。**栀子**五脏结气，炒黑煎服。**梨木灰**气积郁冒。**橄榄**　**毗梨勒**开胃下气。**榆荚仁**消心腹恶气，令人能食。〔石兽〕**铁落**胸膈热气，食不下。**长石**胁肋肺间邪气。**麝香**　**灵猫阴**〔人部〕**人尿**一切气块，煎苦参酿酒饮。

**【痰气】**〔草部〕**半夏**消心腹胸胁痰热结气。**贝母**散心胸郁结之气，消痰。**桔梗**　**前胡**　**白前**　**苏子**并主消痰，一切逆气。**射干**散胸中痰结热气。**芫花**诸般气痛，醋炒，同玄胡索服。**威灵仙**宣通五脏，去心腹冷滞，推陈致新。男妇气痛，同韭根、乌药、鸡子煮酒服。**牵牛**利一切气壅滞。三焦壅滞，涕唾痰涎，昏眩不爽，皂角汁丸服。气筑奔冲，同槟榔末服。〔谷菜〕**荞麦**消气宽肠。**黑大豆**调中下气。**生姜**心胸冷热气，暴逆气上，嚼数片[①]即止。**莱菔子**　**白芥子**消痰下气。〔果部〕**山楂**行结气。**橘皮**痰隔气长，水煎服。下焦冷气，蜜丸服。**橙皮**消痰下气，同生姜、檀香、甘草作饼服。**柚皮**消痰下气，及愤懑之痰，酒煮蜜拌服。**枸橼皮**除痰，止心下气痛。**金橘**下气快肠。**枇杷叶**下气止呕。**杨梅**除愤愦恶气。〔木部〕**枳实**　**枳壳**　**茯苓**破结气，逐痰水。**桑白皮**下气消痰。**皂荚**一切痰气，烧研，同萝卜子、姜汁、蜜丸服。〔介部〕**龟甲**抑结气不散，酒炙，同柏叶、香附丸服。**牡蛎**惊恚怒气，结气老血。**担罗**同昆布作羹，消结气。

**【血气】**〔草部〕**当归**气中之血，**芎䓖**血中之气。**蓬莪茂**气中之血。**姜黄**血中之气。**三棱**血中之气。**郁金**血气。**玄胡索**〔木部〕**乳香**　**没药**　**骐驎竭**　**安息香**并活血散气。

**【冷气】**〔草部〕**艾叶**心腹一切冷气恶气，捣汁服。**附子**升降诸气，煎汁入沉香服。**乌头**一切冷气，童尿浸，作丸服。**肉豆蔻**　**草豆蔻**　**红豆蔻**　**高良姜**　**益智子**

① 片：原作“升”，联系本书卷二十六生姜条文中附方，据张本改。

**荜茇　毕勃没　缩砂　补骨脂　葫芦巴　蒟酱**并破冷气。**五味子**奔豚冷气，心腹气胀。〔菜〕**蒜葫　芸苔　蔓菁　芥　干姜　獐菜　秦狄梨　马芹**并破冷气。**茴香**肾邪冷气，同附子制为末服。**白芥子**腹中冷气，微炒为丸服。〔果木〕**蜀椒**解郁结。其性下行通三焦。凡人食饱气上，生吞一二十枚即散。**秦椒　胡椒　荜澄茄　吴茱萸　食茱萸　桂　沉香　丁香　丁皮　檀香　乌药　樟脑　苏合香　阿魏　龙脑树子**并破冷气，下恶气。**厚朴**男女气胀，饮食不下，冷热相攻，姜汁炙研末，饮服。**诃黎勒**一切气疾，宿食不消，每夜嚼咽。〔金石〕**金屑**破冷气。**黑铅**肾脏气发，同石亭脂、木香、麝香丸服。**铜器**炙熨冷气痛。车**辖**冷气走痛，烧淬水服。**白石英**心胃中冷气。**紫石英**寒热邪气。补心气，养肺气。**灵砂**治冷气。升降阴阳，既济水火。**玄精石　砒石　硇砂**元脏虚冷气痛，同桃仁丸服，又同川乌头丸服。**硫黄**一切冷气积痛，同青盐丸服，同消石、青皮、陈皮丸服。〔鱼禽〕**鳢鱼**下一切气，同胡椒、大蒜、小豆、葱，水煮食。**黄雌鸡　乌雌鸡**并治冷气著床。

## 痰　饮

（痰有六：湿、热、风、寒、食、气也。饮有五：支、留、伏、溢、悬也。皆生于湿）

**【风寒湿郁】**〔草〕**半夏**行湿下气，湿去则涎燥，气下则痰降，乃痰饮主药。法制半夏可咀嚼。胸膈痰壅，姜汁作饼煎服。停痰冷饮，同橘皮煎服。中焦痰涎，同枯矾丸服。结痰不出，同桂心、草乌头丸服。支饮作呕，同生姜、茯苓煎服。风痰、湿痰，清壶丸。风痰，辰砂化痰丸。气痰，三仙丸。惊痰，辰砂半夏丸。老人风痰，半夏硝石丸。小儿痰热，同南星入牛胆阴干丸服。**天南星**除痰燥湿。壮人风痰，同木香、生姜煎服。痰迷心窍，寿星丸。小儿风痰，抱龙丸。**苍术**消痰水，解湿郁，治痰夹淤血成囊。**白术**消痰水，燥脾胃，心下有水，同泽泻煎服。五饮酒癖，同姜、桂丸服。**旋覆花**胸上痰结，唾如胶漆，及膀胱留饮，焙研蜜丸服。**威灵仙**心膈痰水，宿脓久积。停痰宿饮，喘咳呕逆，同半夏，皂角水丸。**麻黄**散肺经火郁，止好唾痰喘。**细辛**破痰利水，开胸中滞结。**薄荷**小儿风涎要药。**苏子**治风顺气消痰。**佛耳草**除痰压时气。**附子**胃冷湿痰呕吐，同半夏、生姜丸服。**乌头　天雄　白附子**并主风痰湿痰。**草乌头**胸上冷痰，食不下，心腹冷痰作痛。**紫金牛**风痰。**百两金**风涎。**艾叶**口吐清水，煎服。**防己**膈间支饮喘满，木防己汤。**葶苈**胸中痰饮结气。**人参**胸中痰，变酸水，逆黄。**肉豆蔻**冷气呕沫，同半夏、木香丸。**益智子**上膈客寒，吐沫。**草豆蔻　高良姜　廉姜　荜茇　红豆蔻　蒟酱　狼毒**〔菜谷〕**干姜**并主冷痰，燥湿温中。**生姜**除湿去痰下气。痰厥卒风，同附子煎服。**芥及**

子　**白芥子**痰在胁下及皮里膜外，非此莫除，同白术丸服。同苏子、莱菔子丸，下痰气。**米醋**　**烧酒**〔果木〕**木瓜**　**楂子**　**榅桲**　**橙皮**　**柚皮**并去湿痰水唾。**橘皮**除湿痰留饮，呕哕反胃，二陈汤、润下丸、宽中丸。痰膈胸中热胀，水煎服。嘈杂吐清水，为末舐之。下焦冷痰，丸服。**槟榔**消谷下气，逐水除痰澼，为末汤服。呕吐痰水，同橘皮煎或末服。**大腹子**　**都念子**　**都咸子**　**蜀椒**温中除温，心腹留饮。椒目，同巴豆丸服，治留饮腹痛。**吴茱萸**厥阴痰涎。**胡椒**　**荜澄茄**　**厚朴**消痰温中。痰壅呕逆，姜汁制末服。**沉香**冷痰虚热，同附子煎服。**杉材**肺壅痰滞。**皂荚**胸中痰结，挪汁熬膏丸服。一切痰气，烧研同莱菔子丸服。钩痰丸，同半夏、白矾丸含。子及木皮，并治风痰。**白杨皮**浸酒化痰游。**槐胶**一切风涎。〔石虫〕**矾石**痰涎饮澼。赤石脂饮水成游，吐水不止，末服一斤良。**白僵蚕**散风痰结核。一切风痰，研末姜汁服。**桂蠹**寒澼。

**【湿热火郁】**〔草〕**栝楼**降火清金，涤痰结。清痰利膈，同半夏熬膏服。胸痹痰嗽，取子同薤白煎服。饮酒痰澼，胁胀呕吐腹鸣，同神曲末服。**贝母**化痰降气，解郁润肺。痰胀，同厚朴丸服。**前胡**　**柴胡**　**黄芩**　**桔梗**　**知母**　**白前**　**紫菀**　**麦门冬**　**灯笼草**　**鸭跖草**　**悬钩子**　**解毒子**　**辟虺雷**　**草犀**　**泽泻**　**舵菜**　**山药**　**竹笋**〔果木〕**乌梅**　**林檎**　**白柿**　**盐麸子**　**甘蔗汁**　**梨汁**　**藕汁**　**茗**　**皋芦叶**　**蕤核**　**枳实**　**枳壳**胸胁痰澼，停水痞胀，为末服。**桑白皮**上焦痰气。**荆沥**烦热痰唾，漾漾欲吐。**竹沥**去烦热，清痰养血。痰在经络四肢，及皮里膜外，非此不达不行。**竹茹**　**竹叶**痰热呕逆。**木槿花**风痰壅逆，研末汤服。**茯苓**膈中痰水，淡渗湿热。**诃黎勒**降火消痰。叶亦下气消痰。**天竺黄**〔金石〕**铅**　**铅霜**　**铅丹**　**胡粉**　**铁华粉**并堕风热惊痰。**密陀僧**痰结胸中不散，醋、水煮过，为末，每酒水煎二钱饮。**灵砂**上盛下虚，痰涎壅逆。**水银**小儿惊热风涎。**蓬砂**　**浮石**〔虫鳞〕**五倍子**并化顽痰，解热毒。**百药煎**清金化痰，同细茶、海螵蛸丸服。**海螵蛸**〔介兽〕**海蛤**　**文蛤**　**蛤粉**　**牡蛎**并化湿痰、热痰、老痰。**烂蚬壳**心胸痰水吞酸，烧服。**牛黄**化热痰。**阿胶**润肺化痰，利小便。

**【气滞食积】**〔草部〕**香附子**散气郁、消饮食痰饮，利胸膈。停痰宿食，同半夏、白矾、皂角水，丸服。**鸣苏**消谷，除酸水。**苏叶**〔谷菜〕**曲**　**神曲**　**麦蘖**并消食积痰饮，下气。**醋**　**莱菔及子**消食下痰，有推墙倒壁之功。**仙人杖菜**去冷痰澼。**蕼菜**消食，豁冷痰。**桑耳**癖饮积聚，留饮宿食，同巴豆蒸过丸服。**蘑菰**　**茼蒿**〔果石〕**山楂**并消食积痰。**盐杨梅**消食去痰，作屑服。**银杏**生食降痰。**杏仁**　**雄黄**　**粉霜**　**轻粉**　**金星石**　**青礞石**　**硇砂**　**绿矾**并消痰涎积癖。**银朱**痰气结胸，同矾石丸服，有声白散。**石膏**食积痰火，煅研醋糊丸服。〔介禽〕**马刀**　**牡蛎**　**魁蛤**痰积。**蚌粉**痰涎结于胸膈，心腹痛日夜不止，或干呕，以巴豆炒赤，去豆，醋糊丸服。**鬼眼睛**痰饮积及湿痰心腹痛，烧研酒服。**五灵脂**痰血凝结，同半夏姜汁丸服。

**【宣吐】** **人参芦**　**桔梗芦**　**藜芦**　**三白草汁**　**恒山**　**蜀漆**　**郁金**同藜芦末。**杜衡**

石苋　石胡荽汁离鬲草汁　附子尖　土瓜根　及己　苦参　地松　豨莶　羊踯躅　紫河车　虎耳草　芭蕉油　萝卜子　苦瓠　瓜蒂　苦茗　乌梅　酸榴皮　梨汁　桐油　皂荚　栀子　相思子　松萝　热汤　齑水　盐卤水　石绿　石青　石胆　白青　砒石　密陀僧　矾石　大盐　虾汁

【荡涤】**甘遂**直达水气所结之处。**芫花**胸中痰水，胁下饮澼。**荛花**肠胃留澼。**大戟**湿热水澼。**续随子**痰饮宿滞。**牵牛**痰饮宿脓。**大黄**　**射干**　**桃花**宿水痰饮积滞，为末水服，或作饼食，取利。**接骨木**下水饮。**巴豆**寒澼宿食，大便闭，酒煮三日夜，煎丸水下。风痰湿病，安掌心取汁。**芒硝**　**朴硝**

# 脾　胃

（有劳倦内伤、有饮食内伤、有湿热、有虚寒）

【劳倦】〔草部〕**甘草**补脾胃，除邪热，益三焦元气，养阴血。**人参**劳倦内伤，补中气，泻邪火。煎膏合姜、蜜服。**黄芪**益脾胃，实皮毛，去肌热，止自汗。**黄精**　**葳蕤**补中益气。**白术**熬膏服良。**苍术**安脾除湿，熬膏作丸散，有四制、八制、坎离、交感诸丸。**柴胡**平肝，引清气自左而上。**升麻**入胃，引清气自右而上。**芍药**泻肝，安脾肺，收胃气。**石斛**厚脾胃，长肌肉。**使君子**健脾胃，除虚热。**连翘**脾胃湿热。**木香**　**甘松香**　**藿香**　**缩砂密**　**白豆蔻**　**紫苏**〔菜谷〕**罗勒**　**莳萝**　**马芹**并理元气。**秫香**同生姜炒黄丸服，开胃进食。**茼蒿**　**荠菜**　**苜蓿**　**蒜菜**　**仙人杖草**　**草豉**　**胡萝卜**　**芋**　**山药**　**石耳**　**蘑菰**　**鸡㙡**　**五芝**　**胡麻**　**小麦**　**大麦**　**雀麦**　**糯**　**粳**　**籼**　**稷**　**黍**　**蜀秫**　**粱粟**　**秫穇子**　**稗子**　**稂**　**东墙**　**雕胡**　**蓬子**　**水粟**　**菵草米**　**蒒草米**　**薏苡**　**罂子粟**　**黑大豆**　**赤小豆**　**绿豆**　**白豆**　**豌豆**　**蚕豆**　**豇豆**　**藊豆**　**刀豆**　**豆豉**　**豆腐**　**豆黄**壮气润肌。以猪脂和丸，每服百丸，即易肥健，甚验，脾弱不食，同麻子熬香研，日服。**陈廪米**　**青精饭**　**诸米粥**　**饴糖**　**酒**　**糟**〔果木〕**大枣**同姜末点服。**仲思枣**　**木瓜**　**柰**　**白柿**　**橘皮**　**钩栗**　**橡子**　**榛子**　**龙眼**　**橄榄**　**榧子**　**槟榔**　**大腹皮**　**桄榔面**　**莎木面**　**波罗蜜**　**无花果**　**摩厨子**　**芡实**　**莲实**　**藕**　**甘蔗**　**沙糖**　**凫茈**　**清明柳枝**脾弱食不化似翻胃，煎汤煮小米，滚面晒收，每用烹食。**沉香**　**檀香**　**诃黎勒**　**厚朴**　**茯苓**〔水石〕**潦水**　**甘澜水**　**立春清明水**　**太一余粮**　**白石脂**　**石面**　**代赭石**〔虫部〕**蜂蜜**　**蚕蛹**　**乳虫**〔鳞介〕**龙齿**　**鳟鲻**　**鯮鱤**　**鲌**　**鲫**　**鲂**　**鲤**　**鲈**　**鳜**　**鲳**　**鲨**　**白鲞**　**鲙残鱼**　**比目鱼**　**虾**　**鳖**　**淡菜**　**海蛇**〔禽兽〕**鸡雉**　**鹳雉**　**英鸡**　**凫**　**不鹏**　**鹭**　**鹂**　**雀**　**突厥雀**　**鸠**　**青鹤**　**桑鳸**　**莺鹘嘲**　**猪脾、舌**　**狗**

肉　羊肉　牛肉　牛脞　虎肉　兔肉

【虚寒】〔草部〕附子　草豆蔻　高良姜　山姜　廉姜　益智子　荜茇　蒟酱　肉豆蔻〔菜谷〕干姜　生姜　蒜　韭　薤　芥　芜菁　糯米　秫　烧酒〔果木〕胡椒　荜澄茄　秦椒　蜀椒　吴茱萸　食茱萸　丁香　桂

【食滞】〔草部〕大黄荡涤宿食，推陈致新。地黄去胃中宿食。香附　三棱　蓬茂　木香柴胡消谷。荆芥　薄荷　苏荏　水苏并消鱼鲙。青黛　越王余筭　海藻　肉豆蔻　草果　缩砂　蒟酱　红豆蔻　仙茅〔谷菜〕大麦荞麦　豆黄　蒸饼　女曲　黄蒸　曲　神曲同苍术丸服。红曲　蘖米　麦蘖　饴　糖　酱　醋　酒　糟　蒜　葱　胡葱　胡荽　白菘　莱菔　芜菁　姜〔果木〕杏仁停食，用巴豆炒过，未服。橘皮为末，煎饮代茶。青皮盐、醋、酒、汤四制为末，煎服。柑皮　橙皮　柚皮　木瓜　榅桲　山楂消肉。柰子　杨梅　银杏生食。槟榔　大腹子　榧子　无漏子　茶　皋芦　蜀椒　胡椒　荜澄茄　茱萸　巴豆一切生冷硬物。阿魏消肉。皂荚　楸白皮　厚朴　乌药　樟材　檀香　桂食果腹胀，饭丸吞七枚。诃黎勒　枳实　郁李仁〔水土〕齑水吐。浆水消。生熟汤消。百草霜　梁上尘〔金石〕朴硝食饮热结。青礞石食积宿滞，同巴豆等丸服。水中白石食鲙成瘕，烧淬水服七次，利下。食盐酒肉过多胀闷，擦牙漱下，如汤沃雪。硇砂消肉。蓬砂　孔公孽〔介禽〕鳖甲　淡菜　海月　白鲞并消宿食。鳝头烧服，去痞症，食不消。皋　鸡屎白　鹰屎白　雀屎白　鸽屎　五灵脂

【酒毒】〔草部〕葛花　葛根汁　白茅根汁　水萍　菰笋　秦艽　苦参　地榆　菊花酒醉不语，为末酒服。悬钩子　木鳖子醋磨。天南星同朱砂丸服，解酒毒积毒。五味子　山姜花　高良姜　红豆蔻　缩砂　白豆蔻　蒟酱　肉豆蔻　蠡实　蕉子〔谷菜〕麦苗汁　丹黍米饮酒不醉。黑大豆　赤小豆　腐婢　绿豆　蚕豆苗煮食。扁豆　豆腐烧酒醉死，切片贴身。豉同葱白煎。曲　萝卜　蔓菁大醉不堪，煮粥饮汁。根蒸三次研末，酒后水服二钱，不作酒气。白菘解酒醉不醒，研子一合，井水服。水芹　苦苣　白苣　苦竹笋　酸笋　越瓜　甜瓜〔果木〕橘皮　柑皮　橙皮　柚皮　金橘　杨梅干屑服之，止呕吐酒。乌梅　榔梅　梨　楂子　榅桲　椑柿　银杏　橄榄　槟榔　波罗蜜　都桷子　枳椇子　盐麸子　醋林子　甘蔗　沙糖　石蜜　藕　芰　西瓜　丁香　长寿仙人柳酒病，为末酒服。河边木端午投酒中饮之，令人不醉。桑椹汁　苦竹叶〔水石〕新汲水烧酒醉死，浸发及手足，仍少灌之。食盐擦牙漱咽，解酒毒。先食一匙，饮酒不醉。蓬砂服之，饮酒不醉。雄黄饮酒成癖，遇酒即吐，同巴豆、蝎梢、白面丸服。石灰酒毒下痢，泥煅，醋糊丸服。铅霜〔虫鱼〕五倍子　鳝鱼　黄颡鱼〔介部〕蚌　蛎黄　蛤蜊　车螯　田螺　蜗螺海月〔禽兽〕鸡内金消酒积，同豆粉丸服。五灵脂酒积黄肿，入麝丸服。豭猪项肉酒积黄胀，同甘遂服，取下酒布袋。猪肾酒积，掺葛粉炙食。牛膍　狐胆

**麝香**并解酒毒。**鹿茸**饮酒成泄，冲任虚寒，同狗脊、白蔹丸服。**驴蹄底**饮酒过度，欲至穿肠，水煮浓汁冷饮。

## 吞酸嘈杂

（有痰食热证，有阳气下陷虚证）

**痰食**〔草部〕**苍术　香附　黄连　蓬莪茂　缩砂仁　半夏　鸡苏**生食。**荠苎**生食，去肠间酸水。**旋覆花**〔菜谷〕**萝卜**食物作酸，生食即止。**米醋**破结气，心中酸水痰饮。**神曲　麦蘖**〔果木〕**橘皮　木瓜　楂子　榠楂　榅桲　山楂**并除心间酸水，止恶心。**胡桃**食物醋心，以干姜同嚼下，立止。**槟榔**醋心吐水，同橘皮末服。

**大腹皮**痰隔醋心，同疏气药、盐、姜煎服。**厚朴**吐酸水，温胃气。**樟材**宿食不消，常吐酸臭水，煎汤服。**皂荚子**心嘈食，治膈痰吞酸。**栀子**〔虫兽〕**蚬壳**吞酸心痛，烧服。**羊屎**煎酒服。**头垢**噫吐酸浆，以浆水煎服一杯。

**【阳陷】**〔草部〕**人参**消胸中痰变酸水。妊娠吐水，心酸痛，不能饮食，同干姜丸服。**柴胡**除痰热。**升麻　葛根**凡胃弱伤冷，郁遏阳气者，宜三味升发之。**荜茇**胃冷口酸流清水，心连脐痛，同厚朴末、鲫鱼肉丸服。**廉姜**胃口冷，吐清水。草豆蔻　益智子　红豆蔻　高良姜〔木鳞〕**吴茱萸**醋心甚者，煎服。有人服之，二十年不发也。**鱼鲙**心下酸水。

## 噎　膈

（噎病在咽嗌，主于气，有痰有积。膈病在膈膜，在于气，有挟积、挟饮澼、挟瘀血及虫者）

**【利气化痰】**〔草部〕**半夏**噎膈反胃，大便结者，同白面、轻粉作丸煮食，取利。**山豆根**研末，橘皮汤下。**昆布**气噎，咽中如有物，吞吐不出，以小麦煮过，含咽。**栝楼**胸痹咽塞，同薤白、白酒煮服。**芦根**五噎吐逆，煎服。**天南星　前胡　桔梗　贝母　香附子　紫苏子　木香　藿香　泽泻　缩砂　茴香　高良姜　红豆蔻　草果　白豆蔻　生姜**咽中有物，吞吐不出，含之一月愈。噎气，姜入厕内浸过，漂晒研末，入甘草末服。**橘皮**卒气噎，去白焙研，水煎服。胸痹咽塞，习习如痒，唾沫，同枳实、生姜煎服。**槟榔**五膈五噎，阿杏仁以童尿煎服。**青橘皮　厚朴　茯苓　沉香**膈气，同木香、乌药、枳壳为末，盐汤下。**檀香　苏合香　丁香　枳壳　枳实**

**【开结消积】**〔草部〕**三棱：**治气胀，破积气。反胃，同丁香末服。**蓬莪茂：**破积气，治吐酸水。**郁金：**破恶血，止痛。**阿魏：**五噎膈气，同五灵脂丸服。**威灵仙：**噎膈气，同蜜煎服，吐痰。**凤仙子：**噎食不下，酒浸晒研，酒丸服。**马蹄香：**噎食膈气，为末，酒熬膏服。**紫金牛：**治噎膈。**板蓝汁：**治噎膈，杀虫，频饮。**红蓝花：**噎膈拒食，同血竭浸酒服。**荛花　甘遂：**梅核气，同木香末服。**大黄：**食已即吐，大便结，同甘草煎服。〔谷菜〕**杵头糠：**膈气噎塞，蜜丸噙咽。卒噎，噙之咽汁，或煎饮。**荞麦秸灰：**淋取硷，入蓬砂服，治噎食。**韭汁：**去胃脘血。入盐，治噎膈。入姜汁、牛乳，治反胃。〔果木〕**乌芋：**主五噎膈气。**乌梅　杏仁　山楂　桃仁　桑霜：**消噎食积块。**巴豆霜**〔水石〕**粮罂中水：**饮之，主噎疾，杀虫。**浸蓝水：**主噎疾，温饮一杯，杀虫。**梁上尘：**主噎膈食积。**硇砂：**噎膈吐食，有积癥，用之神效。荞面包煅，同槟榔、丁香末，烧酒服。同人言、黄丹各升打过，同桑霜末，烧酒服。同平胃散末，点服三钱，当吐黑物如石。**黑铅：**膈气，同水银、人言结砂，入阿魏丸服。灰，同醋熬膏，蒸饼和丸服。**绿矾：**面包泥固煅研，枣肉丸服。鲫鱼留胆去肠，酿煅末服。**白矾：**治噎膈，化痰澼，蒸饼丸服。或同硫黄炒过，入朱砂丸服。**雄黄　轻粉　石碱　蓬砂　砒石：**并化积垢，通噎膈。〔服器〕**寡妇木梳：**烧灰，钥匙汤下。〔虫鳞〕**蛇含虾蟆：**煅研酒服。**蜣螂：**同地牛儿用，治噎膈。**壁虎：**噎膈反胃，炒焦入药用。**鲫鱼：**膈气，酿大蒜，泥包煨焦，和平胃散，丸服。〔禽兽〕**鸠：**食之不噎。**巧妇窠：**噎膈，烧研酒服，神验。**鹏雏：**煅研酒服。**五灵脂：**噎膈痰涎夹血。**鸬鹚头：**烧研酒服。**鹰粪：**食硬，烧灰，水服。**白鹅尾毛：**噎食，烧灰，饮服。**鸡嗉：**噎气不通，烧研，入木香，沉香、丁香、红枣丸服。**狼喉结：**噎疾，晒研，以五分入饭食。**白水牛喉：**噎膈，结肠不通，醋炙五次，为末，每服一钱，饮下，立效。**狗宝：**噎食病，每用一分，以威灵仙、食盐浸水服，日三服，三日愈。**黄狗胆：**和五灵脂末，丸服。**狗屎中粟：**噎膈吐食，淘净煮粥，入薤白、沉香末食。**狸骨：**噎病不通饮食，炒研白汤服。**羚羊角：**噎塞不通，研末，饮服二钱，日三。**野人粪：**治噎漏，同阿魏末，以姜片蘸食。**人溺　秋石：**噎病，每服一钱。**人淋石：**治噎食，俗名涩饭病，磨汁服。**人癖石：**消坚，治噎膈。**天灵盖：**噎膈，用七个同黑豆煅研，酒服一钱。**人胆：**噎膈病，盛糯米阴干取黑色者，每服十五粒，通草汤下。**胞衣水：**膈气反胃，饮一钟，当有虫出。**头垢：**主噎疾，以酸浆煎膏用之，立愈。**人屎：**烧服。

## 反　胃

（主于虚，有兼气、兼血、兼火、兼寒、兼痰、兼积者。病在中下二焦。食不能入，是有火；食入反出，是无火）

**【温中开结】**〔草部〕**附子：**温中破积。反胃不下食，以石灰泡热，姜汁淬三次，同丁香、粟米煎服，或为末纸，或为丸噙，或包丁香，以姜汁煮焙丸服。**白豆蔻：**脾虚反胃，同丁香、缩砂、陈廪米，姜汁丸服。**白芷**：血风反胃，猪血蘸食。**木香**：同丁香煎服，治反胃关格。**王瓜**：反胃，烧研酒服。或入平胃散末。**木鳖子**：三十个去皮油，牛乳、蜂蜜各半斤，石器慢熬干研，日取一匙入粥食。**火杴草**：焙末蜜丸。**荜茇**　**草豆蔻**　**红豆蔻**　**高良姜**　**肉豆蔻**　**藿香**　**抚芎苏子**　**前胡**　**香附**　**半夏**：并温中消食止吐。**三棱**：同丁香末服。**益智子**：客寒犯胃，多唾沫。〔谷菜〕**干饧糟**：同姜捣饼焙研，入甘草、食盐服。**韭菜**：烧熟，盐吃十顿，治噎膈反胃。**生姜汁**：煮粥食。麻油煎研，软柿蘸食。**白芥子**：酒服二钱。**紫芥子**　**大蒜**　**干姜**　**兰香**：作饼。**莳萝**　**茴香**　**杵头糠**　**萝卜**：蜜煎细嚼，**薤白**〔果木〕**槟榔**　**青皮**　**橘皮**：西壁土炒，姜，枣煎服。**胡椒**：醋浸七次，酒糊丸服，或加半夏或同煨姜煎服。**毕澄茄**：吐出黑汁者，米糊丸服。**枇杷叶**：同人参、丁香煎服。**栗子壳**：煮汁。**松节**：煎酒。**千槌花**：煮汁。**丁香**：盐梅丸咽，姜、蔗汁丸服，木香同煎服。**桂心**　**沉香**　**檀香**　**茯苓**　**厚朴**　**枳实**〔金石〕**雄黄**　**雌黄**：同甘草丸服。**铅灰**：醋熬，蒸饼丸服。**铅丹**：坠痰消积，同白矾、石亭脂煅研，丸服。**水银**：同铅、缩砂，入硫黄、官桂为末，姜汁服，清镇反胃。**灵砂**：镇坠反胃神丹也。**赤石脂**：蜜丸服。**砒石**：同巴豆、附子、黄蜡丸服。**白矾**　**丹砂**　**釜煤**　**朴硝**　**蓬砂**　**轻粉**　**硇砂**〔鳞介〕**烂蛤**：烧服。**蚌粉**：姜汁服。同田螺壳灰、乌梅烧研，人参汤服。**鲫鱼**：酿绿矾煅研服。**鲤鱼**：童尿浸煨，研末入粥食。〔禽兽〕**抱出鸡子壳**：酒服。**鸡膛胵皮**：烧研酒服。**鹈鹕皮毛**：烧研酒服。**五灵脂**：狗胆汁丸，热姜酒磨服，并加沉香、木香、阿魏。**猫衣**：煅研，入朱砂噙。**虎肚**：煅研，入平胃散末服。**虎脂**：切块，麻油浸收，每以酒一锺，和油一杯服，不问久近皆效。**猬皮**：煮汁服，或炙食，或烧灰酒服。**白马尿**：热饮。**驴尿**：以上并能杀虫。**驴屎**　**羊屎**：五钱，童尿煎服。**牛龄草**：同杵头糠、糯米粉、牛乳和丸煮食。**羊胲子**：煅研，入枣肉、平胃散末，沸汤点服。

**【和胃润燥】**〔草部〕**人参**止反胃吐食，煎饮或煮粥食，或同半夏、生姜、蜜煎服。**白术**　**芍药**　**芦根**止反胃五噎吐逆，去膈间客热，煮汁服。**茅根**反胃上气，除客热在胃，同芦根煎汁饮。〔谷菜〕**山药**　**粟米**作丸，醋煮吞。**罂粟**同人参、山药煮食。**陈仓米**水煎服，或炊焙为末，入沉香末服。**马齿苋**饮汁。**柳蕈**煎服。**莼心**　**麻仁**　**胡麻油**〔果木〕**杏仁**　**桃仁**　**梨**插丁香十五粒煨食，止反胃。**棠梨叶**炒研酒服，止反胃。**甘蔗汁**同姜汁饮，治反胃。**干柿**连蒂捣酒服，止反胃，开胃化痰。**干枣叶**同丁香、藿香煎服，止反胃。**石莲**入少肉豆蔻末，蜜汤服，止反胃。**乌芋**主五噎膈气。**梓白皮**主反胃。**淡竹茹**　**竹沥**　**醴**　**泉**　**井华水**并主反胃。**螺蛳泥**每火酒服一钱，止反胃。**地龙屎**同木香、大黄末，水服，止反胃。**白善土**醋煅。**西壁土**　**灶中土**米饮服三钱。**蚕茧**反胃吐食，煎汁煮鸡子食之。**缲丝汤**煮粟米粥食，止反胃。**牛羊乳**反胃燥结，时时咽之，或入汤剂。**牛涎**噎膈反胃，以水服二匙，或入蜜，或入麝香，或和糯米粉作丸，煮食。**羊肉**蒜、薤作生食。**羊胃**作羹食。**乌雄鸡**虚冷反胃，入胡荽子煮，食二只愈。**乌雌鸡**炒香，投酒中一夜饮。**反毛鸡**同人参、当归煮食。

# 呕吐

（有痰热，有虚寒，有积滞）

**【痰热】**〔草谷〕**葛根：**大热呕吐，小儿呕吐。荡粉食。**泽泻：**行水止吐。**香附：**妊娠恶阻。同藿香、甘草煎服。**黄连　苦耽：**劳乏呕逆。**麦门冬：**止呕吐燥渴。**前胡：**化痰止吐。**芦根：**主呕逆不食，除膈间客热，水煮服，或入童尿。**干苔：**煮汁。**赤小豆　豌豆：**止呕逆。**绿豆粉　茆草子**〔果木〕**茯苓　猪苓　栀子　楸白皮　梓白皮：**止呕逆，下气。**苏方木：**人常呕吐，用水煎服。**杨梅：**止呕吐，除烦愦。**枇杷：**止吐下气。**木白皮：**止呕逆，煮服大佳。**叶：**止呕吐不止。〔水石〕**黄丹：**止吐逆。**胡粉　水银　铅　滑石：**暴得吐逆，汤服二钱。**石膏：**胃火吐逆。**阴阳水：**饮数口即定。〔虫兽〕**蝉蜕：**胃热吐食，同滑石末水服。**芦蠹虫**小儿乳后吐逆，二枚煮汁服。**羊屎**呕吐酸水，以十枚煎酒服。**牛乳**小儿吐乳，入葱姜煎服。**兔头骨：**天行吐不止，烧研饮服。**人乳：**小儿初生吐乳，同蘧蒢篾、盐少许，煎汁入牛黄服。

**【虚寒】**〔草部〕**细辛：**虚寒呕吐，同丁香末服。**苍术：**暖胃消谷，止呕吐。**白术：**胃虚呕逆，及产后呕吐。**人参：**止呕吐，胃虚有痰，煎汁入姜汁、竹沥服。胃寒，同丁香、藿香、橘皮煎服。妊娠吐水，同干姜丸服。**艾叶：**口吐清水，煎服。**半夏：**呕逆厥冷，内有寒痰，同面作弹丸，煮吞之。妊娠呕吐，同人参、干姜丸服。小儿痰吐，同面包、丁香煨熟丸服。**南星：**除痰下气止呕。**旋覆花：**止呕逆不下食，消痰下气。**苏子：**止吐。**香薷：**伤暑呕吐。**藿香：**脾胃吐逆为要药。**木香　当归：**温中，止呕逆。**茅香：**温胃止吐。**白豆蔻：**止吐逆，散冷气，胃冷忽恶心，嚼数枚酒下。小儿胃寒吐乳，同缩砂、甘草末饮服。**生附子：**胃寒有痰，同半夏、生姜煎服。**缩砂仁　廉姜　白芷　红豆蔻　高良姜：**温中下气消食。忽呕清水，含咽即平。**肉豆蔻：**温中下气止吐，及小儿乳霍。**益智子：**胃冷。〔谷菜〕**糯米：**虚寒吐逆。**烧酒　白扁豆　豇豆　干姜　生姜：**煎醋食，又同半夏煎服，去痰下气，杀虫止呕吐。**芥子：**胃寒吐食。**芥子：**胃寒吐食。〔果木〕**橘皮：**止吐消痰温中。嘈杂吐清水，去白研末，时舐之。**蜀椒：**止吐杀虫。**胡椒：**去胃中寒痰，食已即吐水，甚验。**荜澄茄　吴茱萸　食茱萸：**并止冷吐。**槟榔：**止吐水，同橘皮煎服。**沉香　檀香　丁香：**治吐，同陈皮煎服，小儿丸服，或同半夏丸服。**厚朴：**痰壅呕逆不食，姜汁炙研，米饮服。主胃冷，吐不止。**诃黎勒：**止呕吐不食，消痰下气，炒研糊丸服。〔石兽〕**赤石脂：**饮食冷过多，成澼吐水，每酒服方寸匕，尽一斤，终身不吐痰水。**硫黄：**诸般吐逆，同水银研，姜汁糊丸服。**鹿髓：**主呕吐。**熊脂：**饮食呕吐。

【积滞】〔草谷〕**香附子：**止呕吐，下气消食。**缩砂蔤：**温中消食止吐。**大黄：**口中常呕，淡泔煎服。**续随子：**痰饮不下食，呕吐。〔木禽〕**巴豆　五灵脂：**治呕吐汤药不能下者，狗胆丸服。

# 哕　啘

（有痰热，有虚寒）

【痰热】**芦根**客热呕哕，煮汁服。**茅根**温病热哕，同葛根煎服。温病冷哕，同枇杷叶煎服。**苏叶**卒啘不止，浓煎呷。**葛根汁**干呕不止，呷之。**前胡　胡麻**呕啘不止，合清油煎服。**大麻仁**止呕逆，炒研，水绞汁服。**小麦　小麦面**呕哕不止，醋作弹丸煮熟，热茶吞之，未定再作。**赤小豆**止呕逆。**生姜**干呕厥逆时嚼之，亦同半夏煎服，乃呕家圣药。**萝卜　蔓菁子**〔果木〕**枇杷**止吐逆。叶下气消痰。啘哕不止，煮汁或嚼汁咽。**杨梅**止呕哕去痰。**枳椇**止呕哕，解酒毒。**甘蔗**止呕哕不息，入姜汁服。**茯苓　猪苓　淡竹茹　仙人杖**哕气呕逆，煮汁服。〔水石〕**阴阳水　古砖**煮汁。**滑石　蠮螉　黄蜂子**干呕。〔虫鳞〕**蝉蜕**胃热呕逆。**芦蠹虫　海蛤　蛤粉　白蚬壳**并止呕啘。**蛇蜕**止呕。〔禽兽〕**鸡子**天行呕逆，水煮浸冷吞之。**鸡卵黄**炼汁服。**雁肪**治结热呕逆。**水牛肉**主啘。

【虚寒】〔草部〕**细辛**虚寒呕哕，同丁香、柿蒂汤服。**半夏**伤寒干啘，为末，姜汤服。胃寒哕逆，停痰留饮，同藿香、丁皮煎服。支饮作呕，哕逆欲死，同生姜煎服。**燕薅草**烧服，止呕哕。**白术**产后呕哕，同生姜煎服。**草豆蔻**胃弱呕逆，同高良姜煎汁和面煮食。**高良姜**止胃寒呕哕。**荜茇**冷痰恶心，末服。胃冷流清水，心腹痛，同厚朴、鲫鱼和丸服。**白豆蔻**胃冷忽恶心，嚼之酒下。**益智子　麻黄**并止客寒犯胃多唾。**桔梗**止寒呕。**木香　藿香　旋覆花　红豆蔻　肉豆蔻　附子　乌头　蒟酱　苍术**〔谷菜〕**糯米　糟笋中酒**止哕气呕逆，或加人参及牛乳。**烧酒　白扁豆　干姜**止干呕。**薤**止干呕，煮服。**芥　兰香**啘呕，取汁服。〔果部〕**橘皮**除湿消痰止呕。凡呕清水者，去白研末，时舐之。**橙皮**止恶心，下气消痰。**木瓜**止呕逆，心膈痰呕。**榠楂**止恶心，去胸中酸水。**楂子**同。**山楂　葡萄藤叶　蘡薁藤**并主呕啘厥逆，煮汁饮。**五子实　柿蒂**煮汁饮，止咳逆哕气，同丁香、生姜煎服。寒加良姜、甘草，痰加半夏，虚加人参，气加陈皮、青皮。**槟榔　荜澄茄**止寒呕。**吴茱萸**〔木石〕**梓白皮**温病感寒，变为胃啘，煮汁服。**丁香**胃寒咳逆哕气，煮汁服。**诃黎勒**呕逆不食，炒研糊丸服。**厚朴**痰壅呕哕。**黄丹，代赭石　硫黄**〔鳞兽〕**鱁鱼**食之已呕。**鲫鱼　石首鱼　鳖肉　羊乳**大人干呕，小儿哕啘啼，时时呷之。**青羊肝**病后呕逆，作生淡食，不过三次。**牛胜**　鹿角食后喜呕，烧研同人参末，姜汤服。小儿哕痰，同大豆末涂乳饮之。**獭骨**呕哕不止，煮汁饮。

## 呃　逆

（呃音噫，不平也。有寒有热，有虚有实。其气自脐下冲上，作呃呃声，乃冲脉之病。世亦呼为咳逆，与古之咳嗽气急之咳逆不同。朱肱以哕为咳逆，王履以咳嗽为咳逆，皆非也）

**【虚寒】**〔草谷菜部〕**半夏**伤寒呃逆，危证也，以一两，同生姜煎服。**紫苏**咳逆短气，同人参煎服。**乌头**阴毒咳逆，同干姜等分，研炒色变，煎服。**缩砂**同姜皮冲酒服。**麻黄**烧烟嗅之立止。**细辛**卒客忤逆，口不能言，同桂安口中。**旋覆花**心痞噫不息，同代赭石服。**高良姜**　**蒟酱**　**苏子**　**荏子**　**紫菀**　**女菀**　**肉豆蔻**　**刀豆**病后呃逆，连壳烧服。**姜汁**久患咳噫，连至四五十声，以汁和蜜煎服，三次立效，亦擦背。**兰香叶**咳噫，以二两同生姜四两捣，入面四两，椒盐作烧饼，煨熟食。〔果木〕**橘皮**呃逆，二两去白煎服，或加丁香。**荔枝**呃噫，七个烧末，汤下立止。**胡椒**伤寒咳逆，日夜不止，寒气攻胃也，入麝煎酒服。**荜澄茄**治上证，同高良姜末煎，入少醋服。吴茱萸止咳逆。肾气上筑于咽喉，逆气连属不能出，或至数十声，上下不得喘息，乃寒伤胃脘，肾虚气逆，上乘于胃，与气相并也，同橘皮、附子丸服。**蜀椒**呃噫，炒研糊丸，醋汤下。**梨木灰**三十年结气咳逆，气从脐旁起上冲，胸满气促郁冒，同麻黄诸药丸服。**石莲子**胃虚呃逆，炒末水服。一加丁香、茯苓。**榄子**　**丁香**伤寒呃逆及哕逆，同柿蒂末，人参汤下。**沉香**胃冷久呃，同紫苏、白豆蔻末，汤服。**乳香**阴证呃逆，同硫黄烧烟熏之，或煎酒嗅。**桂心**〔土石〕**伏龙肝**产后咳逆，同丁香、白豆蔻末，桃仁、茱萸煎汤下。**代赭石**心痞噫逆。**硫黄**〔虫〕**黄蜡**阴病打呃，烧烟熏之。

**【湿热】**〔草果〕**大黄**伤寒阳证呃逆便闭者下之，或蜜兑导之。**人参芦**因气昏瞀呃噫者，吐之。**人参**吐利后胃虚膈热而咳逆者，同甘草、陈皮、竹茹煎服。**干柿**产后咳逆心烦，水煮呷。**柿蒂**煮服，止咳逆哕气。**青橘皮**伤寒呃逆，末服。〔木石〕**枳壳**伤寒呃噫，同木香末，白汤服。**淡竹叶**　**竹茹**　**牡荆子**　**滑石**病后呃噫，参、术煎服益元散。

## 霍　乱

（有湿热、寒湿，并七情内伤、六气外感）

**【湿热】**〔草部〕**香薷**霍乱转筋腹痛，水煮汁服。**石香薷**　**术**健胃安脾，除湿热，止霍乱吐下。**蓼子**霍乱烦渴，同香薷煎服。**前胡**　**桔梗**并下气，止霍乱转筋。**苏子**

**紫苏**水煮服，止霍乱胀满。**薄荷　鸡苏　扁竹**霍乱吐利，入豉煮羹食。**芦根**茎叶霍乱烦闷，水煮汁服。胀痛加姜、橘。**蓬莪**煮汁服。**蘡薁藤汁　通草　防己**同白芷末服。**木通　泽泻　芍药**霍乱转筋。**干苔**霍乱不止，煮汁服。**蘹舌　女菀　水堇　海根**〔谷菜〕**黄仓米　粟米　丹黍米　蜀黍黄　白粱米**并主霍乱大渴杀人，煮汁或水研绞汁饮。**粟米泔　粳米**霍乱烦渴，水研汁，入竹沥、姜汁饮。**白扁豆**霍乱吐利不止，研末醋服。花、叶皆可绞汁，入醋服，同香薷、厚朴煎服。**豌豆**同香薷煎服。**豇豆　大豆**霍乱腹胀痛，生研水服。**绿豆叶**绞汁入醋服。**绿豆粉**新水调服。**水芹**止小儿吐泻。〔果木〕**木瓜**霍乱大吐下，转筋不止，水煎或酒煎服。核及枝、叶、皮、根皆可用。**榠楂　楂子**并同。**梨叶**煮汁服。**棠梨枝叶**同木瓜煎服。**梅叶**煮汁服。**乌梅止**吐逆霍乱，下气消痰止渴。**盐梅**煎汁呷。**藕汁**入姜汁同饮。**莲薏**止霍乱。**栀子**霍乱转筋，烧研汤服。**桑叶**煎饮。**桑白皮**止霍乱吐泻。**荆叶**煎饮　**柏木**洗转筋。**槐叶**同桑叶、甘草煎饮。**苏方木**煎饮。**枫皮**〔服器〕**厕筹**中恶霍乱转筋，烧烟床下熏之。**厕户帘**烧灰酒服，主小儿霍乱。**尿桶板**煎服。**败木梳**霍乱转筋，一枚烧灰酒服。**寡妇荐**三七茎，煮汁，止小儿霍乱疾。**头缯**霍乱吐利，本人者，泡汁呷之。**故麻鞋底**霍乱转筋，烧投酒中饮。**路旁草鞋**洗净煎饮。**绵絮**霍乱转筋，酒煮裹之。**青布**浸汁和姜汁服，止霍乱。〔水土〕**东流水　井泉水**饮之，仍浸两足。**山岩泉水**多饮令饱，名洗肠。**醴水　热汤**转筋，器盛熨之。**生熟汤**饮之即定。**酸浆水**煎干姜屑呷。**地浆**干霍乱欲死，饮之即愈。**东壁土**煮汁钦。**釜脐墨**泡汤，饮一二口即止。**倒挂尘**泡汤饮。**土蜂窠**小儿吐泻，炙研服。**蜣螂转丸**烧研一日服。〔金石〕**铅丹**主霍乱。**黑铅**同水银结砂，作丸服。**水银**不拘冷热吐泻霍乱，同硫黄研末服，亦丸服。**古文钱**霍乱转筋，以七枚同木瓜、乌梅煎服。**朱砂**霍乱转筋已死，心下微温者，以二两和蜡三两烧烟，熏之汗出而苏。**石膏**小儿伤热，吐泻黄色，同寒水石、甘草末服。**滑石**伏暑吐泻，同藿香、丁香末服。**玄精石**冷热霍，乱，同硫黄、半夏丸服。**硝石**同硫黄、滑石、矾石、白面丸服，治暑月吐泻诸病。**白矾**沸汤服二钱。〔虫兽〕**蜜蜡**霍乱吐利，酒化一弹丸服。**牛涎**小儿霍乱，入盐少许服。

**牛龄草**霍乱，同人参、生姜，浆水煎服。**乌牛尿　黄牛屎**绞汁服。**白狗屎**绞汁服。**人尿**小儿霍乱，抹乳上乳之。

**【寒湿】**〔草部〕**藿香**霍乱腹痛垂死，同橘皮煎服。暑月同丁香、滑石末服。**木香**霍乱转筋，为末酒服。**香附子　附子**霍乱吐下，为末四钱，盐半钱，水煎服。小儿吐泻，小便白，熟附子、白石脂、龙骨丸服。**南星**吐泻厥逆，不省人事，为末，姜、枣同煎服，仍以醋调贴足心。**半夏**霍乱腹满，同桂末服。**人参**止霍乱吐利，煎汁入鸡子白服，或加丁香，或加桂心。**缩砂蔤　荜茇　蒟酱　山姜　杜若　山柰　刘寄奴　蒚车香**并温中下气消食，止霍乱。**肉豆蔻**温中消食。霍乱胀痛，为末，姜汤服。**白豆蔻**散冷滞，理脾胃。**草豆蔻**温中消食下气。霍乱烦渴，同黄连、乌豆煎饮。**高良姜**温中消食下气。霍乱腹痛，炙香煮酒，或水煎冷服。**蓬莪茂**霍乱冷气。**艾叶**霍乱转筋，煎服。**水蓼**霍乱转筋，煎饮，并捋脚。〔谷菜〕**糯米**止霍乱后吐逆不止，水研汁服。**糯米泔**止霍乱烦渴。**烧酒**和新汲水饮。**醋**霍乱吐利，或不得吐利，煎服。转筋，绵蘸榻之。**葱白**霍乱转筋，同枣煎服。**薤**霍乱干呕，煮食数次。**小蒜**煮汁饮，并贴脐，灸七壮。**胡蒜**转筋，捣贴足心。**芥子**捣末敷脐。**白芥子**　**蔓青子**煮汁服。**干姜**霍乱转筋，茶服一钱。**生姜**煎酒服。**莳萝**　**茴香**〔果木〕**橘皮**除湿痰霍乱，但有一点胃气者，服之回生，同藿香煎服，不省者灌之。**槟榔**　**大腹皮**　**椰子皮**煮汁饮。**桃叶**止霍乱腹痛，煮汁服。**胡椒**二七粒吞之，或同绿豆研服。**荜澄茄**　**吴茱萸**煮服，或入干姜。叶亦可。**食茱萸**　**丁香**末服。**丁皮**　**桂心**　**沉香**　**白檀香**磨汁。**乳香**　**安息香**　**苏合香**　**樟脑**　**樟木**　**楠木**　**钓樟**磨汁。**乌药**并主中恶霍乱，心腹痛。**乌木屑**酒服。**诃黎勒**风痰霍乱，为末酒服，小儿汤服。**皂荚**霍乱转筋，吹鼻。**厚朴**霍乱胀满腹痛，为末服。或加桂心、枳实、生姜煎服。**海桐皮**中恶霍乱，煎服。〔金石〕**硫黄**伏暑伤冷吐泻，同消石炒成砂，糯糊丸服，或同水银研黑，姜汁服。暑月吐泻，同滑石末，米饮服。**阳起石**　**不灰木**霍乱厥逆，同阳起石、阿魏、巴豆丸服。**炒盐**霍乱腹痛，熨之。转筋欲死者，填脐灸之。**铜器**霍乱转筋腹痛，炙热熨之。

**【积滞】**〔草谷〕**大黄**同巴豆、郁金丸服，治干霍乱。**陈仓米**吐泄，同麦芽、黄连煎服。**麦蘖**　**神曲**〔木部〕**巴豆**伏暑伤冷，同黄丹、蜡丸服。**樟木**干霍乱不吐不利，煎服取吐。〔石部〕**食盐**吐干霍乱。〔器部〕**屠砧上垢**干霍乱，酒服一团，取吐。〔禽部〕**雄雀粪**干霍乱胀闷欲死，取三七枚研，酒服。〔人部〕**百齿霜**小儿霍乱，水服少许。



## 泄　泻

（有湿热、寒湿、风暑、积滞、惊痰、虚陷）

**【湿热】**〔草部〕**白术**除湿热，健脾胃。湿泄，同车前子末服。虚泄，同肉豆蔻、白芍药丸服。久泄，同茯苓、糯米丸服。小儿久泄，同半夏、丁香丸服。老人脾泄，同苍术、茯苓丸服。老小滑泄，同山药丸服。**苍术**湿泄如注，同芍药、黄芩、桂心煎服。暑月暴泄，同神曲丸服。**车前子**暑月暴泄，炒研服。**苎叶**骤然水泄，阴干研服。**秦艽**暴泄引饮，同甘草煎。**黄连**湿热脾泄，同生姜末服。食积脾泄，同大蒜丸服。**胡黄连**疳泻。**泽泻**　**木通**　**地肤子**　**灯心**〔谷菜〕**粟米**并除湿热，利小便，止烦渴，燥脾胃。**青粱米**　**丹黍米**　**山药**湿泄，同苍术丸服。**薏苡仁**〔木石〕**栀子**食物直出，十个微炒，煎服。**黄檗**小儿热泻，焙研米汤服，去下焦湿热。**茯苓**　**猪苓**　**石膏**水泄腹鸣如雷，煅研，饭丸服二十丸，不二服，愈。**雄黄**暑毒泄痢，丸服。**滑石**〔兽部〕**猪胆**入白通汤，止少阴下利。

**【虚寒】**〔草部〕**甘草　人参　黄芪　白芍药**平肝补脾，同白术丸服。**防风　藁本**治风泄，风胜湿。**火杴草**风气行于肠胃，泄泻，醋糊丸服。**蘼芜**湿泄，作饮服。**升麻　葛根　柴胡**并主虚泄风泄，阳气下陷作泄。**半夏**湿痰泄，同枣煎服。**五味子**五更肾泄，同茱萸丸服。**补骨脂**水泄日久，同粟壳丸服。脾胃虚泄，同豆蔻丸服。**肉豆蔻**温中消食，固肠止泄。热泄，同滑石丸服。冷泄，同附子丸服。滑泄，同粟壳丸服。久泄，同木香丸服。老人虚泄，同乳香丸服。**木香**煨热，实大肠，和胃气。**缩砂**虚劳冷泄，宿食。**草豆蔻**暑月伤冷泄。**益智子**腹胀忽泄，日夜不止，诸药不效，元气脱也，浓煎二两服。**荜茇**暴泄，身冷自汗脉微，同干姜、肉桂、高良姜丸服，名已寒丸。**附子**少阴下利厥逆，同干姜、甘草煎服。脏寒脾泄，同肉豆蔻丸服。**大枣**煮丸服。暴泄脱阳，久泄亡阳，同人参、木香、茯苓煎服，老人虚泄，同赤石脂丸服。**草乌头**水泄寒利，半生半炒丸服。**艾叶**泄泻，同吴茱萸煎服。同姜煎服。**莨菪子**久泄，同大枣烧服。**菝葜**〔谷菜〕**陈廪米**涩肠胃，暖脾。**糯米粉**同山药、沙糖食，止久痢泄。**烧酒**寒湿泄。**黄米粉　干麸　干糕**并止老人久泄。**罂粟壳**水泄不止，宜涩之，同乌梅、大枣煎服。**神麴　白扁豆　薏苡仁　干姜**中寒水泄，炮研饮服。**葫蒜　薤白　韭白**〔果木〕**栗子**煨食，止冷泄如注。**乌梅**涩肠止渴。**酸榴皮**一二十年久泄，焙研米饮服，便止。**石莲**除寒湿，脾泄肠滑，炒研米饮服。**胡椒**夏月冷泄，丸服。**蜀椒**老人湿泄，小儿水泄，醋煮丸服。久泄飧泄不化谷，同苍术丸服。**吴茱萸**老人脾冷泄，水煎入盐服。**橡斗子　大枣　木瓜　榅桲　都桷　楮子　诃黎勒**止泄实肠。久泄，煨研入粥食。同肉豆蔻末服。长服方：同厚朴、橘皮丸服。**厚朴**止泄厚肠温胃，治腹中鸣吼。**丁香**冷泄虚滑，水谷不消。**乳香**泄澼腹痛。**桂心　没石子　昆梨勒**〔石虫鳞介〕**白垩土**水泄，同干姜、楮叶丸服。**石灰**水泄，同茯苓丸服。**赤石脂**滑泄疳泄，煅研米饮服。大肠寒泄遗精，同干姜、胡椒丸服。**白石脂**滑泄，同干姜丸服，同龙骨丸服。**白矾**止滑泄水泄，醋糊丸服。老人加诃子。**硝石**伏暑泄泻，同硫黄炒，丸服。同硫黄、白矾、滑石，飞，面水丸服。**硫黄**元脏冷泄，黄蜡丸服。久泄加青盐。脾虚下白涕，同炒面丸服。气虚暴泄，同枯矾丸服。伏暑伤冷，同滑石末服，或同胡椒丸服。**禹余粮**冷劳肠泄不止，同乌头丸服。**阳起石**虚寒滑泄，厥逆精滑，同钟乳、附子丸服。**钟乳粉**大肠冷滑，同肉豆蔻丸服。**霹雳砧**止惊泄。**五倍子**久泄，丸服。水泄，加枯矾。**龙骨**滑泄，同赤石脂丸服。**龟甲**久泄。〔禽兽〕**乌鸡骨**脾虚久泄，同肉豆蔻、草果煮食。**黄雌鸡　羖羊角灰**久泄，同矾丸服。**鹿茸**饮酒即泄，同苁蓉丸服。**猪肾**冷利久泄，掺骨碎补末，煨食。**猪肠**脏寒久泄，同吴茱萸蒸丸服。**猪肝**冷劳虚泄。**牛髓**泄利。

**【积滞】麦　荞麦粉**脾积泄，沙糖水服三钱。**芜荑**气泄久不止，小儿疳泄，同豆蔻、诃子丸服。**楮叶**止一切泄利，同巴豆皮炒，研蜡丸服。**巴豆**积滞泄泻，可以通肠，可以止泄。夏月水泄，及小儿吐泻下痢，灯上烧，蜡丸水服。**黄丹　百草霜**并治积泄。

**【外治】田螺**敷脐。**木鳖子**同丁香、麝香贴脐上，虚泄。**蛇床子**同熟艾各一两，木鳖子四个，研匀，绵包安脐上，熨斗熨之。**蓖麻仁**七个。同熟艾半两，硫黄二钱，如上法用。**猪苓**同地龙，针砂末，葱汁和，贴脐。**椒红**小儿泄，酥和贴囟。蓖麻九个贴囟亦可。**巴豆纸**小儿泄，剪作花，贴眉心。**大蒜**贴两足心，亦可贴脐。**赤小豆**酒调，贴足心。

# 痢

（有积滞、湿热、暑毒、虚滑、冷积、蛊毒）

**【积滞】大黄**诸痢初起，浸酒服，或同当归煎服。**巴豆**治积痢，同杏仁丸服。小儿用百草霜同化蜡丸服。**巴豆皮**同楮叶烧丸服，治一切泻痢。**藜芦**主泄痢。**紫苋　马苋**和蜜食，主产后痢。**莱菔**汁和蜜服，干者嚼之，止噤口痢。**莱菔子**下痢后重。**青木香**下痢腹痛，气滞里急，实大肠。**山楂**煮服，止痢。**曲**消谷止痢。一日百起，同马蔺子为散服。**蒸饼　捻头汤**调地榆末服，止血痢。**槟榔**消食下气，治下痢后重如神。**枳实　枳壳**止痢顺气。**荞麦粉**消积垢。鸡子白丸服，主噤口痢。**百草霜**消食积。同黄连末服，止热痢。**腻粉**消积滞。同定粉丸服，止血痢。**定粉**止久积痢，鸡子白和炙研服。**黄丹**消积痢，同蒜服。又同黄连丸服。**密陀僧**煅研，醋汤服。**硇砂**一切积痢，同巴豆、朱砂、蜡丸服。**砒霜**积痢休息，同黄丹末，蜡丸服。**红矾**止积痢。**鸡内金**焙服，主小儿痢。

**【湿热】**〔草部〕**黄连**热毒赤痢，水煎露一夜热服。小儿入蜜，或炒焦，同当归末、麝香、米汤服。下痢暖痛，酒煎服。伤寒痢，同艾水煎服。暴痢，同黄芩煎服。气痢后重，同干姜末服。赤白日久，同盐梅烧末服。鸡子白丸服。诸痢脾泄，入猪肠煮丸。湿痢，同吴茱萸炒丸服。香连丸加减，通治诸痢。四治黄连丸，治五疳八痢。**胡黄连**热痢，饭丸服。血痢，同乌梅、灶下土末，茶服。**白头翁**一切毒痢，水煎服。赤痢咽肿，同黄连、木香煎服。赤痢下重，同黄连、黄柏、秦皮煎服。**柴胡**积热痢，同黄芩半水半酒煎服。**大青**热病下痢困笃者，同甘草、胶、豉、赤石脂煎服。**龙牙草**热痢，同陈茶煎服。根为末，米饮服。**青蒿**冷热久痢，同艾叶、豆豉作饼，煎服。**白蒿**夏月暴水痢，为末服。**地榆**冷热痢，煮汁熬服，止久痢疳痢。**青黛**疳痢，末服。**益母草**同米煮粥，止疳痢。同盐梅烧服，止杂痢。**苍耳**熬膏。**荆芥**烧末。**蛇含**水煎，并主产后痢。**山苏**末服，止休息痢。**黄芩**下痢腹痛日久，同芍药、甘草用。**地黄**止下痢腹痛。汁，主蛊痢。**蘘荷汁**蛊痢。**葛谷**十年赤白痢。**马蔺子**水痢，同面服。**鸡肠草**汁，和蜜服。**车前汁**和蜜服。**蒲根**同粟米煎服。**鸭跖草**煎。**牛膝　龙胆　赤地利**煎。**女葳　王瓜子**炒服。**风延母　甘藤　陟厘　水藻**十三味，并主热痢。**菰手**小儿水痢。**冬葵子**同末茶服。**刘寄奴**同乌梅、白姜煎。**地肤子**同地榆、黄芩末服。苗、叶用汁。**千里及**同小青煎。**山漆**米泔服。**旱莲**末服。**苦参**炒焦，水服。**榼藤子**烧灰。**狼牙**水煎。**贯众**酒煎。**地**

**锦**末服。**山豆根**　**忍冬**煎。**蓝汁**　**紫参**同甘草煎服。**桔梗**　**白及**　**蒲黄**　**昨叶荷草**〔谷菜〕**绿豆**火麻汁煮。皮蒸食，二三年赤痢。**赤小豆**合蜡煎服。**黑豆**二十一味，并主血痢。**胡麻**和蜜食。**麻子仁**炒研。**豆豉**炒焦酒服，入口即定。**小豆花**热痢，入豉汁作羹食。痢后气满不能食，煮食一顿即愈。**豇豆**　**豌豆**　**荠根茎**烧灰水服。**白扁豆**并主赤白痢。**豆腐**休息痢，醋煎服。**葱白**下痢腹痛，煮粥食，又煮鲫鱼鲊食。**菾菜**夏月毒痢，煮粥食。**黄瓜**小儿热痢，同蜜食。**冬瓜叶**积热痢，拖面食。**丝瓜**酒痢便血，烧灰酒服。**茄根茎叶**同榴皮末，沙糖水服。**胡荽**炒末服。**木耳**血痢，姜醋煮食，或烧灰水服。久痢，炒研酒服。久者加鹿角胶。**芸苔**汁和蜜服。**苦买菜**〔果木〕**乌芋**火酒浸收用。**胡桃**同枳壳、皂荚烧服，并治血痢。**柿**止小儿秋痢血痢。**柿根**　**荷蒂**　**杨梅**烧服。**刺蜜**　**无花果**　**甜瓜**　**乌药**烧灰丸服。**槐花**炒研服。**榉皮**同犀角煎服。**盐麸子**及**树皮**煮服，并止血痢。**樗白皮**除湿热杀虫。血痢，醋糊丸服。脏毒下痢，为末服。水谷痢、小儿疳痢，并水和作馄饨煮食。休息痢，同木香为丸，或加诃子、丁香。**柏叶**血痢，同芍药炒，水煎服。血痢、蛊痢、疳痢，同黄连煎。小儿洞痢，煎代茶。**栀子**主热痢下重。血痢连年，同鼠尾草、蔷薇汁熬丸服。**黄柏**除下焦湿热及血痢，同黄连、醋煎服。孕痢，同大蒜丸服，神验。**天蓼**末服，止气痢。**桑寄生**治毒痢，同川芎、防风、甘草煎服。**木槿花**噤口痢，煎面食。皮煮汁，止血痢渴。**茯苓**渗湿热。**棕灰**　**败船茹**并止血痢。〔水土石部〕**新汲水**　**滑石**俱治热痢。**黄土**热毒痢，水煮澄清服。**雄黄**暑毒泄痢，径过丸服。**古文钱**煮酒，止痢。**白盐**血痢，烧服或入粥食。**石绿**〔鳞介虫禽〕**蜗蠃**热痢。**水蛇**毒痢。**贝子**　**五灵脂**俱血痢。**白鸭血小儿白痢如鱼冻，酒泡服。白鸭通**〔兽人〕**犀角**俱热毒痢。猪胆盛黑豆吞之。犬胆、牛胆俱同。**熊胆**疳痢。**野猪黄**血痢，水服。**童子尿**休息痢，煮杏仁、猪肝食。

**【虚寒】**〔草部〕**甘草**泻火止痛、久痢，煎服。又浆水炙，同生姜煎服、同肉豆蔻煎服。**芍药**补脾散血，止腹痛后重。**人参**冷痢厥逆，同诃子、生姜煎服。噤口痢，同莲肉煎呷。老人虚痢，同鹿角末服。**当归**止腹痛里急后重，生血养血。久痢，吴茱萸炒过蜜丸服。**白术**胃虚及冷痢多年。**苍术**久痢，同川椒丸服。**熟艾叶**止腹痛及痢后寒热，醋煎服，或入生姜。久痢，同橘皮，酒糊丸服。**乌头**久痢，烧研蜡丸服。**附子**休息痢，鸡子白丸服。**草乌头**寒痢，半生半烧，醋糊丸服。**肉豆蔻**冷痢，醋面包煨研服。气痢，煨熟同榄子、仓米末服。**蕙草**伤寒下痢，同当归、黄连煮酒服。五色诸痢，同木香末服。**藊芦**冷劳泄痢，同艾叶丸服。**独用将军**酒服，治噤口痢。**玄胡索**下痢腹痛，酒服二钱。**缩砂仁**赤白痢、休息痢，腹中虚痛。同干姜丸服，治冷痢。**草豆蔻**泄痢寒痛。**荜茇**虚痢呕逆。气痢，用牛羊乳汁煎服。**破故纸**久痢胃虚。**黄芪**泄痢腹痛。**漏篮子**休息恶痢。**云实**　**肉苁蓉**　**艾纳香**〔谷菜〕**秫米**　**丹黍米**　**粳米**并主泄痢肠游。**火麻叶**冷痢白冻，为末，冷水服。**小豆花**痢后气满不能食，煮食一顿即愈。**白扁豆花**同胡椒作馄饨煮食。**糯壳**爆米花，以姜汁服，治噤口痢、虚寒痢。**山药**半生半炒末服，治噤口痢。

**大蒜**噤口痢及小儿痢，同冷水服，或丸黄丹服。**薤白**疮痢久痢，煮粥、作饼、炒黄皆宜。**韭白**醋炒食。**生姜**久痢，同干姜作馄饨食。**浮麦**和面作饼食。**麦面**炒焦服。**小麦粉**〔果木〕**蜀椒**　**椶子**并止冷痢。**胡椒**赤白痢，同绿豆丸服。**吴茱萸**燥湿热，止泻痢，同黄连丸服，同黑豆搓热吞之。**石莲**噤口痢，末服。**沙糖**噤口痢，同乌梅煎呷。**桃胶**产痢，疗痛后重，同沉香、蒲黄末服。**桂心**久痢，姜汁炙紫、同黄连等分，为末服。**皂荚**风湿下痢，同盐烧入粥食。**皂荚刺**风入大肠，久痢脓血，同枳实、槐花丸服。子治久痢，焙研米糊丸服。里急后重，子，同枳壳丸服。**厚朴**止泄痢，厚肠胃。水谷痢，同黄连煎服。**乳香**虚冷腹痛。**沉香**气痢。**丁香**噤口痢，同莲肉末，米饮服。〔土石〕**白垩赤壁土**　**代赭**并止泄痢。**蚯蚓泥**久痢，一升，炒烟尽，沃水半升饮。**墨**赤白痢，同干姜，醋糊丸服。**钟乳粉**冷滑不止，同肉豆蔻，枣肉丸服。**石硫黄**虚冷久痢，蛤粉丸服。〔虫鳞介部〕**蜂蜜**赤白痢，和姜汁服。**黄蜡**厚肠胃，同阿胶、当归、黄连、黄柏，廪米煮服。**蝮蛇骨**烧服。**鳝头**烧。**鳗鲡**头烧服，并止痔痢。**鲤鱼**暴痢，烧灰，饮服。**鲫鱼**久痢，酿五倍子烧服。血痢，酿白矾烧服。头灰，止痢。**白鲞**　**金鱼**　**鳖臛**　**龟臛**　**龟甲**〔禽兽〕**乌骨鸡**并止虚痢。**黄雌鸡**煮汁，止噤口痢。**鸡卵**久痢产痢，醋煮食。小儿痢，和蜡煎食。疳痢，同定粉炒食。**鸡卵黄**白痢，同胡粉煅，酒服。胎痢，同黄丹烧服。**雉**虚痢产痢，作馄饨食。**阿胶**赤白虚痢，同黄连、茯苓丸服。**乳腐**赤白痢，浆水煮食。**牛乳**冷气痢，同荜茇煎服。**牛肝**　**牛膍**虚冷痢，并醋煮食。**羊脂**痢痛，同阿胶煮粥食。孕痢，煮酒服。**羊肾**劳痢，作羹食。**羊肝**冷滑久痢，缩砂末逐片掺上，焙研，入干姜末等分，饭丸服。下痢垂死，掺白矾炙食。**羊脊骨**通督脉，止痢。**羊骨灰**洞泄下痢，水服。**牛骨灰**水谷痢。**狗骨灰**休息痢，饮服。**狗头骨**灰久痢劳痢，同干姜、莨菪灰丸服。**羚羊角**热毒痢，末服。小儿痢，烧服。**鹿角**小儿痢，烧同发灰服。**鹿茸**　**狗肝**煮粥。**猪肾**作馄饨食。**山羊肉**作脯，并主虚冷久痢。**貒肉**丹石毒痢。**猪肉**噤口痢，作脯炙食。**猪肠**热毒酒痢，同黄连蒸丸服。**猪肝**休息痢，同杏仁、童尿煮食。**猬皮灰**五色痢，酒服。**虎骨**休息痢，炙研服。小儿洞注下痢，烧服。**诸朽骨**水痢，同面服。

**【止涩】**〔草部〕**赤白花鼠尾草**赤白诸痢，浓煮作丸，或末，或煎服。**狼把草**久痢、血痢、疳痢，或煎或末服。**赤白鸡冠花**酒煎。**木贼**煎水。**菝　葜**同蜡茶，白梅丸服。**营实根**疳痢，煎服。**五味子**〔谷果〕**罂粟**同壳炙，蜜丸服。**粟壳**醋炙，蜜丸服，同陈皮末服，同槟榔末服，同厚朴末服。**阿芙蓉**　**苦茶**热毒痢，末服，或同醋，或同姜煎服，同白梅丸服。**乌梅**止渴，除冷热痢，水煎服。血痢，同茶、醋服，同黄连丸服。休息痢，同建茶、干姜丸服。**梅叶**煮汁，止休息痢。**林檎**止痢，煮食。小儿痢，同楮实杵汁服。**荔枝壳**同橡斗、榴皮、甘草煎服。**酸榴**捣汁或烧服。**酸榴皮及根**或煎，或散，或丸，或烧服。**大枣**疳痢，和光粉烧食。**蛀枣**止小儿痢。**橡实**同楮叶，末服。**槲白皮**煮汁熬膏服。**橡斗**　**阿月**　**浑子**　**木瓜**　**海红**　**棠梨**煨食。**鹿梨**煨食。**榠楂**煨食。**胡颓子**　**昆梨勒**　**韶子**　**椺子**生食。**醋林子**　**李根白皮**煮。**荷叶灰**〔木部〕**楮叶**炒研，和面作饼食，断痢。小儿痢，浸水煮木瓜服。**没石子**虚滑久痢、血痢，饭丸服。产后痢，烧研酒服。**枸橘叶**同萆，炒研服。**白杨皮**孕痢，煎服。**赤松皮**三十年痢，研面一斗和粥食。**松杨木皮**冷热水谷痢，煮服。**水杨枝叶**久痢，煮服。**金樱子**久痢，同粟壳丸服，花、叶、子、根并可用。**海桐皮**疳痢久痢。**诃子**止久痢，实大肠。**枫皮**煎饮。**山矾叶　城东腐木　桃花石　禹余粮**〔石服虫部〕**五石脂**并止泄痢。**赤石脂**末服。冷痢，加干姜作丸。伤寒下痢，同干姜、粳米煎服。**白石脂**小肠便血，米饮服。久痢，加干姜丸服。**矾石**醋糊丸服。冷劳痢，加羊肝。**石灰**十年血痢，熬黄澄水，日三服。酒积下痢，水和泥裹煅研，醋糊丸服。**云母粉**米饮服。**故衣帛**主胎前痢、小儿痢。**五倍子**久痢，半生半烧丸服，或加枯矾。赤痢，加乌梅。**百药煎**酒痢，同五倍子、槐花丸服。**露蜂房　虾蟆灰**并止小儿痢。**柳蠹粪　桑蠹粪**并主产后痢。**蝉蜕**烧服。**蜣螂**烧。**蚕莲**〔鳞介〕**龙骨**涩虚痢。伤寒痢、休息痢，煮汁服，或丸服。**鲮鲤甲**久痢里急，同蛤粉炒研服。**蚺蛇胆**止疳痢、血痢，蜚虫为使。**鲎壳**产后痢。**蚌粉　海蛤　魁蛤　烂砚壳　牡蛎　甲香**〔禽兽〕**猪蹄甲　马粪灰**水服一丸。**獭屎灰**并止久痢。**鹈鹕嘴　牛屎汁　羊屎汁　兔头灰　狸头灰　豺皮灰**并主疳痢。**牛角鳃**冷痢、小儿痢，饮服。

**【外治】**木鳖子六个研，以热面饼挖孔，安一半，热贴脐上，少顷再换即止。**芥子**同生姜捣膏封脐。**黄丹**同蒜捣封脐，仍贴足心。**水蛙**入麝捣，贴脐。**田螺**入麝捣，贴脐。**蓖麻**同硫黄捣，贴脐。**针砂**同官桂、枯矾，水调贴脐。

# 疟

（有风、寒、暑、热、湿、食、瘴、邪八种，五脏疟，六腑疟，劳疟，疟母）

**【暑热】**〔草部〕**柴胡**少阳本经药，通治诸疟为君，随寒热虚实，入引经佐使。**黄芩**去寒热往来，入手少阴、阳明、手、足少阳、太阴六经。**甘草**五脏六腑寒热。**黄芪**太阴疟寒热，自汗虚劳。**牛膝**久疟劳疟，水煎日服。茎叶浸酒服。**苍耳子**久疟不止，酒糊丸服。叶捣汁。**马鞭草**久疟，捣汁酒服。**马兰**诸疟寒热，捣汁，发日早服。**香薷**同青蒿末，酒服。暑疟，加桂枝、麦芽。**青蒿**虚疟寒热，捣汁服，或同桂心煎酒服。温疟但热不寒，同黄丹末服。截疟，同常山、人参末酒服。**人参**虚疟食少，必同白术用。孕疟、产后疟、瘴疟，未分阴阳，一两煎冷服。**白术**同苍术、柴胡，为疟家必用之药。**升麻**邪入阴分者，同红花，入柴胡四物提之。**葛根**无汗者加之。久疟，同柴胡、二术用，一补一发。**芎䓖　知母　葳蕤　牛蒡根**并主劳疟。**当归**水煎，日服。**地黄　菖蒲　玄参　紫参　白及　胡黄连　女青　防己　青木香**〔谷菜〕**麦苗**汁**胡麻**并主温疟。**粳米**热疟、肺疟，白虎汤用。**秫米**肺疟有痰，同恒山、甘草煎服。**豆豉**心疟、肾疟。**寒食面**热疟，青蒿汁丸服二钱。**翻白草**煎酒。**冬瓜叶**断疟，同青蒿、马鞭草、官桂，糊丸服。**翘摇**〔果木〕**蜀椒**并温疟。**甘蔗**劳疟。**竹叶**温疟、心疟。**地骨皮**虚疟、热疟。**猪苓　茯苓**〔水石虫部〕**冬霜**热疟，酒服一钱。**石膏**热甚口渴头痛者加之。**鼠负**七枚，饴糖包吞即断。同豆豉丸服。**蚯蚓**热疟狂乱，同薄荷、姜、蜜服。泥，同白面丸服。**蝉花**〔鳞介〕**乌贼骨**并温疟。**龟壳**断疟，烧研酒服。**鳖甲**久疟，病在血分。劳疟、老疟，醋炙末服。**牡蛎**虚疟寒热自汗。牡疟，同麻黄、蜀漆、甘草煎服。

**【寒湿】**〔草部〕**附子**五脏气虚，痰饮结聚发疟，同红枣、葱、姜，水煎冷服。眩仆厥逆，加陈皮、甘草、诃子。瘴疟，同生姜煎服。断疟，同人参、丹砂丸服，取吐。**草乌头**秋深久疟，病气入腹，腹高食少，同苍术、杏仁煎服。**草豆蔻**虚疟自汗，煨入平胃散。瘴疟，同熟附子煎服。山岚发疟，同常山浸酒饮。一切疟，同恒山炒焦糊丸，冷酒服，名瞻仰丸。**苍术　麻黄　羌活　高良姜**脾虚，同干姜炮研，猪胆丸服。〔谷菜〕**火麻叶**炒研服。**生姜汁**露一夜服。孕疟尤效。**干姜**炒黑，发时酒服。脾虚，同干姜炮研猪胆，丸服。**独蒜**烧研酒服。**薤白　韭白**〔果木石部〕**乌梅**劳疟，同姜、豉、甘草、柳枝，童便服。**橘皮**痎疟，以姜汁浸煮，焙研，同枣煎服。**青橘皮**治疟疏肝，当汗而不透者，须再汗之，以此佐紫苏。止疟，烧研，发日早，酒服一钱，临发再服。**桂心**寒多者加之。同青蒿，看寒热多少，三七分为末，姜酒服。**丁香**久疟，同常山，槟榔，乌梅，浸酒服。**硫黄**朱砂等分，糊丸服。同茶末，冷水服。**云母石**牝疟，但寒不热，同龙骨、蜀漆为散服。**代赭石**〔鳞禽兽部〕**龙骨**老疟，煮服取汗。**鸡子白**久疟。**鹧鸪**煮酒饮。**猪脾**虚寒疟，同胡椒、高良姜、吴茱萸末，作馄饨食。**牛肝**醋煮食。**羊肉　黄狗肉**并作臛食，取汗。**山羊肉**久疟，作脯食。**果然肉**食，去瘴疟。皮，亦辟疟。**驴脂**多年疟，和乌梅丸服。**鹿角**小儿疟，生研服。

**【痰食】**〔草部〕**常山**疟多痰水饮食，非此不能破癖利水。醋煮干，水煎服，不吐不泻。鸡子清丸，煮熟服，同茯苓、甘草浸酒服；同草果、知母、贝母煎酒服；同大黄、甘草煎水服；同小麦、竹叶煎水服；同黄丹丸服。瘴疟，同知母、青蒿、桃仁煎服。孕疟，同乌梅、甘草、石膏，酒，水浸服。**芫花**久疟结癖在胁，同朱砂丸服。**醉鱼花**鲫鱼酿煨服，治久疟成癖，并捣花贴之。**大黄**疟多败血痰水，当下不尽者，须再下之，必此佐常山。**阿魏**痰癖寒热，同雄黄、朱砂丸服。**半夏**痰药必用，痰多者倍加。同白豆蔻、生姜、大枣、甘草各二十五块，如皂子大，同葱根煎一碗，露一夜，分三服，热疟重者极效。**三棱　莪茂**〔谷果〕**神曲　麦蘖**并治食疟，消疟母。**槟榔**消食辟瘴。同酒蒸常山丸服，名胜金丸，或加穿山甲。**桃仁**同黄丹丸服，或加蒜。**桃花**末服，取利。**杏仁**〔木石〕**巴豆　砒霜**为劫痰截疟神剂，同硫黄、绿豆丸；同雄黄、朱砂、白面丸；同绿豆、黑豆、朱砂丸；同恒山、丹砂作饼，麻油炸熟研末，并冷水服。**黄丹**坠痰消积。诸疟，蜜水调服一钱。同青蒿丸；同百草霜丸；同独蒜丸；同桃仁丸；同建茶丸；同恒山丸，并止疟。**矾红**食疟，同蒜丸服。**绿矾**阴疟，同干姜、半夏，醋汤服。**矾石**醋糊丸服。**古石灰**同五灵脂、头垢丸服。**密陀僧**〔虫禽〕**白僵蚕**痰疟，丸服。**鲮鲤甲**痃疟、牡疟。寒热疟，同干枣烧研服，同酒蒸当归、柴胡、知母，丸服。**夜明砂**五疟不止及胎前疟，冷茶服二钱，或加朱砂、麝香，丸服。**鸡肶胵黄皮**小儿疟，烧服。**雄鸡屎**

**【邪气】**〔谷果服器〕**端午粽尖**丸疟药。**桃枭**水丸服。五种疟，同巴豆、黑豆、朱砂丸服。**钟馗**烧服。**历日**烧灰丸服。**故鞋底**灰。**甑带**〔虫介禽兽〕**蜈蚣　勒鱼骨**入断疟药。**疟龟**痎[①]疟，烧服，或浴，或佩。**鸱鸮**炸食。**犬毛**烧服。**白狗屎**烧服。**白驴蹄**同砒霜丸服，治鬼疟。**猴头骨**烧水服。**黑牛尾**烧酒服。**乌猫屎**小儿疟，桃仁汤下。**狸屎灰**鬼疟，发无期度。**灵猫阴**〔人部〕**头垢　天灵盖　小脐带**烧灰，饮服。**人胆**装糯米，入麝香熏干。青者治久疟连年，陈皮汤下十五粒。

**【吐痰】常山　蜀漆　藜芦**煎。**地菘**汁。**豨莶**汁。**葎草**汁。**石胡荽**汁。**离鬲草**汁。三**白草**汁。**泽漆　荛花　豉汤　瓜蒂　相思子**擂水。**逆流水　人尿**和蜜，取吐。

**【外治】旱莲　毛茛草　石龙芮　马齿苋　小蒜**同胡椒、百草霜杵。同阿魏、胭脂。同桃仁罨。**蜘蛛　虾蟆　烧人场上黑土**并系臂。**吴葵华**挼手。**鱼腥草**擦身，取汗。**乌头末**发时，酒调涂背上。**鬼箭羽**同鲮鲤甲末，发时嗅鼻。**燕屎**泡酒，熏鼻。**野狐粪**同夜明砂，醋糊丸，把嗅。**野狐肝**糊丸，绯帛裹系中指。**虎睛　虎骨　虎爪皮　麝香　狸肝　野猪头骨　驴皮　骨　牛骨　天牛　马陆　两头蛇**佩。**蛇蜕**塞耳。**人牙　人胆**

# 心下痞满

（痛者为结胸胸痹，不痛者为痞满。有因下而结者，从虚及阳气下陷；有不因下而痞结者，从土虚及痰饮食郁湿热治之）

**【湿热气郁】**〔草部〕**桔梗**在胸胁刺痛，同枳壳煎。**黄连**湿热痞满。**黄芩**利胸中气，脾经湿热。**柴胡**伤寒心下诸痰热结实，胸中邪气，心下痞，胸胁痛。**前胡**痰满胸胁中痞，心腹结气。**贝母**主胸胁逆气，散心胸郁结之气，姜汁炒丸。**芎䓖**治一切气、一切血，燥湿开郁，搜肝气。**木香**能升降诸气，专泄胸腹滞塞。阳衰气胀懒食，同诃子，糖和丸服。**甘松**理元气，去郁病。**香附子**利三焦，解六郁，消饮食痰饮。一切气疾，同砂仁、甘草末服；同乌药末点服；同伏神丸服；一味浸酒服之。**泽泻**主痞满，渗湿热，同白术、生姜煎服。**芍药**脾虚中满，心下痞。**白豆蔻**散肺中滞气。**射干**胸膈热满，腹胀。**大黄**泄湿热，心下痞满。伤寒下早，心下满而不痛，同黄连煎服。**草豆蔻　吴茱萸**湿热痞满，同黄连煎服。**枳实**除胸膈痰澼，逐停水，破结实，消胀满，心下急，痞痛逆气，解伤寒

① 痎：原作“瘖”，此为“痎”之异体，见《正字通》。

结胸，胃中湿热。卒胸痹痛，为末，日服。胸痹结胸，同厚朴、栝楼、薤白煎服，同白术丸服。**枳壳　厚朴**并泄肺消痰，除胸痞胁胀。**皂荚**破痰囊，腹胀满欲令瘦者，煨丸取利。**栀子**解火郁，行结气。**蕤核**破心下结痰痞气。**茯苓**胸胁气逆胀满，同人参煎服。

**【痰食】**〔草部〕**半夏**消痰热满结。小结胸，痛止在心下，同黄连、栝楼煎服。**旋覆花**汗下后，心下痞满，噫气不止。**缩砂**痰气膈胀，以萝卜汁浸，焙研汤服。**泽漆**心下伏瘕如杯，同大黄、葶苈丸服。**栝楼**胸痹痰结，痛彻心背，痞满喘咳，取子丸服，或同薤白煎酒服。**三棱**胸满，破积。**牵牛**胸胀食积，以末一两，同巴豆霜，水丸服。〔谷菜〕**神曲**同苍术丸服，除痞满食气。**麦蘖**同神曲、白术、橘皮丸服，利膈消食。**生姜**心下坚痞，同半夏煮服。**姜皮**消痞。**白芥子**冷痰痞满，同白术丸服。〔果木〕**橘皮**痰热痞满，同白术丸服，或煎服。**青橘皮**胸膈气滞，同茴香、甘草、白盐制末，点服。四制为末，煎服，名快膈汤。**瓜蒂**吐痰痞。**槟榔**消水谷，下痰气。伤寒痞满不痛者，同枳实研末，黄连汤下。结胸痛者，酒煎二两服。**大腹皮**痞满醋心。**诃黎勒**胸膈结气。**巴豆**阴证寒实结胸，大便不通，贴脐灸之。〔金石〕**密陀僧**胸中痰结，醋水煎干为末，酒水煎服，取吐。**银朱**痰气结胸，同明矾丸服。

**【脾虚】**〔草部〕**人参**主胸胁逆满，消胸中痰，消食变酸水，泻心肺脾胃火邪。心下结硬，按之无，常觉痞满，多食则吐，气引前后，噫呃不除，由思虑郁结，同橘皮去白丸服。**术**除热消食，消痰水。胸膈烦闷，白术末，汤服。消痞强胃，同枳实为丸服。心下坚大如盘，水饮所作，腹满胁鸣，实则失气，虚则遗尿，名气分，同枳实水煎服。**苍术**除心下急满，解郁燥湿。远志去心下膈气。**升麻　柴胡**升清气，降浊气。**附子**〔兽部〕**羊肉**老人膈痞不下食，同橘皮、姜、面作臛食。

## 胀　满

（有湿热，寒湿，气积，食积，血积）

**【湿热】术**除湿热，益气和中。脾胃不和，冷气客之为胀满，同陈皮丸服。**黄连**去心火及中焦湿热。**黄芩**脾经诸湿，利胸中热。**柴胡**宣畅气血，引清气上行。**桔梗**腹满肠鸣，伤寒腹胀，同半夏、橘皮煎服。**射干**主胸胁满，腹胀气喘。**薄荷　防风　车前　泽泻　木通　白芍药**去脏腑壅气，利小便，于土中泻木而补脾。**大黄**主肠结热，心腹胀满。**半夏**消心腹痰热满结，除腹胀。小儿腹胀，以酒和丸，姜汤下，仍姜汁调，贴脐中。**牵牛**除气分湿热，三焦壅结。湿气中满，足胫微肿，小便不利，气息咳嗽，同厚朴末服。水蛊胀满，白黑牵牛末各二钱，大麦面四两，作饼食。小儿腹胀，水气流肿，小便赤少，生研一钱，青皮汤下。**忍冬**治腹胀满。**泽泻**渗湿热。**赤小豆**治热，利小便，下腹胀满，散气。**豌豆**利小便，腹胀满。**荠菜子**治腹胀。根，主肿满腹大，四肢枯瘦，尿涩，以根同甜葶苈丸服。**木瓜**治腹胀善噫。**厚朴**消痰下气，除胀满，破宿血，化水谷。治积年冷气雷鸣。腹胀脉数，同枳实、大黄煎服。腹痛胀满，加甘草、桂、姜、枣。男女气胀，冷热相攻，久不愈，姜汁炙研，米饮日服。**皂荚**主腹胀满。胸腹胀满，煨研丸服，取利甚妙。**枳实**消食破积，去胃中湿热。**枳壳**逐水消胀满，下气破结。老幼气胀，气血凝滞，四制丸服。**茯苓**主心腹胀满，渗湿热。**猪苓**　**鸬鹚**大腹鼓胀，体寒，烧研，米饮服。**鸡屎白**下气，利大小便，治心腹鼓胀，消积。**鸡屎醴：**治鼓胀，旦食不能暮食，以袋盛半升渍酒，日饮三次，或为末酒服。欲下，则煮酒顿服。**野鸡**心腹胀满，同茴香、马芹诸料，入蒸饼作馄饨食。**豪猪肚及屎**主热风鼓胀，烧研酒服。**猪血**中满腹胀，旦食不能暮食，晒研酒服，取利。**牛溺**主腹胀，利小便气胀，空心温服一升。症癖鼓胀，煎如饴，服枣许，取利。**虾蟆**鼓气，煅研酒服。青蛙，入猪肚内煮食。

**【寒湿】草豆蔻**除寒燥湿，开郁破气。**缩砂蔤**治脾胃结滞不散，补肺醒脾。**益智子**主客寒犯胃，腹胀忽泻，日夜不止，二两煎汤服，即止。**葫芦巴**治肾冷，腹胁胀满，面色青黑。**胡椒**虚胀腹大，同全蝎丸服。**附子**胃寒气满，不能传化，饥不能食。同人参、生姜末，煎服。**丁香**小儿腹胀，同鸡屎白，丸服。**诃黎勒**主冷气，心腹胀满，下气。**禹余粮。**

**【气虚】甘草**除腹胀满，下气。**人参**治心腹鼓痛，泻心肺脾中火邪。**萎蕤**主心腹结气。**青木香**主心腹一切气，散滞气，调诸气。**香附子**治诸气胀满。同缩砂、甘草为末服。**紫苏**治一切冷气，心腹胀满。**莱菔子**气胀气蛊。取汁浸缩砂炒七次，为末服。**生姜**下气，消痰喘胀满，亦纳下部导之。**姜皮**消胀痞，性凉。**马芹子**主心腹胀满，开胃下气。**山药**心腹虚胀，手足厥逆，或过服苦寒者，半生半炒为末，米饮服。**百合**除浮肿，肿胀痞满。**败瓢**酒炙三五百次，烧研服，治中满鼓胀。**槟榔**治腹胀，生捣末服。**沉香**升降诸气。**全蝎**病转下后，腹胀如鼓，烧灰，入麝，米饮服。

**【积滞】蓬莪茂**治积聚诸气胀。**京三棱**治气胀，破积。**刘寄奴穗**血气胀满。为末，酒服三钱，乃破血下胀仙药也。**马鞭草**行血活血。鼓胀烦渴，身干黑瘦，锉曝，水煮服。**神曲**补虚消食。三焦滞气，同莱菔子煎服。少腹坚大如盘，胸满食不消化，汤服方寸匕。**糵米**消食下气，去心腹胀满。产后腹胀，不得转气，坐卧不得，酒服一合，气转即愈。**葫蒜**下气，消谷化肉。**山楂**化积消食，行结气。**橘皮**下气破癖，除痰水滞气。**胡椒**腹中虚胀。同蝎尾、莱菔子丸服。**车脂**少小腹胀，和轮下土服。**胡粉**化积消胀。小儿腹胀，盐炒摩腹。**古文钱心**腹烦满，及胸胁痛欲死，水煮汁服。**钢铁**主胸膈气塞，不化食。**水银**治积滞鼓胀。**黑盐**腹胀气满，酒服六铢。酒肉过多，胀满不快，用盐擦牙，温水漱下，二三次即消。**芒硝**治腹胀，大小便不通。**绿矾**消积滞，燥脾湿，除胀满，平肝，同苍术丸服，名伐木丸。**猪项**肉酒积，面黄腹胀，同甘遂捣丸服。取下酒布袋也。

# 诸 肿

（有风肿，热肿，水肿，湿肿，气肿，虚肿，积肿，血肿）

**【开鬼门】**〔草部〕**麻黄**主风肿、水肿，一身面目浮肿，脉浮，小便不利，同甘草煮汤服，取汗。水肿脉沉，浮者为风，虚肿者为气，皆非水也，麻黄、甘草、附子煮汤服。**羌活**疗风用独活，疗水用羌活。风水浮肿，及妊娠浮肿，以萝卜子炒过研末，酒服二钱，日二。**防风**治风行周身，及经络中留湿，治风去湿之仙药也。**柴胡**主大肠停积水胀。**浮萍**去风湿，下水气，治肿，利小便，为末，酒服方寸匕。**鼠粘子**除肤风，利小便。风水身肿欲裂，炒末，每服二钱，日三。风热浮肿，半炒研末酒服。水蛊腹大，面糊丸服。根、茎亦主风肿，逐水效。**天仙藤**妊娠浮肿，谓之子气，乃素有风气，勿作水治，同香附、陈皮、甘草、乌药、紫苏煎服。**忍冬**去寒热身肿，风湿气。**蒺藜**洗浮肿。**陆英**洗水气虚肿。**狗脊**〔谷菜〕**黍穰**　**葱白根**〔果木〕**杏叶**并洗足肿。**楠材**肿自足起，同桐木煎洗，并少饮之。**桐叶**手足浮肿，同小豆煮汁渍洗，并少饮之。**柳枝及根皮**洗风肿。

**【洁净府】泽泻**逐三焦停水，去旧水，养新水，消肿胀，渗湿热。水湿肿胀，同白术末服。**鸭跖草**和小豆煮食，下水。**苍耳子**大腹水肿，烧灰，同葶苈末服。**苏子**消渴变水，同莱菔子服，水从小便出。**木通**利大小便，水肿，除诸经湿热。**通脱木**利小便，除水肿。**香薷**散水肿，利小便。大叶者浓煎汁熬，丸服，治水甚捷，肺金清而热自降也。暴水、风水、气水，加白术末丸，至小便利为效。**灯心草**除水肿癃闭。**冬葵子**利小便，消水气。妊娠水肿，同茯苓末服，小便利则愈。**蜀葵子**利小便，消水肿。**葶苈**利水道，下膀胱水，皮间邪水上出，面目浮肿，大降气，与辛酸同用，以导肿气。通身肿满，为末，枣肉丸服，神验。或用雄鸡头捣丸。阳水暴肿，喘渴尿涩，同防己末，以绿头鸭血，和丸服之效。**马鞭草**大腹水肿，同鼠尾草煮汁熬稠丸服，神效。**马兰**水肿尿涩，同黑豆、小麦、酒、水煎服。**益母草**服汁，主浮肿，下水。**旋覆花**除水肿大腹，下气。**萱草根、叶**通身水肿，晒研，二钱，入席下尘，米饮服。**蓼子**下水气，面浮肿。**海金沙**脾胃肿满，腹胀如鼓，喘不得卧，同白术、甘草、牵牛为末服。**汉防己**利大小便，主水肿，通行十二经，去下焦湿肿，泄膀胱火，必用之药。皮水，胕肿在皮肤中，不恶风，按之不没指，同黄芪、桂枝、茯苓、甘草煎服。**水萍**主暴热，下气，利小便。**海藻**下十二水肿，利小便。**海带　昆布**利水道，去面肿。**越王余筭**去水肿浮气。**天蓼**主水气。**茅根**虚病后，饮水多，小便不利作肿，同赤小豆煮食，水随小便下。**蒲公英**煮服，消水肿。**薇**利大小便，下浮肿。〔谷部〕**薏苡仁**水肿喘急，以郁李仁绞汁煮粥食。**黑大豆**逐水去肿。桑柴灰煮食，下水鼓。范汪方：煮汁入酒，再煮服，水从小便出。《肘后方》：煮干为末服。**赤小豆**下水肿，利小便。桑灰汁煮食代饭，冬灰亦可。同姜、蒜煮食。水蛊腹大有声，皮黑者，同白茅根煮食；足肿，煮汁渍洗。**腐婢**下水气。**绿豆**煮食，消肿下气。十种水气，同附子逐日煮食。〔菜部〕**胡蒜**同蛤粉丸服，消水肿。同田螺、车前，贴脐，通小便。**胡葱**浮肿，同小豆、硝石煮食。**罗勒**消水气。**百合**除浮肿胪胀。**冬瓜**小腹水胀，利小便。酿赤小豆煨熟，丸服。瓜瓤淡煮汁饮，止水肿烦渴。**胡瓜**水病肚胀肢浮，以醋煮食，须臾水下。〔果部〕**李核仁**下水气，除浮肿。**杏核仁**浮肿喘急，小便少，炒研入粥食。头面风肿，同鸡子黄涂帛上贴之，七八次愈。**乌梅**水气满急，同大枣煮汁，入蜜咽之。**桃白皮**水肿，同秫米酿酒饮。**椒目**治十二种水气胀满，行水渗湿。炒研，酒服方寸匕。**败荷叶**阳水浮肿，烧研水服。足肿，同藁本煎洗。〔木部〕**木兰皮**主水肿。**柳叶**下水气。**榉皮**通身水肿，煮汁日饮。**榆皮、叶**消水肿，利小便。皮末，同米煮粥食之。**柯树皮**大腹水、病，煮汁熬丸服，病从小便出也。**桑白皮**去肺中水气，水肿腹满胪胀，利水道也。**桑椹**利水气，消肿。水肿胀满，以桑白皮煎水煮椹，同糯米酿酒饮。**桑叶**煎饮代茶，除水肿，利大小肠。**桑枝**同上。**桑柴灰**淋汁煮小豆食，下水胀。**楮实**水气蛊胀，用洁净府熬膏，和茯苓、白丁香丸服，效。**楮叶**通身水肿，煎汁如饴，日服。积年水气上，面肿如水，煎汁煮粥食。**楮白皮**逐水肿气满，利小便。煮汁酿酒，治水肿入腹，短气咳嗽，及妇人新产，风入脏内，肿胀短气。风水肿浮，同木通、猪苓、桑白皮、陈皮煎服。膀胱石水，肢削，小腹胀，取根皮同桑白皮、白术、黑大豆煎汁，入酒服之效。**楮汁**天行病后，脐下如水肿，日服一杯，小便利即消。**栀子**热水肿疾，炒研饮服。妇人胎肿，属湿，丸服有验。**茯苓及皮**主水肿，利水道。皮同椒目煎水，日饮。**猪苓**利水发汗，主肿胀满急，消胎肿，皂荚身面卒肿，炙渍酒饮，或加黑锡。**五加皮**风湿肿。**枳茹**水胀暴风。〔石部〕**滑石**利水，燥湿，除热。**白石英**石水，腹坚胀满，煮酒服。**凝水石**除胃中热，水肿，小腹痹，泻肾。**矾石**却水。水肿，同青矾、白面丸服。**青矾**水肿黄病，作丸服。〔虫部〕**蝼蛄**利大小便，治肿甚效。十种水病，腹满喘促，五枚焙研，汤服。《肘后方》：每日炙食十枚。《普济方》：左右用，同大戟、芫花、甘遂服。同轻粉嗃鼻，消水病。**青蛙**消水肿，同胡黄连末，入猪肚内煮食。水蛊，腹大有声，皮黑，酥炙，同蝼蛄、苦瓠末服。〔介鳞〕**海蛤**治十二种水气浮肿，利大小肠。水痫肿病，同杏仁、防己、葶苈、枣肉丸服。水肿发热，同木通、猪苓、泽泻、滑石、葵子、桑皮煎服。石水肢瘦腹独大者，同防己、葶苈、茯苓、桑皮、橘皮、郁李丸服。气肿，同昆布、凫茈、海螵蛸、荔枝壳煎饮服。**蛤粉**清热利湿，消浮肿，利小便。气虚浮肿，同大蒜丸服。**贝子**下水气浮肿。**田赢**利大小便，消手足浮肿，下水气。同大蒜、车前贴脐，水从小便出。**鲤鱼**煮食，下水气，利小便，用醋煮食，赤小豆煮食。酿白矾，泥包煨，研，食粥，随上下用。**白鱼**开胃下气，去水气。**鲫鱼**合小豆、商陆煮食，消水肿。**鲈鱼**治水气。**鳢鱼**合小豆煮食，下大水面目浮肿及妊娠水气。入冬瓜、葱白，主十种水垂死。**鯮鱼**疗水肿，利小便。**黄颡鱼**合大蒜、商陆煮食，消水，利小便。绿豆同煮亦可。〔禽兽〕**青头鸭**大腹水肿垂死，煮汁服取汗，亦作粥食。**雄鸭头**治水肿，利小便。捣，和汉防已末，丸服。**凫肉**治热毒水肿。**鸬鹚**利水道。**鸡子**身面肿满，涂之频易。**猪脂**主水肿。**猪肾**包甘遂煨食，下水。**羊肺**水肿，尿短喘嗽，同葶苈子、醋，蜜丸服。**豪猪肚及屎**水病，热风鼓胀，烧研酒服。**牛溺**水肿腹胀，利小便，空腹饮之。喘促者，入诃子皮末熬，丸服，当下水。**水牛角鰓　人中白**水气肿满，煎令可丸，每服一豆。**秋石**拌食代盐。

**【逐陈莝】**〔草〕**三白草**水肿，服汁取吐。**蒴藋根**浑身水肿，酒和汁服，取吐利。**蓖麻子仁**水症肿满，研水服，取吐利。**商陆**主水肿胀满，疏五脏水气，泻十种水病，利大小肠。切根，同赤小豆、粳米煮饭，日食甚效。或同粟米煮粥食，或取汁和酒饮，利水为妙。或同羊肉煮食。**大戟**主十二水，腹满痛，发汗，利大小便。水肿喘急及水蛊，同干姜末服。或同当归、橘皮煎服；或同木香末，水酒服；或同木香、牵牛末，猪肾煨食；或煮枣食，并取利水为神效。**泽漆**去大腹水气，四肢面目浮肿。十肿水气，取汁熬膏，酒服。**甘遂**主面目浮肿，下五水，泄十二水疾，泻肾经及隧道水湿痰饮，直达水气所结之处，乃泄水之圣药。水肿腹满，同牵牛煎呷。膜外水气，同荞麦面作饼食，取利。身面浮肿，以末二钱入猪肾煨食，取利。正水胀急，大小便不利欲死，半生半炒为末，和面作棋子煮食，取利。小儿疳水，同青橘皮末服。水蛊喘胀，同大戟煎呷，不过十服。妊娠肿满，白蜜丸服。**续随子**治肺中水气，日服十粒，下水最速，不可多服。一两去油，分作七服，治七人，用酒下。阳水肿胀，同大黄丸服。**芫花**主五水在五脏皮肤及饮澼。水蛊胀满，同枳壳醋煮丸服。**荛花**主十二水，肠中留游。**葶苈子　狼毒**破水癖。**防葵**肿满洪大，为末酒服。**牵牛**利大小便，除虚肿水病，气分湿热。阴水阳水，俱同大黄末，锅焦饭丸服。诸水饮病，同茴香末服。水肿气促，坐卧不得，用二两炒，取末，乌牛尿浸一夜，入葱白一握，平旦煎，分二服，水从小便出。小儿肿病，二便不利，白黑牵牛等分，水丸服。水蛊胀满，同大麦面作饼烧食，降气。马兜铃去肺中湿气，水肿腹大喘急，煎汤服。**羊桃根**去五脏五水，大腹，利小便，可作浴汤。水气鼓，大小便涩，同桑白皮、木通、大戟煎汁熬稠服，取利。**紫藤**煎汁熬服，下水癞病。**大豆黄卷**除胃中热，消水病胀满，同大黄醋炒为末服。**荞麦**水肿喘急，同大戟未作饼食，取利。**米醋**散水气。**葱白**水癞病，煮汁服，当下水。病已困者，烂捣，坐之取气，水自下。**老丝瓜**巴豆炒过，入陈仓米同炒，取米去豆，丸服。**巴豆**十种水病。水蛊大腹有声，同杏仁丸服。煮汁，拭身肿。**郁李仁**大腹水肿，面目皆浮，酒服七七粒，能泻结气，利小便。肿满气急，和面作饼食，大便通即愈。**乌桕木**暴水症结，利大小便。水气虚肿，小便少，同木通、槟榔末服。**鼠李**下水肿腹胀。**接骨木根**下水肿。楤**木**煮服，下水。**针砂**消积平肝。水肿尿短，同猪苓、地龙、葱涎贴脐。**轻粉　粉霜**消积，下水。银朱正水病，大便利者，同硫黄丸服。

**【调脾胃】**〔草部〕**白术**逐皮间风水结肿，脾胃湿热。四肢肿满，每用半两，同枣煎服。**苍术**除湿发汗，消痰饮，治水肿胀满。**黄连**湿热水病，蜜丸，每服四五丸，日三服。**黄芪**风肿自汗。**香附子**利三焦，解六郁，消肘肿。酒肿虚肿，醋煮丸服。气虚浮肿，童尿浸焙丸服。**藿香**风水毒肿。砂仁遍身肿满，阴肿，同土狗一个等分研，和老酒服。**葳蕤**小儿痫后，气血尚虚，热在皮肤，身面俱肿，同葵子、龙胆、茯苓、前胡煎服。**使君子**小儿虚肿，上下皆浮，蜜炙末服。**附子**脾虚湿肿，同小豆煮焙丸服。男女肿因积得，积去肿再作，喘满，小便不利，医者到此多束手，盖中下二焦气不升降，用生附子一个，入生姜十片，煎水入沉香汁冷服，须数十枚乃效。**乌头**阴水肿满，同桑白皮煮汁熬膏服。〔菜果〕**姜皮**消浮肿腹胀。**萝卜**酒肿及脾虚足肿，同皂荚煮熟，去皂荚，入蒸饼，捣丸服。**柑皮**产后虚浮，四肢肿，为末酒服。**槟榔**逐水消胀。**椰子浆**消水。**沙棠果**食之却水病。**吴茱萸**燥脾行水。**苏合香**下水肿，同水银、白粉服。〔禽兽〕**白雄鸡　黄雌鸡**并同小豆煮食，消肿。**猪肝**肝虚浮肿，同葱、豉、蒜、醋炙食。脊肉亦可。**狗肉**气水鼓胀，尿少，蒸食。**羊肉**身面浮肿，同当陆煮臛食。**水牛肉**消水除湿，头尾皆宜。**牛脘**热气水气。**獭肉**水胀垂死，作羹下水大效。**獭肉**水胀热毒，煮汁服。**鼠肉**水鼓石鼓，身肿腹胀，煮粥食。

**【血肿】**〔草部〕**红蓝花**捣汁服，不过三服。**刘寄奴**下气，治水胀。**泽兰**产后血虚浮肿，同防己末，醋汤服。**紫草**胀满，通水道。



## 黄疸

（有五，皆属热湿。有瘀热，脾虚，食积，瘀血，阴黄）

**【湿热】**〔草部〕**茵陈**治通身黄疸，小便不利。阳黄，同大黄用；阴黄，同附子用。湿热黄疸，五苓散加之。酒疸，同栀子、田螺擂烂，酒服。痫黄如金，同白鲜皮煎服。同生姜，擦诸黄病。**白鲜皮**主黄疸、热黄、急黄、壳黄、劳黄、酒黄。**秦艽**牛乳煎服，利大小便，疗酒黄黄疸，解酒毒，治胃热。以一两酒浸饮汁，治五疸。**大黄**治湿热黄疸。伤寒瘀热发黄者，浸水煎服，取利。**栝楼根**除肠胃痼热，八疸，身面黄。**黑疸**危疾，捣汁服，小儿加蜜。酒疸黄疸，青栝楼焙研煎服，取利。时疾发黄，黄栝楼绞汁，入芒硝服。**胡黄连**小儿黄疸，同黄连末入黄瓜内，面裹煨熟，捣丸服。**黄连**诸热黄疸。**柴胡**湿热黄疸，同甘草、茅根水煎服。**苦参**主黄疸，除湿热。**贝母**主时行黄疸。**山慈姑**同苍耳擂酒服，治黄疸。**茅根**利小便，解酒毒，治黄疸。五种疸疾，用汁合猪肉作羹食。**葛根**酒疸，煎汤服。**紫草**火黄，身有赤点，午前即热，同吴蓝、黄连、木香煎服。**恶实**治急黄，身热发狂，同黄芩煎服。**苍耳叶**挪安舌下，出涎，去目黄。**麦门冬**身重目黄。**龙胆**除胃中伏热，时疾热黄，去目中黄，退肝经邪热。谷疸因食得，劳疸因劳得，用一两，同苦参末二两，牛胆汁丸服亦效。**马蔺**解酒疸。**荆芥**除湿疸。**丽春草**疗时患变成痫黄疸，采花末服，根杵汁服，取利。**大青**主热病发黄。**麻黄**伤寒发黄表热，煎酒服取汗。**灯心根**四两，酒水各半，煎服。**萱草根**治酒疸，捣汁服。**苦耽**治热结发黄，目黄，大小便涩，捣汁服，多效，除湿热。**漆草**主黄疸，杵汁和酒服。**鬼臼**黑疸不妨食者，捣汁服。**翘根**治伤寒瘀热发黄。**萹蓄**治黄疸，利小便，捣汁顿服一斤。多年者，日再服。**紫花地丁**黄疸内热，酒服末三钱。**大戟**泄天行黄病。**藜芦**黄疸肿疾，为末水服，取吐。**芫花**酒疸尿黄，同椒目烧末，水服。**木鳖子**酒疸脾黄，磨醋服一二盏，取利。**土瓜根**利大小便，治酒黄病。黄疸变黑及小儿发黄，取汁服，病从小便出。**百条根**同糯米饭捣，罨脐上，黄肿自小便出。**伏鸡子根**主诸热急黄，天行黄疸。**山豆根**治五般急黄，水服末二钱。**茜根**主黄疸。**木通**主脾疸，常欲眠，心烦，利小便。**白英**主寒热八疸，煮汁饮。**泽泻**利小便。**菰笋**除目黄，利大小便，解酒毒。**莼**治热疸。**地锦**主脾劳黄疸，同皂矾诸药丸服。**乌韭**　**垣衣**主疸。〔谷部〕**胡麻**杀五黄、下三焦热毒气。伤寒发黄，乌麻油和水，搅鸡子白服之。**麦苗**消酒毒，酒疸目黄，捣汁日饮。**谷颖**主黄病，为末酒服。**薏苡根**主黄疸如金，捣汁和酒服。**丽春花**治黄病，麻油服三钱。**蔓菁子**利小便，煮汁服。黄疸如金，生研水服。急黄便结，生捣，水绞汁服，当鼻中出水及下诸物则愈。**莴苣子**肾黄如金，水煎服。**翘摇**杵汁服，主五种黄疾。**芹菜**煮饮。**苦瓠**嗅鼻，去黄水。〔果部〕**桃根**黄疸如金，煎水日服。**瓜蒂**嗅鼻取黄水，或揩牙追涎。**乌芋**消疸。**盐麸子**解酒毒黄疸。根白皮捣，水泔浸一夜，温服一二升，治酒疸。〔木部〕**栀子**解五种黄病。**黄柏**胃中结热黄疸。**黄栌**解酒疸目黄，水煮服。**柳华**黄疸面黑。**柳根皮**黄疸初起，水煎服。**桦皮**诸疸煮服。**柞木皮**黄疸，烧末水服。**木兰皮**酒疸，利小便，同黄芪末服。〔石部〕**滑石**化食毒，除热黄疸。**方解石**热结黄疸。**朴消**积热黄疸。〔介部〕**蟹**湿热黄疸，烧研丸服。**田鸁**利大小便，去目黄。生擂酒服，治酒疸。〔兽部〕**猪脂**五疸，日服取利。**牛脂**走精黄，面目俱黄，舌紫面裂，同豉煎热，绵裹烙舌上。**牛乳**老人黄疸，煮粥食。**牛胆**谷疸食黄，和苦参、龙胆丸服。**牛屎**黄疸，绞汁服。或为末丸服。**豪猪屎**烧服，治疸。〔人部〕**发髲**伤寒发黄，烧研水服。女劳黄疸，发热恶寒，小腹满，用一团，猪膏煎化服，病从小便出。**女人月经衣**女劳黄疸，烧灰酒服。

**【脾胃】**〔草部〕**黄芪**酒疸，心下懊痛，胫肿发斑，由大醉当风入水所致，同木兰皮末，酒服。**白术**主疸，除湿热，消食，利小便。泻血萎黄积年者，土炒，和熟地黄丸服。苍术亦可。**远志**面目黄。**当归**白黄，色枯舌缩，同白术煎服。〔菜果〕**老茄**妇人血黄，竹刀切，阴干为末，每服二钱，酒下。**椒红**治疸。〔服石〕**妇人内衣**房劳黄病，块起若瘕，十死一生，烧灰酒服。**白石英**　**五色石脂**〔禽部〕**黄雌鸡**时行黄疾，煮食饮汁。**鸡子**三十六黄，用一个连壳烧研，醋一合温服，鼻中虫出为效，甚者不过三次神效。时行发黄，以酒、醋浸鸡子一夜，吞白数枚。

**【食积】**〔谷部〕**神曲**　**麦蘖**　**黄柏**食黄黄汗，每夜水浸，平旦绞汁温服。**米醋**黄疸、黄汗。〔菜木〕**丝瓜**食黄，连子烧研，随所伤物煎汤，服二钱。**皂荚**食气黄肿，醋炙，同巴豆丸服。〔金石〕**针砂**消积，平肝，治黄。脾劳黄病，醋炒七次，同干漆、香附、平胃散，丸服。湿热黄疸，同百草霜、粳米丸服。**矾石**黄疸水肿，同青矾、白面丸服。女劳黄疸，变成黑疸，腹胀如水，同硝石丸服。妇人黄疸，因经水时房劳所致，同橘皮化蜡丸服。**绿矾**消积燥湿，化痰除胀、脾病黄肿，同百草霜、当归丸服；同百草霜、五倍子、木香丸服；同平胃散，丸服。酒黄，同平胃散、顺气散，丸服。食劳黄，枣肉丸服。血证黄肿，同百草霜、炒面丸服，或同小麦、枣肉丸服。**百草霜**消积滞，治黄疸。〔禽部〕**白丁香**急黄欲死，汤服立苏。**五灵脂**酒积黄肿，入麝香，丸服。

## 脚　气

（有风湿，寒湿，湿热，食积）

**【风寒湿气】**〔草部〕**牛蒡**脚气风毒，浸酒饮。**忍冬**脚气筋骨引痛，热酒服末。**木鳖子**麸炒去油，同桂末，热酒服，取汗。**高良姜**脚气人晚食不消，欲作吐者，煎服、即消。**苏子**风湿脚气，同高良姜、橘皮丸服。**丹参**风痹足软，渍酒饮。**葫芦巴**寒湿脚气，酒浸，同破故纸末，入木瓜蒸熟，丸服。**麻黄　羌活　细辛　苍术　白术　天麻　牡蒙　夏枯草　附子　侧子　艾叶　秦艽　白蒿　庵蔄　薇衔　马先蒿　水苏　紫苏　漏芦　飞廉　青葙　苍耳　茵预　马蔺子　茜根　菊花　旋覆　菖蒲　水萍萆薢　青藤酒**。**石南藤**酒。**菝葜**酒浸服。**土茯苓**〔谷菜〕**芸苔**并主风寒湿痹脚气。**豉**患脚人常渍酒饮，以滓傅之。**薏苡仁**干湿脚气，煮粥食，大验。**莳香**干湿脚气，为末酒服。**葱白**〔果木〕**杏仁　秦椒　蜀椒　蔓椒　大腹皮**并主风寒湿脚气。**槟榔**风湿脚气冲心，不识人，为末，童尿服，沙牛尿亦可。老人弱人脚气胀满，以豉汁服。**吴茱萸**寒湿脚气，利大肠壅气。冲心，同生姜擂汁服。**乌药**脚气掣痛，浸酒服。**五加皮**风湿脚痛五缓，煮酒饮，或酒制作丸服。**扶移　白杨皮**毒风脚气缓弱，浸酒饮。**松节**风虚脚痹痛，酿酒饮。**松叶**十二风痹脚气，酿酒尽一剂，便能行远。**槐芽**作蔬，去风毒脚气。**乳香**同血竭、木瓜丸服，主久新脚气。**苏合香　厚朴　皂荚子　官桂　栾荆　干漆　石南叶　海桐皮**〔金石〕**石亭脂**同川乌、无名异、葱汁丸服。**礜石**浸酒。**硫黄**牛乳煎。**慈石　玄精石白石英**〔虫鳞〕**晚蚕沙**浸酒。**青鱼　鳢鱼　鳗鲡　秦龟甲**〔禽兽〕**乌雄鸡　牛酥　羊脂　麋脂　熊肉**并主风湿脚气。**猪肚**烧研酒服。**羊乳　牛乳**调硫黄末服，取汗。**牛皮胶**炒研酒服，寒湿脚气痛立止。

**【湿热流注】**〔草部〕**木通　防己　泽泻　香薷　荆芥　豨莶　龙常草　车前子　海金沙　海藻　大黄　商陆**合小豆、绿豆煮饭食。**甘遂**泻肾脏风湿下注，脚气肿痛生疮，同木鳖子入猪肾煨食，取利。**牵牛**风毒脚气肠秘，蜜丸日服，亦生吞之。

**威灵仙**脚气大腹，胀闷喘急，为末，酒服二钱，或为丸服，痛减药亦减。**莸草**湿痹脚气尿少，同小豆煮食。**三白草**脚气风毒，擂酒服。**巴戟天**饮酒人脚气，炒过同大黄炒研，蜜丸服。**香附子**〔谷菜〕**胡麻**腰脚痛痹，炒末，日服至一年，永瘥。**大麻仁**脚气腹痹，浸酒服。肿渴，研汁煮小豆食。**赤小豆**同鲤鱼煮食，除湿热脚气。**黑大豆**煮汁饮，主风毒脚气冲心，烦闷不识人。**马齿苋**脚气浮肿尿涩，煮食。**百合**　**竹笋**风热脚气。**紫菜**〔果木〕**木瓜**湿痹脚气冲心，煎服。枝、叶皆良。**橘皮**脚气冲心，同杏仁丸服。**桃仁**脚气腰痛，为末酒服，一夜即消。**枇杷叶**脚气恶心。**杨梅核仁**湿热脚气。**枳壳**同甘草末服，疏导脚气。**桑叶及枝**脚气水气，浓煎汁服，利大小肠。**郁李仁**脚气肿喘，大小便不利，同薏苡煮粥食。**紫荆皮**煎酒服。**茯神木**脚气痹痛，为末酒服。**赤茯苓**　**猪苓**〔石部〕**滑石**〔介部〕**淡菜**　**蚬肉**〔兽部〕**猪肝、肾、肚**作生食，治老人脚气。**乌特牛尿**热饮，利小便，主风毒脚气肿满，甚妙。

**【洗渫】水蓼**　**水荭**　**毛蓼**　**甘松**　**水英**　**陆英**　**曼陀罗花**　**螺厣草**　**大戟**　**猫儿眼睛草**　**苦参**　**落雁木**　**黍穰**同椒目。**生葱**　**莱菔根**　**荷心**同藁本。**苏木**同忍冬。**杉材**　**楠材**　**樟材钓樟**　**扶移**并煎水熏洗。**白矾汤**　**鳖肉**同苍术、苍耳、寻风藤煮汁洗。

**【敷贴】附子**姜汁调。**天雄**　**草乌头**姜汁调，或加大黄、木鳖子末。**白芥子**同白芷末。**皂荚**同小豆末。**蓖麻仁**同苏合香丸贴足心，痛即止。**乌桕皮**脚气生疮有虫，末傅追涎。**人中白**脚气成漏孔，煅水滴之。**羊角**烧研酒调傅之，取汗，永不发。**田螺**脚气攻注，同盐杵傅股上，即定。**木瓜**袋盛踏之。**蜀椒**袋盛踏之。**樟脑**　**柳华**治鸟巢　**萝卜花**并藉鞋靴。**木狗皮**　**豺皮**　**麂皮**并裹足。

**【熨熏】麦麸**醋蒸热熨。**蚕沙**蒸热熨。**蒴藋**根酒、醋蒸热熨。**蓖麻叶**蒸裹频易。**荆叶**蒸热卧之，取汗。烧烟熏涌泉穴。**针砂**同川乌末炒包熨。**食盐**蒸热踏之，或擦腿膝后洗之，并良。

## 痿

（有湿热，湿痰，瘀血。血虚属肝肾，气虚属脾肺）

**【湿热】**〔草部〕**黄芩**去脾肺湿热，养阴退阳。**秦艽**阳明湿热，养血荣筋。**知母**泻阴火，滋肾水。**生地黄**　**黄连**　**连翘**　**泽泻**　**威灵仙**　**防己**　**木通**并除湿热。**薇衔**治痿，去风湿。**卷柏**治痿躄，强阴。**陆英**足膝寒痛，阴痿短气。**升麻**　**柴胡**引经。〔木部〕**黄柏**除湿热，滋肾水。益气药中加之，使膝中气力涌出，痿软即去，为痿病要药。**茯苓**　**猪苓**并泄湿热。**五加皮**主痿躄，贼风伤人，软脚。

**【痰湿】**〔草部〕**苍术**除湿，消痰，健脾，治筋骨软弱，为治痿要药。**白术　神曲　香附子　半夏**并除湿消痰。**天南星**筋痿拘缓。**白附子**诸风冷气，足弱无力。**附子　天雄**风痰冷痹，软脚毒风，为引经药。**豨莶　类鼻**并风湿痿痹。〔果木〕**橘皮**利气，除湿痰。**松节**酿酒，主脚弱，能燥血中之湿。**桂**引经。酒调，涂足躄筋急。

**【虚燥】**〔草部〕**黄芪**益元气，泻阴火，逐恶血，止自汗，壮筋骨，利阴气，补脾肺。**人参**益元气，泻阴火，益肺胃，生津液，除痿躄，消痰生血。**麦门冬**降心火，定肺气，主痿躄，强阴益精。**知母**泻阴火，滋肾水，润心肺。**甘草**泻火调元。**山药**补虚羸，强筋骨，助肺胃。**石斛**脚膝冷疼痹弱，逐皮肌风，壮筋骨，益气力。**牛膝**痿痹，腰膝软怯冷弱，不可屈申，或酿酒服。**菟丝子**益精髓，坚筋骨，腰疼膝冷，同牛膝丸服。**何首乌**骨软行步不得，腰膝痛，遍身瘙痒，同牛膝丸服。**萆薢**腰脚痹软，同杜仲丸服。**菝葜**风毒脚弱，煮汁酿酒服。**土茯苓**除风湿，利关节。治拘挛，令人健行。**狗脊**男女脚弱腰痛，补肾。**骨碎补**治痢后远行，或房劳，或外感，致足痿软，或痛或痹，汁和酒服。**菖蒲**酿酒饮，主骨痿。**芎䓖　芍药　当归　地黄　天门冬　紫菀　紫葳**并主痿躄，养血润燥。**肉苁蓉　锁阳　列当　五味子　覆盆子　巴戟天　淫羊藿**〔木部〕**山茱萸　枸杞子　杜仲**〔兽部〕**白胶　鹿茸　鹿角　麋角　腽肭脐**并强阴气，益精血，补肝肾，润燥养筋，治痿弱。



# 转　筋

（有风寒外束，血热，湿热吐泻）

**【内治】**〔草部〕**木香**木瓜汁入酒调服。**桔梗　前胡　艾叶　紫苏　香薷　半夏　附子　五味子　菖蒲　缩砂　高良姜**〔菜部〕**葱　白　薤白　生姜　干姜**〔果木〕**木瓜**利筋脉，主转筋、筋挛诸病。枝、叶、皮、根并同。**棠梨枝、叶　楂子　榠楂　吴茱萸**炒煎酒服，得利安。叶，同艾、醋罨之。**松节**转筋挛急，同乳香炒焦研末，木瓜酒服。**桂**霍乱转筋，足躄筋急，同酒涂之。**沉香**止转筋。**厚朴　栀子**〔器水土禽〕**厕筹**并霍乱转筋。**故麻鞋底**烧赤，投酒中饮。**梳篦**烧灰，酒服。**败蒲席**烧服。**屠机垢**酒服取吐。**山岩泉水**多服令饱，名洗肠。**釜底墨**酒服。**古文钱**同木瓜、乌梅煎服。**鸡矢白**转筋入腹，为末水服。**羊毛**醋煮裹脚。

**【外治】**蓼洗。**蒜**盐捣敷脐，灸七壮。擦足心，并食一瓣。**柏叶**捣裹，并煎汁淋。枝、叶亦可。**楠木**洗。**竹叶**熨。**皂荚末**嗅鼻。**热汤**熨之。**车毂中脂**涂足心。**青布　绵絮**并酢煮榻之。**铜器**炙，熨肾堂。**朱砂**霍乱转筋，身冷心下温者，蜡丸烧笼中熏之，取汗。**蜜蜡**脚上转筋，销化贴之。

# 喘逆

（古名咳逆上气。有风寒，火郁，痰气，水湿，气虚，阴虚脚气，齁𪖇）

【**风寒**】〔草部〕**麻黄**风寒，咳逆上气。**羌活**诸风湿冷，奔喘逆。**苏叶**散风寒，行气，消痰，利肺。感寒上气，同橘皮煎服。**款冬花**咳逆上气，喘息呼吸，除烦消痰。**南藤**上气咳嗽，煮汁服。**细辛**　**荩草**　**破故纸**〔果木〕**蜀椒**并主虚寒喘嗽。**松子仁**小儿寒嗽壅喘，同麻黄、百部、杏仁丸服。**桂**咳逆上气，同干姜、皂荚丸服。**皂荚**咳逆上气不得卧，炙研蜜丸，服一丸。风痰，同半夏煎服。痰喘咳嗽，以三挺分夹巴豆、杏仁、半夏，以姜汁、香油、蜜分炙为末，舐之。**巴豆**寒痰气喘，青皮一片夹一粒烧研，姜汁、酒服，到口便止。〔鳞部〕**鲤鱼**烧末，发汗定喘。咳嗽，入粥中食。

【**痰气**】〔草部〕**半夏**痰喘，同皂荚煎服。失血喘急，姜汁和面煨研，丸服。**桔梗**痰喘，为末，童尿煎服。**白前**下胸胁逆气，呼吸欲绝。久咳上气不得卧，同紫菀、半夏、大戟渍水饮。喉呷作声不得眠，焙末酒服。**蓬莪茂**上气喘急，五钱煎酒服。气短不接，同金铃子末，入蓬砂，酒服。**苏子**消痰利气定喘，与橘皮相宜。上气咳逆，研汁煮粥食。**缩砂仁**上气咳逆，同生姜擂，酒饮。**莨菪子**积年上气咳嗽，羊肺蘸末服。**葶苈**肺壅上气喘促。肺湿，枣肉丸服，亦可浸酒。**甘遂**水气喘促，同大戟末，服十枣丸、控涎丹。**泽漆**肺咳上气，煮汁，煎半夏诸药服。**大戟**水喘，同荞面作饼食，取利。**栝楼**痰喘气急，同白矾末，萝卜蘸食。小儿痰喘膈热，去子，以寒食面和饼炙研，水服。**贝母**　**荏子**　**射干**　**芫花**　**荛花**　**黄环**　**前胡**　**蒟酱**　**荞麦粉**咳逆上气，同茶末，生蜜水服，下气不止，即愈。**芥子**并消痰下气，定喘咳。**白芥子**咳嗽支满，上气多唾，每酒吞七粒。老人痰喘，同莱菔子、苏子煎服。**莱菔子**老人气喘，蜜丸服。痰气喘，同皂荚炭，蜜丸服。久嗽痰喘，同杏仁丸服。**生姜**暴逆上气，嚼之屡效。**莳香**肾气上冲胁痛，喘息不得卧，擂汁和酒服。〔果木〕**橘皮**　**杏仁**咳逆上气喘促，炒研蜜和，含之。上气喘急，同桃仁丸服，取利。久患喘急，童尿浸换半月，焙研，每以枣许，同薄荷、蜜煎服，甚效。浮肿喘急，煮粥食。**桃仁**上气咳嗽喘满，研汁煮粥食。**槟榔**痰喘，为末服，四磨汤。**椒目**诸喘不止，炒研，汤服二钱劫之，乃用他药。**崖椒**肺气喘咳，同野姜末，酒服一钱。**茗茶**风痰喘嗽不能卧，同白僵蚕末，汤服。子，同百合丸服。**银杏**降痰，定喘，温肺，煨食。**瓜蒂**吐痰。**柿蒂**　**都咸子**　**马兜铃**肺气喘急，酥炒，同甘草末煎服。**楸叶**上气咳嗽，腹满瘦弱，煎水熬膏，纳入下部。**诃黎勒**　**桑白皮**　**厚朴**　**枳实**　**茯苓**　**牡荆**〔金石〕**青礞石**并泻肺气，消痰定喘。**雌黄**停痰在胃，喘息欲绝，同雄黄作大丸，半夜投糯粥中食。**硫黄**冷澼在胁，咳逆上气。**轻粉**小儿涎喘，鸡子蒸食，取吐利。**金屑**　**玉屑**　**白**

石英　紫石英　石硷〔介虫〕海蛤　文蛤　蛤粉　白僵蚕〔禽兽〕蝙蝠久咳上气，烧末饮服。猪蹄甲久咳痰喘，入半夏、白矾煅研，入麝香服，或同南星煅，丸服。阿胶肺风喘促，涎潮目窜，同紫苏、乌梅煎服。驴尿卒喘，和酒服。

【火郁】〔草部〕知母久嗽气急，同杏仁煎服，次服杏仁、萝卜子丸服。茅根肺热喘急，煎水服，名如神汤。蓝叶上气咳嗽，呀呷有声，捣汁服，后食杏仁粥。大黄人忽喘急闷绝，涎出吐逆，齿动，名伤寒并热霍乱，同人参煎服。天门冬　麦门冬　黄芩　沙参　前胡　莨草　蔛草〔谷菜果服〕丹黍根煮服，并主肺热喘息。生山药痰喘气急，捣烂，入蔗汁热服。沙糖上气喘嗽，同姜汁煎咽。桃皮肺热喘急欲死，客热往来，同芫花煎汤薄胸口，数刻即止。故锦上气喘急，烧灰茶服，神效。〔石鳞〕石膏痰热喘急，同寒水石末，人参汤下，或同甘草末服。龙骨恚怒气伏在心下，不得喘息，咳逆上气。〔人部〕人溺久嗽，上气失声。

【虚促】〔草部〕人参阳虚喘息，自汗，头运欲绝，为末汤服。甚者，加熟附子同煎。产后发喘，血入肺窍，危证也，苏木汤调服五钱。五味子咳逆上气，以阿胶为佐，收耗散之气。痰嗽气喘，同白矾末，猪肺蘸食。马兜铃肺热喘促，连连不止，清肺补肺。酥炒，同甘草末煎服。黄芪　紫菀　女菀　款冬花〔菜果木部〕韭汁喘息欲绝，饮一升。大枣上气咳嗽，酥煎含咽。胡桃虚寒喘嗽，润燥化痰，同生姜嚼咽。老人喘嗽，同杏仁、生姜，蜜丸服。产后气喘，同人参煎服。沉香上热下寒喘急，四磨汤。蒲颓叶肺虚喘咳甚者，焙研，米饮服，三十年者亦愈。乌药〔金石〕石钟乳肺虚喘急，蜡丸服。太乙余粮〔鳞禽〕蛤蚧虚喘面浮，同人参蜡丸，入糯粥呷之。鱼鲙风入，脚气人，上气喘咳。鸊鹈五脏气喘不得息，作臛食。鸡卵白〔兽部〕阿胶虚劳喘急，久嗽经年，同人参末，日服。猪肉上气咳嗽烦满，切作鎚子，猪脂煎食。猪肪煮熟切食。猪胰肺干胀喘急，浸酒服。羊肺　青羊角吐血喘急，同桂末服。貒骨炙研酒服，日三。獭肝虚劳上气。

【齁齁[①]】〔草部〕石胡荽寒齁，擂酒服。醉鱼草花寒齁，同米粉作果炙食。半边莲寒齁，同雄黄煅，丸服。石苋同甘草煎服，取吐。苎根痰齁，煅研，豆腐蘸食。蓖麻仁炒，取甜者食。叶，同白矾，猪肉裹煨食。年久者，同桑叶、御米壳丸服。马蹄香末。藜芦并吐。木鳖子小儿咸齁，磨水饮，即吐出痰，重者三服即效。〔谷菜〕脂麻秸灰小儿盐齁，淡豆腐蘸食。淡豉齁喘痰积，同砒霜、枯矾丸，水服即止。莱菔子遇厚味即发者，蒸研，蒸饼丸服。〔果木〕银杏同麻黄、甘草煎服。定喘汤加半夏、苏子、杏仁、黄芩、桑白皮、款冬花。茶子磨米泔汁，滴鼻取涎。喘急咳嗽，同百合、蜜丸服。苦丁香　皂荚酥炙，蜜丸服，取利。榆白皮阴干为末煎，日二服。柏树皮汁小儿盐齁，和面作饼烙食，取吐下。白瓷器为末蘸食。〔鳞介禽兽〕鲫鱼人尿浸死，煨食，主小儿齁

① 齁齁：又作“齁齁”（hēhōu 音呵后读平声）。指哮喘病。

。**海螵蛸**小儿痰齁，饮服一钱。**烂螺壳**小儿齁，为末，日落时服。**鸡子**尿内浸三日，煮食，主年深齁。**蝙蝠**一二十年上气，烧研服。**猫屎灰痰**齁，沙糖水服。



## 咳　嗽

（有风寒，痰湿，火热，燥郁）

**【风寒】**〔草部〕**麻黄**发散风寒，解肺经火郁。**细辛**去风湿，泄肺破痰。**白前**风寒上气，能保定肺气，多以温药佐使。久咳唾血，同桔梗、桑白皮、甘草煎服。**百部**止暴嗽，浸酒服。三十年嗽，煎膏服。小儿寒嗽，同麻黄、杏仁丸服。**款冬花**为温肺治嗽要药。**牛蒡根**风寒伤肺壅咳。**飞廉**风邪咳嗽。**佛耳草**除寒嗽。同款冬花，地黄烧烟吸，久近咳嗽。**缩砂**　**紫苏**　**芥子**并主寒嗽。**生姜**寒湿嗽，烧含之。久嗽，以白饧或蜜煮食。小儿寒嗽，煎汤浴之。**干姜**〔果木〕**蜀椒**　**桂心**并主寒嗽。〔土石〕**釜月下土**卒咳嗽，同豉丸服。**车缸**妊娠咳嗽，烧投酒中，冷饮。**石灰**老小暴嗽，同蛤粉丸服。**钟乳石**肺虚寒嗽。〔虫鱼〕**蜂房**小儿咳嗽，烧灰服。**鲫鱼**烧服，止咳嗽。〔禽兽〕**白鸡**卒嗽，煮苦酒服。**鸡子白皮**久咳，同麻黄末服。**羊胰**远年咳嗽，同大枣浸酒服。



**【痰湿】**〔草部〕**半夏**湿痰咳嗽，同南星、白术丸服。气痰咳嗽，同南星、官桂丸服。热痰咳嗽，同南星、黄芩丸服。肺热痰嗽，同栝楼仁丸服。**天南星**气痰咳嗽，同半夏、橘皮丸服。风痰咳嗽，炮研煎服。**莨菪子**久嗽不止，煮炒研末，同酥煮枣食。三十年呷嗽，同木香、熏黄烧烟吸。**葶苈**肺壅痰嗽，同知母、贝母、枣肉丸服。**芫花**卒得痰嗽，煎水煮枣食。有痰，入白糖，少少服。**玄胡索**老小痰嗽，同枯矾和饧食。**旋覆花**　**白药子**　**千金藤**　**黄环**　**荛花**　**大戟**　**甘遂**　**草犀**　**苏子**　**荏子**〔菜谷〕**白芥子**　**蔓菁子**并主痰气咳嗽。**莱菔子**痰气咳嗽，炒研和糖含。上气痰嗽，唾脓血，煎汤服。**莱菔**痨瘦咳嗽，煮食之。**丝瓜**化痰止嗽，烧研，枣肉丸服。**烧酒**寒痰咳嗽，同猪脂、茶末、香油、蜜浸服。〔果木〕**白果**　**榧子**　**海枣**　**探子**　**都念子**　**盐麸子**并主痰嗽。**香橼**煮酒，止痰嗽。**橘皮**痰嗽，同甘草丸服。经年气嗽，同神曲、生姜，蒸饼丸服。**枳壳**咳嗽痰滞。**皂荚**咳嗽囊结。卒寒嗽，烧研，豉汤服。咳嗽上气，蜜炙丸服，又同桂心、干姜丸服。**淮木**久漱上气。**楮白皮**水气咳嗽。**桑白皮**去肺中水气。咳血，同糯米末服。**厚朴**〔金石〕**矾石**化痰止嗽，醋糊丸服，或加人参，或加建茶。或同炒卮子丸服。**浮石**清金，化老痰，咳嗽不止，末服或丸。**雌黄**久嗽，煅过丸服。**雄黄**冷痰劳嗽。**密陀僧**　**礞石**　**硇砂**〔介虫〕**马刀**　**蛤蜊粉**并主痰嗽。**鲎鱼壳**积年咳嗽，同贝母、桔梗、牙皂丸服。**蚌粉**痰嗽面浮，炒红，齑水入油服。**鬼眼睛**　**白蚬壳**卒嗽不止，为末酒服。**海蛤**　**白僵蚕**酒后痰嗽，焙研茶服。

**【痰火】**〔草部〕**黄芩　桔梗　荠苨　前胡　百合　天门冬　山豆根　白鲜皮　马兜铃**并清肺热，除痰咳。**甘草**除火伤肺咳。小儿热嗽，猪胆汁浸炙，蜜丸服。**沙参**益肺气，清肺火，水煎服。**麦门冬**心肺虚热，火嗽，嚼食甚妙，寒多人禁服。**百部**热咳上气，火炙，酒浸服。暴咳嗽，同姜汁煎服。三十年嗽，汁和蜜炼服。小儿寒嗽，同麻黄、杏仁丸服。**天花粉**虚热咳嗽，同人参末服。**栝楼**润肺，降火，涤痰，为咳嗽要药。干咳，汁和蜜炼含。痰嗽，和明矾丸服。痰咳不止，同五倍子丸噙。热咳不止，同姜、蜜蒸含。肺热痰嗽，同半夏丸服。酒痰咳嗽，同青黛丸服。妇人夜咳，同香附、青黛末服。**灯笼草**肺热咳嗽喉痛，为末汤服，仍傅喉外。**贝母**清肺消痰止咳，沙糖丸食。又治孕嗽。小儿卒嗽，同甘草丸服。**知母**消痰润肺，滋阴降火。久近痰嗽，同贝母末，姜片蘸食。**石韦**气热嗽，同槟榔，姜汤服。**射干**老血在心脾间，咳唾气臭。散胸中热气。**马勃**肺热久嗽，蜜丸服。**桑花**〔谷菜〕**丹黍米**并止热咳。**百合**肺热咳嗽，蜜蒸含之。**土芋**〔果木〕**枇杷叶**并止热咳。**杏仁**除肺中风热咳嗽，童尿浸，研汁熬酒，丸服。**巴旦杏梨汁**消痰降火，食之良。卒咳，以一碗入椒四十粒，煎沸入黑饧一块，细服。又以一枚刺孔，纳椒煨食。又切片酥煎冷食。又汁和酥、蜜、地黄汁熬稠含。**干柿**润心肺，止热咳。嗽血，蒸熟，参青黛食。**柿霜　余甘子**丹石伤肺咳嗽。**甘蔗汁**虚热咳嗽涕唾，入青粱米煮粥食。**大枣　石蜜　刺蜜　桑叶**并主热咳。〔金石〕**金屑**风热咳嗽。**石膏**热盛喘咳，同甘草末服。热嗽痰涌如泉，煅过，醋糊丸服。**浮石**热咳，丸服。**石灰木**肺热，同玄精石诸药末服。**玄精石　硼砂**消痰止咳。**五倍子**敛肺降火，止嗽。**百药煎**清肺化痰，敛肺劫嗽，同诃子、荆芥丸含。化痰，同黄芩、橘皮、甘草丸含。

**【虚劳】**〔草〕**黄芪**补肺泻火，止痰嗽、自汗及咳脓血。**人参**补肺气。肺虚久嗽，同鹿角胶末煎服。化痰止嗽，同明矾丸服。喘嗽有血，鸡子清五更调服。小儿喘嗽，发热自汗，有血，同天花粉服。**五味子**收肺气，止咳嗽，乃火热必用之药。久咳肺胀，同粟壳丸服。久嗽不止，同甘草、五倍子、风化硝末噙；又同甘草、细茶末噙。**紫菀**止咳脓血，消痰益肺。肺伤咳嗽，水煎服。吐血咳嗽，同五味子丸服。久嗽，同款冬花、百部末服。小儿咳嗽，同杏仁丸服。**款冬花**肺热劳咳，连连不绝，涕唾稠粘，为温肺治嗽之最。痰嗽带血，同百合丸服。以三两烧烟，筒吸之。**仙灵脾**劳气，三焦咳嗽，腹满不食，同五味子、覆盆子丸服。**地黄**咳嗽吐血，为末酒服。**柴胡**除劳热胸胁痛，消痰止嗽。**牛蒡子**咳嗽伤肺。**鬼臼**咳劳。〔谷果〕**罂粟壳**久咳多汗，醋炒，同乌梅末服。**阿芙蓉**久劳咳，同牛黄、乌梅诸药丸服，同粟壳末服。**寒具**消痰润肺止咳。**桃仁**急劳咳嗽，同猪肝、童尿煮，丸服。**胡桃**润燥化痰。久咳不止，同人参、杏仁丸服。**金果**补虚，除痰嗽。**仲思枣　乌梅**〔木石〕**干漆**并主劳嗽。**诃梨勒**敛肺降火，下气消痰。久咳，含之咽汁。**钟乳粉**虚劳咳嗽。**赤石脂**咳则遗屎，同禹余粮煎服。〔诸虫鳞介〕**蜜蜡**虚咳，发热声嘶，浆水煮，丸服。**蛇含蛙**久劳咳嗽，吐臭痰，连蛇煅末，酒服。**鲫鱼头**烧研服。**鳖**骨蒸咳嗽，同柴胡诸药煮食。**生龟**一二十年咳嗽，煮汁酿酒服。**龟甲　蛤蚧**〔禽兽〕**鸜鹆　鹦䳇**并主劳咳。

**慈乌**骨蒸劳咳，酒煮食。**乌鸦骨**蒸劳咳嗽，煅末酒服。心，炙食。**五灵脂**咳嗽肺胀，同胡桃仁丸服，名敛肺丸。**猪肾**同椒煮食。卒嗽，同干姜煮食，取汗。**猪胰**二十年嗽，浸酒饮，同腻粉煅研服。**猪肺**肺虚咳嗽，麻油炒食。**猪胆**瘦病咳嗽，同人尿、姜汁、橘皮、诃子煮汁服。**羊胰**久嗽，温肺润燥，同大枣浸酒服。**羊肺**　**羊肉**　**貒骨**　**獭肝**　**阿胶**并主劳咳。**黄明胶**久嗽，同人参末、豉汤日服。**人尿**虚劳咳嗽。

【外治】**木鳖子**肺虚久嗽，同款冬花烧烟，筒吸之。**榆皮**久嗽欲死，以尺许出入喉中，吐脓血愈。**熏黄**三十年呷嗽，同木通、莨菪子烧烟，筒熏之。**钟乳粉**一切劳嗽，同雄黄、款冬花、佛耳草烧烟，吸之。**故茅屋上尘**老嗽不止，同石黄诸药烧烟吸。

## 肺痿肺痈

（有火郁。分气虚，血虚）

【排逐】〔草谷〕**鸡苏**肺痿吐血咳嗽，研末米饮服。**防己**肺痿咯血，同葶苈末，糯米汤服。肺痿喘咳，浆水煎呷。**桔梗**肺痈，排脓养血，补内漏。仲景治胸满振寒，咽干吐浊唾，久久吐脓血，同甘草煎服，吐尽脓血愈。**苇茎**肺痈，咳嗽烦满，心胸甲错，同桃仁、瓜瓣，薏苡煎服，吐脓血愈。**芦根**骨蒸肺痿，不能食，同麦门冬、地骨皮、茯苓、橘皮、生姜煎服。**甘草**去肺痿之脓血。久咳肺痿，寒热烦闷，多唾，每以童尿调服一钱。肺痿吐涎沫，头眩，小便数而不咳，肺中冷也，同干姜煎服。**王瓜子**肺痿吐血，炒研服。**升麻**　**紫菀**　**贝母**　**败酱**并主肺痈，排脓破血。**知母**　**黄芩**并主肺痿，咳嗽喉腥。**薏苡仁**肺痈，咳脓血，水煎入酒服，煮醋服，当吐血出。〔果木〕**橘叶**肺痈，捣汁一盏服，吐出脓血愈。**柘黄**肺痈不问已成未成，以一两，同百草霜二钱，糊丸，米饮服三十丸，甚捷。**夜合皮**肺痈唾浊水，煎服。**竹沥**老小肺痿，咳臭脓，日服三五次。**淡竹茹**　**茯苓**〔人部〕**人尿**肺痿寒热，气急面赤，调甘草服。**人中白**　**天灵盖**热劳肺痿。

【补益】〔草部〕**人参**消痰，治肺痿，鸡子清调服。**天门冬**肺痿，咳涎不渴，捣汁入饴、酒、紫菀末丸含。**栝楼**肺痿咳血，同乌梅、杏仁末，猪肺蘸食。**款冬花**劳咳肺痿，同百合末服。**麦门冬**肺痿肺痈，咳唾脓血。**蒺藜子**肺痿唾脓。**五味子**　**女菀**　**沙参**〔果石〕**白柿**并润肺止咳。**白石英**肺痿唾脓。〔鳞兽〕**鲫鱼**肺痿咳血，同羊肉、莱菔煮服。**蛤蚧**久咳，肺痿，肺痈，咯血。**羊肺**久咳肺痿，同杏仁、柿霜、豆粉、真酥、白蜜炙食。**羊脂髓**肺痿骨蒸，同生苄汁、姜汁、白蜜炼服。**猪肺**肺痿嗽血，蘸薏苡食。**猪胰**和枣浸酒服。**鹿血**酒服。**阿胶**　**醍醐**　**鹿角胶**　**黄明胶**肺痿唾血，同花桑叶末服。

# 虚　损

（有气虚，血虚，精虚，五脏虚，虚热，虚寒）

**【气虚】**〔草部〕**甘草**五劳七伤，一切虚损，补益五脏。大人羸瘦，童尿煮服。小儿羸瘦，炙焦蜜丸服。**人参**五劳七伤，虚而多梦者加之，补中养营。虚劳发热，同柴胡煎服。房劳吐血，独参汤煎服。**黄芪**五劳羸瘦，寒热自汗，补气实表。**黄精**五劳七伤，益脾胃，润心肺，九蒸九晒食。**青蒿**劳热在骨节间作寒热，童尿熬膏，或为末服，或入人参、麦门冬丸服。**石斛**五脏虚劳羸瘦，长肌肉，壮筋骨，锁涎，涩丈夫元气，酒浸酥蒸服满镒，永不骨痛。**骨碎补**五劳六极，手足不收，上热下寒，肾虚。**五味子**壮水锁阳，收耗散之气。**忍冬藤**久服轻身长年益寿，煮汁酿酒饮。**补骨脂**五劳七伤，通命门，暖丹田，脂麻炒过丸服。同茯苓，没药丸服，补肾养心养血。**附子**补下焦阳虚。**天雄**补上焦阳虚。**蛇床子**暖男子阳气、女子阴气。**仙茅**丸服。**淫羊藿**　**狗脊**并主冷风虚劳。**柴胡**　**秦艽**　**薄荷**并解五劳七伤虚热。**羌活**五劳七伤酸痛。**苏子**补虚劳，肥健人。**青木香**气劣不足。同补药则补，同泻药则泻。**天门冬**　**沙参**　**葳蕤**　**白茅根**　**白英**　**地肤子**　**黄连**　**术**　**薰草**　**石蕊**　**玉柏**　**千岁**〔菜谷〕**五芝**　**石耳**　**韭白**　**薤白**　**山药**　**甘薯**并补中益气。**大麻子**虚劳内热，大小便不利，水煎服。**胡麻**〔果木〕**柿霜**　**藕**并补中益元气，厚肠。**莲实**补虚损，交心肾，固精气，利耳目，厚肠胃，酒浸入猪肚煮丸服，或蒸熟蜜丸服，仙方也。**柏子仁**恍惚虚损吸吸。**枸杞叶**五劳七伤，煮粥食。**地骨皮**去下焦肝肾虚热。虚劳客热，末服。热劳如燎，同柴胡煎服。虚劳寒热苦渴，同麦门冬煎服。**五加皮**五劳七伤，采茎叶末服。**冬青**风热，浸酒服。**女贞实**虚损百病，同旱莲、桑椹丸服。**柘白皮**酿酒，补虚损。**厚朴**虚而尿白者加之。**沉香**补脾胃命门。**桂**补命门营卫。**松根白皮**　**茯苓**　**白棘**　**桑白皮**〔石虫〕**云母粉**并主五劳七伤虚损。**五色石脂**补五脏。**白石英**　**紫石英**补心气下焦。**枸杞虫**起阳益精，同地黄丸服。**蚕蛹**炒食，治劳瘦，杀虫。**海蚕**虚劳冷气，久服延年。〔鳞介禽兽〕**鲫鱼**　**鲥鱼**　**嘉鱼**　**石首鱼**　**鳜鱼**　**鳖肉**　**淡菜**　**海蛇**　**鸡肉**　**白鹭**炙食。**桑鳸**　**鸠雀**并补虚羸。**犬肉**　**牛肉**　**牛肚**　**狐肉**作脍生食。**狢肉**　**貒肉**并主虚劳。**狗肾**产后肾劳，如疟体冷。**猪肚**同人参、粳米、姜、椒煮食，补虚。**猴肉**风劳，酿酒。**山獭**　**紫河车**一切男女虚劳。

**【血虚】**〔草木〕**地黄**男子五劳七伤，女子伤中失血。同人参、茯苓熬，琼玉膏。酿酒、煮粥皆良；面炒研末酒服。治男女诸虚积冷，同菟丝子丸服。**麦门冬**五劳七伤客热。男女血虚，同地黄熬膏服。**泽兰**妇人频产劳瘦，丈夫面黄，丸服。**黄檗**下焦阴虚，同知母丸服，或同糯米丸服。**当归**　**芎䓖**　**白芍药**　**丹参**　**玄参**　**续断**　**牛膝**　**杜仲**

**牡丹皮**〔介兽〕**龟版　绿毛龟　鳖甲　阿胶　醍醐　酥酪　驼脂　牛骨髓　牛乳　羊乳**并补一切虚，一切血。**羊肉**益产妇。**羊脂**产后虚羸，地黄汁、姜汁、白蜜煎服。**羊肝**同枸杞根汁作羹食。**羊胃**久病虚羸，同白术煮饮。

**【精虚】**〔草木〕**肉苁蓉**五劳七伤，茎中寒热痛，强阴益精髓，同羊肉煮食。**列当　锁阳**同上。**菟丝子**五劳七伤，益精补阳，同杜仲丸服。**覆盆子**益精强阴，补肝明目。每旦水服三钱，益男子精，女人有子。**何首乌**益精血气，久服有子，服食有方。**萝摩子**益精气，同枸杞、五味、地黄诸药末服，极益房室。**巴戟天　车前子　远志　蓬蘽　百脉根　决明子　蒺藜子　五味子　旋花根　萆薢　菝葜　土茯苓　杜仲皮**〔石虫〕**石钟乳　阳起石　石脑　石髓**并补益精气，五劳七伤。**磁石**养胃益精，补五脏，同白石英浸水煮粥，日食。**石硫石　桑螵蛸　青蛙　九香虫　牡蛎　羊脊髓　猪脊髓**并精虚劳，益精气。**羊肾**虚劳精竭，作羹食。五劳七伤，同肉苁蓉煮羹食。虚损劳伤，同白术煮粥饮。**鹿茸**虚劳，洒洒如疟，四肢酸痛，腰脊痛，小便数，同当归丸服，同牛膝丸服。**白胶**同伏苓丸服。**麋茸**研末，同酒熬膏服。**麋角　鹿髓　鹿血、肾　獐肉、骨**酿酒。**腽肭脐**并补精血。

# 瘵疰

（有虫积，尸气）

**【除邪】**〔草部〕**青蒿**骨蒸鬼气，熬膏，入猪胆，甘草末丸服。子，功同。**王瓜子**传尸劳瘵，焙研，酒服一钱。**玄参**传尸邪气，作香烧。**甘松**同玄参，熏劳瘵。**茅香**冷劳久病，同艾叶烧，丸服。**苦耽**传尸伏连鬼气。**鬼臼**尸疰殗殜，传尸劳瘵。**天麻　鸢尾　海根**并主飞尸鬼气殗殜，传尸劳瘵。**知母　秦艽　胡黄连　芦根　酸浆子　百部　紫菀　甘草　桔梗　人参　黄芪**〔谷菜〕**浮麦**并主传尸，骨蒸劳热，自汗。**阿芙蓉　鹿角菜**小儿骨蒸热劳。**茄子**传尸劳气。〔果木〕**李**去骨节间劳热。**杏核仁**男女五劳七伤，童尿煮七次，蜜蒸食。**乌梅**虚劳骨蒸。**冬桃**解劳热。**桃核仁**主骨蒸作热，一百二十颗杵为丸，平旦井水下，饮酒令醉，任意吃水，隔日一作。急劳咳嗽，同猪肝、童尿煮丸服。冷劳减食，茱萸炒收，日食二十粒，酒下，重者服五百粒愈。传尸鬼气，咳嗽痃癖，煮汁作粥食。五尸鬼疰，九十九种，传及傍人，急以桃仁五十枚研泥，水四升煮服，取吐，不尽再吐。**蜀椒**丸服。**槟榔　安息香　苏合香**并杀传尸劳瘵虫。**樟木节**风劳有虫，同天灵盖诸药服。**干漆**传尸劳瘵，五劳七伤，同柏子仁、酸枣、山茱萸丸服。**皂荚**卒热劳疾，酥炙丸服。急劳烦热，同刺及木皮烧灰淋煎。嗽，入麝香，以童尿浸，蒸饼丸服。**桑柴**灰尸注鬼疰，三十六种，变动九十九种，死复传人，淋汁煮赤小豆，同羊肉作羹食。

**樗白**皮鬼疰传尸，童尿、豆豉煎服。**地骨皮**骨蒸烦热，同防风、甘草煎服。**酸枣仁**骨蒸劳热，擂汁煮粥食。**阿魏**传尸冷气。**无患子皮**飞尸。**柳叶　阿勒勃　黄柏**〔金石〕**金泊**并主骨蒸劳热。**石膏**骨蒸劳热，研粉服。**雄黄**五尸劳病，同大蒜丸服。骨蒸发热，小便研，烧石熏之。**鹅管石**熏劳嗽。**白矾**冷劳泄痢，同羊肝丸服。**禹余粮**冷劳肠泄，同乌头丸服。**阳起石　磁石**并主五劳七伤虚乏。**霹雳砧**〔诸虫鳞介〕**虫白蜡**并杀余虫。**石决明**骨蒸劳极。**纳鳖**传尸劳。**鳖甲**冷痛劳瘦，除骨节间劳热结实，补阴补气。**鳖肉**益气补不足，去血热。骨蒸潮热咳嗽，同煎胡、贝母等药煮食，丸服。**蛤蚧**治肺劳传尸，咳嗽咯血。**蛇吞蛙**劳嗽吐臭痰，煅研酒服。**鳗鲡鱼**传尸疰气劳损，骨蒸劳瘦，酒煮服。〔禽兽〕**啄木鸟**取虫，锻研酒服。**慈乌**补劳治瘦，止咳嗽骨蒸，五味淹食。**乌鸦**瘦病咳嗽，骨蒸劳瘵，煅研酒服。五劳七伤，吐血咳嗽，酿栝楼根，日煮食。**鹰矢白**杀劳虫。**猪脊髓**骨蒸劳伤，同猪胆、童尿、柴胡等煎服。**猪肝**急劳瘦悴寒热，同甘草丸服。**猪肾**传尸劳瘵，童尿、酒煮服。**猪肚**骨蒸热劳，四侍宜食。**猪胆**骨蒸劳极。**羊肉**骨蒸久冷，同山药作粥食。骨蒸传尸，同皂荚、酒煮食，当吐虫出。**白羊头蹄**五劳七伤，同胡椒、荜茇、干姜煮食。**诸朽骨**骨蒸劳热，煮汁淋之，取汗。**猫肝**杀劳瘵虫，生晒研，每朔望五更酒服。**獭肝**传尸伏连殗殜，劳瘵虚汗，咳嗽发热，杀虫，阴干为末，水服，日三。**鹿茸　腽肭脐**虚劳。**熊脂**酒服，杀劳虫，补虚损。**象牙**骨蒸。**獭肉　狸骨　虎牙　鼠肉**并杀劳虫。〔人部〕**人屎**骨蒸劳极，名伏连传尸，同小便各一升，入新粟米饭五升，曲半饼，密封二七日，每旦服一合，午再服，并去恶气。人屎浸水早服之，晚服童尿。**人尿**滋阴降火。男女劳证，日服二次。骨蒸发热，以五升煎一升，入蜜三匙，每服一碗，日二服。**人中白**传尸热劳，肺痿消瘦，降火，消瘀血。**秋石**虚劳冷疾，有服法。**人乳**补五脏，治瘦悴。虚损劳瘵，同麝香、木香服，或同胞衣末服。**人牙**烧用，治劳。**天灵盖**传尸尸疰，鬼疰伏。肺痿，骨蒸盗汗，退邪气，追劳虫，炙黄，水煎服。同麝香丸服。小儿骨蒸，加黄连，末服。追虫，有天灵盖散。**人胞**男女一切虚损劳极，洗煮，入茯神丸服，河车大造丸。**人胆**尸疰伏。**人肉**瘵疾。

## 邪　祟

（邪气乘虚，有痰、血、火、郁）

**【除辟】**〔草部〕**升麻**杀百精老物，殃鬼邪气，中恶腹痛，鬼附啼泣。**徐长卿**鬼疰精物邪恶气，百精老魅注易，亡走啼哭恍惚。**鬼督邮　马目　毒公　鬼臼**杀鬼疰精物，辟恶气不祥，尸疰传尸。**忍冬**飞尸、遁尸、风尸、沉尸、尸疰、鬼疰，并煮汁服，或煎膏化酒服。**丹参**中恶，百邪鬼魅，腹痛气作，声音鸣吼，定精。**防葵**狂邪，鬼魅精怪。

白鲜皮大热饮水，狂走大呼。白蒺藜卒中五尸，丸服。女青　赤箭　天麻　野葛　海根　雷丸　蓝实　败芒箔　卷柏　桔梗　知母　小草　远志　甘松　藁本　迷迭香　白薇　人参　苦参　沙参　紫菀　狼毒　草犀　白茅香　茅香　白及　商陆　木香　缩砂　藿香　瓶香　车香　兰草　山柰　山姜　蒟酱　蕙草　姜黄　莪茂　郁金香　鸡苏　菖蒲　艾叶　苦耽　云实　蓖麻　蜀漆　艾纳香　射罔　射干　鸢尾　芫花　荛花　水堇　钩吻　羊踯躅　海藻　蘼芜　青蒿　石长生　独行根　白兔藿　续随子　蜘蛛香　屋四角茅　赤车使者〔谷菜〕豌豆煮汁。白豆　大豆并主鬼毒邪气疰忤。酒醋　陈粟米并主鬼击。粳米五种尸病，日煮汁服。芥子邪恶鬼疰气，浸酒服。白芥子熨恶气，飞尸遁尸，邪魅。大蒜杀鬼去痛，同香墨、酱汁服。鬼毒风气，同杏仁、雄黄服。百合百邪鬼魅，啼泣不止。胡荽　罗勒　旱芹〔果木器服〕桃枭　桃花　桃白皮　桃胶　桃毛并主邪恶鬼疰精气。桃仁鬼疰寒热疼痛，研服。陈枣核中仁疰忤恶气。常服，百邪不干。榧子　蜀椒　毕澄茄　吴茱萸　柏实　鬼箭　沉香　蜜香　丁香　檀香　乌药　必栗香　竹叶　鬼齿并主中恶邪鬼疰气。降真香带之辟邪恶气，宅舍怪异。安息香心腹恶气，鬼疰，魍魉，鬼胎，中恶魇寐。常烧之，去鬼来神。妇人夜梦鬼交，烧熏永断。苏合香辟恶，杀鬼精物。詹糖香　樟脑　乳香　阿魏　桦皮脂　樗白皮　干漆皂荚　桑柴灰　无患子　巴豆　琥珀并杀鬼精尸疰。栀子五尸注病，烧研水服。乌臼根皮尸疰中恶，煎入朱砂服。古厕木鬼魅传尸，魍魉神祟，烧之。古榇板鬼气疰忤，中恶心腹痛，梦悸，常为鬼神祟挠，和桃枝煎酒服，取吐下。死人枕　桃橛　甑带煮汁。铳楔　败芒箔〔水土金石〕粮罂水并主尸疰鬼气。半天河水鬼疰，狂邪气，恍惚妄言。铸钟黄土　酚鼠壤土　伏龙肝　釜脐墨　京墨　黑铅　铅丹并主疰忤邪气。古镜　铜镜鼻　铁落　朱砂　水银　硫黄　石膏　生银　雄黄　代赭　金牙石　金刚石　砺石　蛇黄　食盐　霹雳砧〔诸虫鳞介〕露蜂房　芫青　龙骨　龙齿　鼍甲并主疰病鬼邪。鲮鲤五邪惊啼悲伤，妇人鬼魁哭泣。蛤蚧　鳗鲡　鲛鱼皮　海虾　蟹爪　贝子　牡蛎〔禽兽〕丹雄鸡　黑雌鸡　乌骨鸡　鸡冠血　东门鸡头并主邪气鬼物疰忤。鸡卵白五遁尸气冲心，或牵腰脊，顿吞七枚。胡燕卵黄　乌鸦　鹊巢烧服。白鸭血并主鬼魅邪气。鹰肉食之，去野狐邪魅。觜、爪烧灰，水服。屎白烧灰，酒服。牛黄　野猪黄　羊脂　猪脂　白犬血　猪心血、尾血　猪乳　豚卵　羖羊角烧。羚羊角　及鼻　犀角　鹿角及茸　鹿头　麂头骨　猴头骨　狐头、尾及屎烧灰，辟邪恶。五脏，主狐魅及人见鬼，作羹食。兔头及皮　猫头骨　猫肉　狸肉及骨　豹肉及鼻　虎肉及骨取二十六种魅。爪、牙、皮、屎同。象牙　狼牙　熊胆　麝香　灵猫阴　獭肝鬼疰邪魅，烧末服。腽肭脐鬼气尸注狐魅。六畜毛　蹄甲　马悬蹄　马屎　狮屎　底野迦　鼠屎　彭侯〔人部〕乱发尸疰，烧灰服。头垢　人尿鬼气疾病，日日服之。天灵盖尸疰鬼气。人胆

## 寒热

（有外感，内伤，火郁，虚劳，疟，疮，瘰疬）

**【和解】**〔草部〕**甘草**五脏六腑寒热邪气，凡虚而多热者加之。**知母**肾劳，憎寒烦热。**丹参**虚劳寒热。**白头翁**狂猲寒热。**胡黄连**小儿寒热。**黄芩**寒热往来，及骨蒸热毒。**柴胡**寒热邪气，推陈致新，去早辰潮热，寒热往来，妇人热入血室。**前胡**伤寒寒热，推陈致新。**白鲜皮**主壮热恶寒。**茅根**　**大黄**并主血闭寒热。**旋覆花**五脏间寒热。**茵预**寒热如疟。**屋游**浮热在皮肤，往来寒热。**乌韭**　**龙胆**骨间寒热。**白薇**寒热酸痛。**秦艽**　**当归**　**芎䓖**　**芍药**并主虚劳寒热。**荆芥**　**积雪草**　**紫草**　**夏枯草**　**蠡实**　**芦根**　**云实**　**木通**　**蒲黄**　**吴蓝**　**连翘**　**蛇含**　**鸭跖草**　**凌霄花**　**土瓜根**〔菜果〕**冬瓜**泡汁饮。**茄子**　**马齿苋**　**苋实**　**薤白**　**杏花**女子伤中寒热痹。**桃毛**血瘕寒热。〔木石〕**厚朴**解利风寒寒热。**牡荆**　**蔓荆**并除骨间寒热、冷水服丹石，病发恶寒，冬月淋至百斛，取汗乃愈。**松萝**　**枳实**　**竹茹**　**雄黄**肝病寒热。**石膏**中风寒热。**滑石**胃热寒热。**曾青**养肝胆。除寒热。**石青**　**石胆**　**食盐**　**朴硝**　**矾石**〔虫介兽人〕**雀瓮**　**龟甲**骨中寒热，或肌体寒热欲死，作汤良。**海蛤**胸痛寒热。蛤蜊老癖为寒热。**贝子**温疾寒热，解肌。散结热。**龙齿**大人骨间寒热。**龟甲**伏坚寒热。**猪悬蹄甲**小儿寒热，烧末乳服。**牛黄**　**人尿**

**【补中清肺】**〔草谷〕**黄芪**虚疾寒热。**沙参**　**黄精**　**葳蕤**　**术**并除寒热，益气和中。**桔梗**除寒热，利肺。**灯笼草**　**麦门冬**　**紫菀**　**旋花根**　**黄环**　**天门冬**　**白英**　**忍冬**　**豌豆**　**绿豆**　**赤小豆**　**秫**　**百合**　**山药**〔果木〕**吴茱萸**　**椒红**　**桂**利肝肺气，心腹寒热。**辛夷**五脏身体寒热。**沉香**诸虚寒热冷痰，同附子煎服。**乌药**解冷热。桑叶除寒热，出汗。**茯苓**　**酸枣**　**山茱萸**〔石部〕**殷孽**瘀血寒热。**阳起石**　**禹余粮**〔禽兽〕**鹜肪**风虚寒热。**豭猪头肉**寒热。**熊脂**　**鹿角**　**麋脂**



## 吐血衄血

（有阳乘阴者，血热妄行；阴乘阳者，血不归经。血行清道出于鼻，血行浊道出于口。呕血出于肝，吐血出于胃，衄血出于肺。耳血曰衈，眼血曰衄，肤血曰血汗，口鼻并出曰脑衄，九窍俱出曰大衄）

**【逐瘀散滞】**〔草部〕**大黄**下瘀血血闭。心气不足，吐血衄血，胸胁刺胀，同芩、连煎服。亦单为散，水煎服。**甘遂　芫花　大戟**吐血痰涎，血不止者，服此下行即止。**杜衡**吐血有瘀，用此吐之。**红蓝花　郁金**破血。为末，井水服，止吐血。**茜根**活血行血。为末，水煎服，止吐衄诸血。或加黑豆、甘草丸服。同艾叶、乌梅丸服。**剪草**一切失血，为末和蜜，九蒸九晒服。**三七**吐衄诸血，米泔服三钱。**蓖麻叶**涂油炙，熨囟上，止衄。**三棱**末，醋调涂五椎上，止衄。〔谷菜〕**麻油**衄血，注鼻，能散血。**醋**衄血，和胡粉服，仍和土敷阴囊上。**韭汁**止吐血。和童尿服，消胃脘瘀血。**葱汁**散血。塞鼻，止衄。**蔓菁汁**止吐血。**莱菔汁**止吐血大衄，仍注鼻中。**桑耳**塞鼻，止衄。〔果木〕**栗楔**破血。烧服；止吐衄，壳亦可。**荷叶**破恶血，留好血。口鼻诸血，生者擂汁服，干者末服，或烧服，或加蒲黄。**藕汁**散瘀血，止口鼻诸血，亦注鼻止衄。**桃仁**破瘀血血闭。**桃枭**破血，止吐血，诸药不效，烧服。**榴花**散血。为末服，止吐衄，同黄葵花煎服，或为末服，亦塞鼻止衄。**干柿**脾之果，消宿血，治吐血咯血。**棕灰**消瘀血。止吐衄诸血，水服。**血竭**吹鼻，止衄。**山茶**吐衄，为末，酒入童尿服。**胡颓子根**吐血，煎水服。**蕤核**衄血。**枫香**吐衄，为末水服，或加蛤粉，或加绵灰。**椰子皮**止衄。**苏木**〔服器〕**红绵灰**水服。**黄丝绢灰**水服。**白纸灰**水服，止吐衄，效不可言。**麻纸灰　藤纸灰**入麝香，酒服，止衄血。**屏风胡纸灰**酒服，止衄。**败船茹**止吐血。〔土石〕**白垩土**衄血，水服二钱，除根。**伏龙肝**水淘汁，入蜜服，止吐血。**金墨**吐衄，磨汁服。**铛墨**炒过，水服二钱，止吐衄诸血。**百草霜**水服，并吹鼻止衄。**白瓷器末**吐血，皂角仁汤服二钱。衄血，吹鼻。**地龙粪**吐血，水服二钱。**花乳石**能化血为水，主诸血。凡喷血出升斗者，煅研，童尿入酒服三五钱。**金星石**主肺损吐血嗽血。**石灰**散瘀血。凡卒吐血者，刀头上烧研，水服三钱。**白矾**吹鼻，止衄。**硇砂**衄血不止，水服二钱。**食盐**散血。**戎盐**　主吐血。**芒消**下瘀血。**珊瑚**吹鼻，止衄。〔虫鳞〕**蚕退纸灰**吐血不止，蜜丸含咽。**蛴螬**主吐血在胸腹不出。**蜘蛛网**卒吐血者，米饮吞一团。**露蜂房**主吐衄血。**蜗牛**焙研，同乌贼骨吹鼻，止衄。**蛇虫　水蛭　五倍子末**水服，并吹鼻，止衄。**壁钱窠**塞鼻，止衄。**龙骨**服，止吐血，吹鼻，止衄；吹耳，止衈。**鲤鱼鳞灰**散血。衄不止，水服二钱。**乌贼骨**末服，治卒吐血；吹鼻、止衄。**鳔胶**散瘀血，止呕血。**鳝血**滴鼻，止衄。**胆**滴耳，止衄。〔禽兽〕**五灵脂**吐血，同芦荟丸服。同黄芪末，水服。**鸡屎白　老鸱骨　驼屎灰　骡屎灰　马悬蹄灰　牛骨灰　猬皮灰**并吹鼻止衄。**白马通服**汁，塞鼻，并止吐衄。**牛耳垢**塞鼻，止衄。**黄明胶**贴山根，止衄。炙研，同新绵灰饮服，止吐血。〔人部〕**发灰**散瘀血，止上下诸血，并水服方寸匕，日三。吹鼻，止衄。**人尿**止吐衄，姜汁和服，降火散瘀血，服此者十无一死。**吐出血**炒墨研末，麦门冬汤服三分，以导血归源。**衄血**接取点目角，并烧灰水服一钱。**人爪甲**刮末吹鼻，止衄妙。

**【滋阴抑阳】**〔草部〕**生地黄**凉血生血。治心肺损，吐血衄血，取汁和童尿煎，入白胶服。心热吐衄，取汁和大黄末丸服；同地黄、薄荷末，服之。**紫参**唾血衄衄。同人参、阿胶末服，止吐血。**丹参**破宿血，生新血。**地榆**止吐衄，米醋煎服。**牡丹皮**和血，生血，凉血。**当归头**止血，身和血，尾破血。衄血不止，末服一钱。**芎䓖**破宿血，养新血，治吐衄诸血。**芍药**散恶血，逐贼血，平肝助脾。太阳鼽衄不止，赤芍药为末，服二钱。咯血，入犀角汁。**黄芩**诸失血。积热吐衄，为末水煎服。**黄连**吐衄不止，水煎服。**胡黄连**吐衄，同生地黄、猪胆汁丸服。**黄药子**凉血降火。吐血，水煎服。衄血，磨汁服，或末服。**白药子**烧服。**蒲黄**　**青黛**水服。**蓝汁**　**车前汁**　**大小蓟**汁。**马兰**　**泽兰**　**水苏**煎或末。**紫苏**熬膏。**薄荷**　**青蒿**汁。**青葙**汁。**马蔺子**　**阴地厥**　**鳢肠**汁。**蘘荷根**汁。**生葛**汁。**浮萍**末。**桑花末**　**船底苔**煎。**土马鬃**并止吐血衄血。**荆芥**吐血，末服。口鼻出血，烧服。九窍出血，酒服。**茅根**汁或末。**茅针**　**茅花**　**金丝草**　**白鸡冠花**并主吐血衄血。**屋上败茅**浸酒。**地菘**末。**龙葵**同人参末。**螺厣草**擂酒，并止吐血。**苍耳**汁。**贯众**末。**黄葵子**末。**王不留行**煎。**萱根**汁。**决明**末。**龙鳞薜荔**末。**垣衣**汁。**屋游**末服，并止衄血。**地肤**九窍出血，同栀子、甘草、生姜、大枣、灯草，水煎服。**麦门冬**吐衄不止，杵汁和蜜服，或同地黄煎服，即止。**马勃**积热吐血，沙糖丸服。妊娠吐血，米饮和服。〔谷菜〕**小麦**止唾血。**淅泔**饮，止吐血。**麦面水**服，止吐衄。**粟米粉**绞汁，止衄。**翻白草**吐血，煎服。〔果木〕**莲花**酒服末，止损血。**柏叶**煎、丸、散、汁，止吐衄诸血。**栀子**清胃脘血，止衄。**桑叶**末。**地骨皮**煎服，并主吐血。**柳絮**末服，止吐咯血。**槐花**末服，主吐唾咯血。同乌贼骨，吹衄血。**楮叶**汁。**黄柏**末。**槲若**末。**竹叶**　**竹茹**并主吐血衄血。**荆叶**九窍出血，杵汁入酒服。〔金石〕**朱砂**同蛤粉酒服，主诸般吐血。**滑石**水服。**铅霜**水服。**胡粉**炒醋。**黄丹**水服。**玄明粉**水服。**水银**并主热衄。〔介兽〕**螺蛳**服汁。主黄疸吐血。**蛤粉**同槐花末，水服。**犬胆**并主衄血。**犀角**汁，止积热吐衄。〔人部〕**人中白**入麝，酒服，止衄。**人中黄**末服，主呕血。烧灰，吹鼻衄。

**【理气导血】**〔草木〕**香附**童尿调末服，或同乌药、甘草煎服。**桔梗**末。**箬叶**灰。**乌药**　**沉香**并主吐血衄血。**防风**上部见血须用。**白芷**破宿血，补新血。涂山根，止衄。**半夏**散瘀血。**天南星**散血，末服。**贝母**末。**芦荻皮**灰。**栝楼**灰。**榧子**末服，并主吐血。**石菖蒲**肺损吐血，同面，水服。**芎䓖**同香附末服，主头风即衄。**灯心草**末。**香薷**末。**谷精草**末。**枇杷叶**末。**玄胡索**塞耳，并止衄。**折弓弦**口鼻大衄，烧灰同白矾吹之。

**【调中补虚】**〔草谷〕**人参**补气生血，吐血后煎服一两。内伤，血出如涌泉，同荆芥灰、蒸柏浆、白面水服。**黄芪**逐五脏恶血。同紫萍末服，止吐血。**甘草**养血补血，主唾脓血。**白及**羊肺蘸食，主肺损吐血。水服，止衄。**百合**汁，和蜜蒸食，主肺病吐血。**稻米**末服，止吐衄。**萆薢叶**香油炒食。**饴糖**　**白扁豆**　**白术**〔石虫〕**钟乳粉**　**五色石脂**　**代赭石**并主虚劳吐血。**灵砂**暴惊九窍出血，人参汤服三十粒。**鳖甲**　**蛤蚧**　**淡菜**　**阿胶**　**白狗血**热饮。**鹿角胶**并主虚损吐血。**水牛脑**劳伤吐血，同杏仁、胡桃、白蜜、麻油熬干，末服。**羊血**热饮，主衄血经月。**酥酪**　**醍醐**灌鼻，止涕血。

【从治】**附子**阳虚吐血，同地黄、山药丸服。**益智子**热伤心系吐血，同丹砂、青皮、麝香末服。**桂心**水服。**干姜**童尿服。并主阴乘阳吐血衄血。**艾叶**服汁，止吐衄。**姜汁**服汁，仍滴鼻。**芥子**涂囟。**葫蒜**贴足心，并主衄血。又服蒜汁，止吐血。

【外迎】**冷水**耳目鼻血不止，以水浸足、贴囟、贴顶、噀面、薄胸皆宜

# 齿衄

（有阳明风热，湿热，肾虚）

【除热】**防风　羌活　生芐　黄连**

【清补】**人参**齿缝出血成条，同茯苓、麦门冬煎服，奇效。上盛下虚，服凉药益甚者，六味地黄丸，黑锡丹。

【外治】**香附**姜汁炒研，或同青盐、百草霜。**蒲黄**炒焦。**苦参**同枯矾。**骨碎**补炒焦。**丝瓜藤灰**、**寒水石**同朱砂、甘草、片脑。**五倍子**烧。**地龙**同矾、麝。**紫矿　枯矾　百草霜**并揩掺。**麦门冬　屋游　地骨皮　苦竹叶　盐**并煎水漱。**童尿**热漱。**蜀椒　苦竹茹**并煎醋漱。**蟾酥**按。**铁钉**烧烙。

# 血汗

（即肌衄，又名脉益，血自毛孔出。心主血，又主汗，极虚有火也）

【内治】**人参**气散血虚，红汗污衣，同归、芪诸药煎服。又建中汤、辰砂妙香散皆宜。抓伤血络，血出不止，以一两煎服。**葎草**产妇大喜，汗出赤色污衣，喜则气出也。捣汁一升，入醋一合，时服一杯。**黄芩**灸疮血出不止，酒炒末下。**生姜汁**毛窍节次血出，不出则皮胀如鼓，须臾口目皆胀合，名脉溢，以水和汁各半服。**郁李仁**鹅梨汁调服，止血汗。**朱砂**血汗，入麝，水服。**人中白**血从肤腠出，入麝，酒服二钱。**水银**毛孔出血，同朱砂、麝香服。**黄犊脐中屎**九窍四肢指歧间血出，乃暴怒所致，烧末水服方寸匕，日五次。

【外治】**旱莲**傅灸疮血出不止。**蜣螂灰**同上。**粪桶箍**烧傅搔痒血出不止。**五灵脂**掺抓痣血出不止。**男子胎发**医毛孔血出。**煮酒瓶上纸**同上。

## 咳嗽血

（咳血出于肺，嗽血出于脾，咯血出于心，唾血出于肾。有火郁，有虚劳）

**【火郁】麦门冬　片黄芩　桔梗　生地黄　金丝草　茅根　贝母　姜黄　牡丹皮　芎䓖　白芍药　大青　香附子　茜根　丹参　知母　荷叶**末。**藕汁　桃仁　柿霜　干柿**入脾肺，消宿血。咯血、痰涎血。**杏仁**肺热咳血，同青黛、黄蜡作饼，干柿夹煨，日食。**水苏**研末饮服。**紫菀**同五味子蜜丸服。并治吐血后咳。**白前**久咳唾血，同桔梗、甘草、桑白皮煎服。**荆芥穗**喉脘痰血，同甘、桔煎服。**蒲黄　桑白皮　茯神　柳絮**末。**韭**汁，和童尿。**生姜**蘸百草霜。**黄柏　槐花**末服。**槲若**水煎。**发灰　童尿**并主咳咯唾血。**栀子**炒焦，清胃脘血。**诃子**火郁嗽血。**乌鸦**劳嗽吐血。

**【虚劳】人参　地黄　百合　紫菀　白及　黄芪　五味子　阿胶　白胶　酥酪　黄明胶**肺损嗽血，炙研汤服。**猪胰**一切肺病，咳唾脓血。**猪肺**肺虚咳血，蘸薏苡仁末食。**猪心**心虚咯血，包沉香、半夏末，煨食。**乌贼骨**女子血枯伤肝唾血。



## 诸　汗

（有气虚，血虚，风热，湿热）

**【气虚】黄芪**泄邪火，益元气，实皮毛。**人参**一切虚汗。同当归、猪肾煮食，止怔忡自汗。**白术**末服，或同小麦煎服，止自汗。同黄芪、石斛、牡蛎末服，主脾虚自汗。**麻黄根**止诸汗必用，或末，或煎，或外扑。**葳蕤　知母　地榆**并止自汗。**附子**亡阳自汗。**艾叶**盗汗，同伏神、乌梅煎服。**何首乌**贴脐。**郁金**涂乳。**粳米粉**外扑。**马勃**中风汗出。**糯米**同麦麸炒，末服。**韭根**四十九根煎服，止盗汗。〔果木〕**酸枣仁**睡中汗出，同参、苓末服。**茯神**虚汗盗汗，乌梅汤服。血虚心头出汗，艾汤调服。**柏实**养心止汗。**桂**主表虚自汗。**杜仲**产后虚汗，同牡蛎服。**吴茱萸**产后盗汗恶寒。**雷丸**同胡粉扑。〔虫兽〕**五倍子**同荞麦粉作饼，煨食，仍以唾和填脐中。**牡蛎粉**气虚盗汗，同杜仲酒服。虚劳盗汗，同黄芪、麻黄根煎服。产后盗汗，麸炒研，猪肉汁服。阴汗，同蛇床子、干姜、麻黄根扑之。**龙骨**止夜卧惊汗。**黄雌鸡**伤寒后虚汗。同麻黄根煮汁，入肉苁蓉、牡蛎粉煎服。**猪肝**脾虚。食即汗出，为丸服。**羊胃**作羹食。**牛羊脂**酒服，止卒汗。

**【血虚】**〔草兽〕**当归　地黄　白芍药　猪膏**产后虚汗。同姜汁、蜜、酒煎服。

**猪心**心虚自汗。同参、归煮食。**肾**产后汗蓐劳，煮粥臛食。

【**风热**】〔草部〕**防风**止盗汗，同人参、芎䓖末服。自汗，为末，麦汤服。**白芷**盗汗。同朱砂服。**荆芥**冷风出汗。煮汁服。**龙胆**男女小儿及伤寒一切盗汗，为末酒服，或加防风。**黄连**降心火，止汗。**胡黄连**小儿自汗。**麦门冬**〔谷菜〕**小麦**　**浮麦**　**麦面**盗汗，作丸煮食。**豉**盗汗，熬末酒服。**蒸饼**每夜食一枚，止自汗盗汗。**黄蒸米醋**并止黄汗。**胡瓜**小儿出汗。同黄连、胡黄连、黄柏、大黄诸药，丸服。〔果木〕**桃枭**止盗汗，同霜梅、葱白、灯心等，煎服。**椒目**盗汗，炒研，猪唇汤服。**盐麸子**收汗。**经霜桑叶**除寒热盗汗，末服。**竹沥**产后虚汗。热服。〔服器〕**败蒲扇灰**水服并扑。**甑蔽灰**水服。**死人席灰**煮浴。**五色帛**拭盗汗，乃弃之。

## 怔　忡

（血虚，有火，有痰）

【**养血清神**】〔草木〕**人参**同当归末，猪肾煮食。**当归**　**地黄**　**黄芪**　**远志**　**黄芩**　**黄连**泻心火，去心窍恶血。**巴戟天**益气，去心痰。**香附**忧愁心忪，少气疲瘦。**牡丹皮**主神不足，泻包络火。**麦门冬**　**茯神**　**茯苓**　**酸枣**　**柏实**安魂定魄，益智宁神。

## 健　忘

（心虚，兼痰，兼火）

【**补虚**】〔草木〕**甘草**安魂魄，泻火养血，主健忘。**人参**开心益智，令人不忘。同猪肪炼过，酒服。**远志**定心肾气，益智慧不忘，为末，酒服。**石菖蒲**开心孔，通九窍，久服不忘不惑。为末，酒下。**仙茅**久服通神，强记聪明。**淫羊藿**益气强志，老人昏耄，中年健忘。**丹参**　**当归**　**地黄**并养血安神定志。**预知子**心气不足，恍惚错忘，松悸烦郁。同人参、菖蒲、山药、黄精等，为丸服。〔谷菜果木〕**麻勃**主健忘。七夕日收一升，同人参二两为末，蒸熟，每卧服一刀圭，能尽知四方事。**山药**镇心神，安魂魄，主健忘，开达心孔，多记事。**龙眼**安志强魂，主思虑伤脾，健忘怔忡，自汗惊悸。归脾汤用之。**莲实**清心宁神，末服。**乳香**心神不足，水火不济，健忘惊悸，同沉香、伏神丸服。**茯神**　**茯苓**　**柏实**　**酸枣**〔鳞兽〕**白龙骨**健忘，同远志末，汤服。**虎骨**同龙骨、远志末服。**六畜心**心昏多忘，研末酒服。

**【痰热】**〔草果〕**黄连**降心火，令人不忘。**玄参**补肾止忘。**麦门冬　牡丹皮　柴胡　木通**通利诸经脉壅寒热之气，令人不忘。**商陆花**人心昏塞，多忘喜误，为末，夜服。梦中亦醒悟也。**桃枝**作枕及刻人佩之，主健忘。〔金石兽〕**旧铁铧**心虚恍惚健忘，火烧淬酒浸水，日服。**铁华粉　金箔　银箔　银膏　朱砂　空青　白石英**心脏风热，惊悸善忘，化痰安神，同朱砂为末服。**牛黄**除痰热健忘。

## 惊悸

（有火，有痰，兼虚）

**【清镇】**〔草谷〕**黄连**泻心肝火，去心窍恶血，止惊悸。**麦门冬　远志　丹参　牡丹皮　玄参　知母**并定心，安魂魄，止惊悸。**甘草**惊悸烦闷，安魂魄。伤寒心悸脉代，煎服。**半夏**心下悸松，同麻黄丸服。**天南星**心胆被惊，神不守舍，恍惚健忘，妄言妄见。同朱砂、琥珀丸服。**柴胡**除烦止惊，平肝胆包络相火。**龙胆**退肝胆邪热，止惊悸。**芍药**泻肝，除烦热惊狂。**人参　黄芪　白及　胡麻　山药　淡竹沥　黄檗　柏实　茯神　茯苓　乳香　没药　血竭　酸枣仁　厚朴　震烧木**大惊失志，煮汁服。〔金石〕**霹雳砧**大惊失心恍惚，安神定志。**天子籍田犁下土**惊悸颠邪，水服。**金屑　生银　朱砂银　朱砂银膏　自然铜　铅霜　黄丹　铁精　铁粉　紫石英**煮汁。**雄黄　玻璃　白石英　五色石脂**〔鳞介禽兽〕**龙骨　龙齿　夜明沙　鼍甲　牛黄　羚羊角　虎睛、骨、胆　羧羊角　象牙　麝脐香　犀角　醍醐**并镇心平肝，除惊悸。**猪心**除惊补血，产后惊悸，煮食。**猪心血**同青黛、朱砂丸服，治心病邪热。**猪肾**心肾虚损。同参、归煮食。**六畜心**心虚作痛，惊悸恐惑。**震肉**因惊失心，作脯食。**人魄**磨水服，定惊悸狂走。

## 狂惑

（有火，有痰，及畜血）

**【清镇】**〔草部〕**黄连　蓝汁　麦门冬　荠苨　茵陈　海金沙**并主伤寒发狂。**葳蕤　紫参　白头翁**并主狂痓。**白薇**暴中风热，忽忽不知人，狂惑邪气。**白鲜皮**腹中大热饮水，欲走发狂。**龙胆**伤寒发狂，为末，入鸡子清、生蜜，凉水服。**撒法即**即番红花，水浸服，主伤寒发狂。**葛根　栝楼根　大黄**热病谵狂，为散服。**攀倒甑汁**主风热狂躁服。**苦参**热病发狂，不避水火，蜜丸服。**麦门冬　芍药　景天　鸭跖草**并主热狂。**葶苈**卒发狂，白犬血丸服。**郁金**失心颠狂，同明矾丸服。**莨菪子　防葵**并主颠狂，多服令人狂走。〔谷菜〕**麦苗**汁，主时疾狂热。**麦奴**阳毒热狂大渴。**葱白**天行热狂。**百合**颠邪狂叫涕泣。**淡竹笋**热狂有痰。〔果木〕**瓜蒂**热水服，取吐。**甘蔗**天行热狂，腊月瓶封粪坑中，绞汁服。**苦枣　桃花　楝实　淡竹叶**并主热狂。**竹沥**痰在胸膈，使人颠狂。小儿狂语，夜后便发，每服二合。**栀子**蓄热狂躁。同豉煎服，取吐。**桐木皮**吐下。**雷丸**颠痫狂走，**栾花**诸风狂痓。**经死绳灰**卒发狂，水服。〔水土金石〕**半天河**鬼狂。**腊雪**热狂。**伏龙肝**狂颠风邪，水服。**釜墨　百草霜**并阳毒发狂。**车脂**中风发狂，醋服一团。**朱砂**癫痫狂乱。猪心煮过，同茯神丸服。产后败血入心，狂颠见祟，为末，地龙滚过，酒服。**寒水石**伤寒发狂。逾垣上屋，同黄连末服。**玄明粉**伤寒发狂，同朱砂服。**粉霜**伤寒积热，及风热生惊如狂，同铅霜、轻粉、白面作丸服。**玄精石　菩萨石　雄黄**并热狂。**铁落**平肝去怯，善怒发狂，为饮服，下痰气。**铁甲**忧结善怒，狂易。**铁浆**发热狂走。**银屑　银膏　金屑**〔鳞介〕**龙齿**并镇神，定狂热。**文鳐**食之已狂。**贝子　玳瑁**并主伤寒热狂。〔虫禽〕**蚕退纸灰**颠狂邪祟，狂走悲泣自高，酒服一匕。**白雄鸡**颠邪狂妄，自贤自圣。作羹粥食。惊愤邪僻，志气错越，入真珠、薤白煮食。**鸡子**天行热疾狂走，生吞一枚。**鸥**燥渴狂邪，五味腌食。**鹊巢灰**服，主颠狂。**凤凰台**磨水服，主热狂。〔兽人〕**羚羊角**惊梦狂越僻谬，平肝安魂。**犀角**时疾热毒入心，狂言妄语，镇肝退热，消痰解毒。**牛黄　犛**牛黄并惊。**驴脂**狂癫，和马梅丸服。**驴肉**风狂忧愁不乐，安心止烦，煮食，或作粥食之。**六畜毛、蹄甲**颠狂妄走。**豭猪肉**病久不愈。**白犬血**热病发狂，见鬼垂死，热贴胸上。**狗肝**心风发狂，擦消石、黄丹，煮嚼。**灵猫阴**狂邪鬼神，镇心安神。**人中黄**热病发狂如见鬼，久不得汗，及不知人，煅研水服。**人屎**时行大热狂走，水服。**人尿**血闷热狂。**人魄**磨水服，定惊悸颠狂。**胞衣水**诸热毒狂言。**紫河车**煮食，主失心风。**耳塞**颠狂鬼神。

## 烦　躁

（肺主烦，肾主燥。有痰，有火，有虫厥）

**【清镇】**〔草〕**黄连　黄芩　麦门冬　知母　贝母　车前子　丹参　玄参　甘草　柴胡　甘蕉根　白前　葳蕤　龙胆草　防风　蠡实　芍药　地黄　五味子　酸浆　青黛　栝楼子　葛根　菖蒲　菰笋　萱根　土瓜根　王不留行**并主热烦。**海苔**研饮，止烦闷。**胡黄连**五心烦热，米饮末服。**牛蒡根**服汁，止热攻心烦。**款冬花**润心肺，除烦。**白术**烦闷，煎服。**苎麻　蒲黄**并主产后心烦。〔谷菜〕**小麦**

**糯米泔　淅二泔　赤小豆　豉　麸　蘗米　酱汁　米醋芋　堇　水芹菜　白菘菜　淡竹笋　壶芦　冬瓜　越瓜**〔果木〕**西瓜　甜瓜　乌梅及核仁　李根白皮　杏仁　大枣　榅桲　柿　荔枝　巴旦杏　橄榄　波罗蜜　梨汁　枳椇　葡萄　甘蔗　刺蜜　都咸子　都桷子　藕　荷叶　芡茎　猴桃　竹沥　竹叶　淡竹叶　楝实　厚朴　黄栌　芦会　栀子　荆沥　猪苓　酸枣仁　胡桐泪　茯神　茯苓　槐子**大热心烦，烧研酒服。**黄蘗**〔金石〕**铅霜　不灰木　真玉　禹余粮　滑石**煎汁煮粥。**五色石脂　朱砂　理石　凝水石　石膏　玄明粉　石硷　甜消**〔鳞介〕**龙骨　文蛤　真珠**合知母服。**蛏肉**〔禽兽〕**抱出鸡子壳**小儿烦满欲死，烧末酒服。**鸡子白　诸畜血　驴肉　羚羊角**并主热烦。**犀角**磨汁服，镇心，解大热。风毒攻心，毷氉热闷。**水羊角**灰气逆烦满，水服。**白犬骨灰**产后烦懑，水服。

## 不眠

（有心虚，胆虚，兼火）

**【清热】**〔草部〕**灯心草**夜不合眼。煎汤代茶。**半夏**阳盛阴虚，目不得瞑。同秫米，煎以千里流水，炊以苇火，饮之即得卧。**地黄**助心胆气。**麦门冬**除心肺热，安魂魄。〔谷菜〕**秫米　大豆**日夜不眠，以新布火炙熨目，并蒸豆枕之。**干姜**虚劳不眠。研末二钱，汤服取汗。**苦竹笋　睡菜　蕨菜　马蕲子**〔果木〕**乌梅　榔榆**并令人得睡。**榆荚仁**作縻羹食，令人多睡。**蕤核**熟用。**酸枣**胆虚烦心不得眠。炒熟为末，竹叶汤下。或加人参、茯苓、白术、甘草，煎服。或加人参、辰砂、乳香，丸服。**大枣**烦闷不眠，同葱白煎服。**木槿叶**炒煎饮服，令人得眠。**郁李仁**因悸不得眠，为末酒服。**松萝**去痰热，令人得睡。**乳香**治不眠，入心活血。**茯神　知母　牡丹皮**〔金石〕**生银　紫石英　朱砂**〔虫兽〕**蜂蜜　白鸭**煮汁。**马头骨灰**胆虚不眠，同乳香、酸枣，末服。

## 多眠

（脾虚，兼湿热，风热）

**【脾湿】**〔草木〕**木通**脾病，常欲眠。**术　葳蕤　黄芪　人参　沙参　土茯苓　茯苓　荆沥　南烛**并主好睡。**蕤核**生用治足睡。**花构叶**人耽睡，晒研汤服，日二。〔鳞禽〕**龙骨**主多寐泄精。**尸鸠**安神定志，令人少睡。

**【风热】**〔草木〕**苦参**　**营实**并除有热好眠。**甘蓝及子**久食益心力，治人多睡。**龙葵**　**酸浆**并令人少睡。**当归**　**地黄**并主脾气痿躄嗜卧。**苍耳**　**白薇**风温灼热多眠。**白苣**　**苦苣**〔果木〕**茶**治风热昏愦，多睡不醒。**皋卢**除烦消痰，令人不睡。**酸枣**胆热好眠，生研汤服。**枣叶**生煎饮。〔兽部〕**马头骨灰**胆热多眠，烧灰水服，日三夜一。亦作枕。又同朱砂、铁粉、龙胆，丸服。

# 消　渴

（上消少食，中消多食，下消小便如膏油）

**【生津润燥】**〔草部〕**栝楼根**为消渴要药，煎汤、作粉、熬膏皆良。**黄栝楼**酒洗熬膏，白矾丸服。**王瓜子**食后嚼二三两。**王瓜根**　**生葛根**煮服。**白芍药**同甘草煎服，日三，渴十年者亦愈。**兰叶**生津止渴，除陈气。**芭蕉根**汁日饮。**牛蒡子**　**葵根**消渴，小便不利，煎服。消中尿多，亦煎服。**甘藤汁**　**大瓠藤汁**〔谷菜〕**菰米**煮汁。**青粱米**　**粟米**　**麻子仁**煮汁。**沤麻汁**　**波棱根**同鸡内金末，米饮日服，治日饮水一石者。**出了子萝卜**杵汁饮，或为末，日服，止渴润燥。**蔓菁根**　**竹笋**　**生姜**鲫鱼胆和丸服。〔果木〕**乌梅**止渴生津。微研水煎，入豉再煎服。**柿**止烦渴。**君迁子**　**李根白皮**　**山矾**〔石虫〕**矾石**　**五倍子**生津止渴，为末，水服，日三。**百药煎**　**海蛤**　**魁蛤**　**蛤蜊**　**真珠**　**牡蛎**煅研，鲫鱼汤服，二三服即止。〔禽兽〕**焊鸡汤**澄清饮，不过三只。**焊猪汤**澄清日饮。**酥酪**　**牛羊乳**　**驴马乳**

**【降火清金】**〔草部〕**麦门冬**心肺有热。同黄连丸服。**天门冬**　**黄连**三消，或酒煮，或猪肚蒸，或冬瓜汁浸，为丸服。小便如油者，同栝楼根丸服。**浮萍**捣汁服。同栝楼根丸服。**葎草**虚热渴，杵汁服。**紫葛**产后烦渴。煎水服。**凌霄花**水煎。**泽泻**　**白药**　**贝母**　**白英**　**沙参**　**荠苨**　**茅根**煎水。**茅针**　**芦根**　**菰根**　**凫葵**　**水萍**　**水莼**　**水藻**　**陟厘**　**莸草**　**灯心草**　**苎根**　**苦杖**　**紫菀**　**荭草**　**白芷**风邪久渴。**款冬花**消渴喘息。**苏子**消渴变水。同萝卜子末，桑白皮汤，日三服，水从小便出。**燕蓐草**烧灰，同牡蛎、羊肺为末服。〔谷菜〕**小麦**作粥饭食。**麦麸**止烦渴。**薏苡仁**煮汁。**乌豆**置牛胆百日，吞之。**大豆苗**酥炙末服。**赤小豆**煮汁。**腐婢**　**绿豆**煮汁。**豌豆**淡煮。**冬瓜**利小便，止消渴，杵汁饮。干瓤煎汁。苗、叶、子俱良。〔果木〕**梨汁**　**庵罗果**煎饮。**林檎**　**芰实**　**西瓜**　**甘蔗**　**乌芋**　**黄柏**止消渴，尿多能食，煮汁食。**桑白皮**煮汁。**地骨皮**　**荆沥**　**竹沥**日饮。**竹叶**　**茯苓**上盛下虚，火炎水涸，消渴，同黄连等分，天花粉糊丸服。**猪苓**〔衣服〕**故麻鞋底**煮汁服。**井索头灰**水服。**黄绢**煮汁。〔水石〕**新汲水**　**腊雪水**　**夏冰**　**甘露**　**醴泉**　**乌古瓦**煮汁。**黑铅**同水银结如泥，含豆许咽汁。**铅白霜**同枯矾丸噙。**黄丹**新水服一钱。**密陀僧**同黄连丸服。**锡吝脂**主三焦消渴。**滑石**　**石膏**　**长石**　**无名异**同黄连丸服。**朱砂**主烦渴。**凝水石**　**卤硷**　**汤瓶硷**粟米和丸。人参汤，每服二十丸。同葛根、水萍煎服。同菝葜、乌梅末煎服。**浮石**煮汁服。同青黛、麝香服。同蛤粉、蝉蜕末，鲫鱼胆调服。〔虫兽〕**石燕**煮汁服，治久患消渴。**蚕茧**煮汁饮。**蚕蛹**煎酒服。**晚蚕沙**焙研，冷水服二钱，不过数服。**缫丝汤**　**雪蚕**　**蜗牛**浸水饮，亦生研汁。**田螺**浸水饮。**蜗蠃**　**蚬**浸水饮。**海月**　**猪脬**烧研，酒服。**雄猪胆**同定粉丸服。**牛胆**除心腹热渴。

**【补虚滋阴】**〔草部〕**地黄**　**知母**　**葳蕤**止烦渴。煎汁饮。**人参**生津液，止消渴，为末，鸡子清调服。同栝楼根，丸服。同粉草、猪胆汁，丸服。同葛粉、蜜，熬膏服。**黄芪**诸虚发渴，生痈或痈后作渴，同粉草半生半炙末服。**香附**消渴累年，同茯苓末，日服。**牛膝**下虚消渴。地黄汁浸曝，为丸服。**五味子**生津补肾。**菟丝子**煎饮。**蔷薇根**水煎。**菝葜**同乌梅煎服。**覆盆子**　**悬钩子**〔谷菜果木〕**糯米粉**作糜一斗食，或绞汁和蜜服。**糯谷**炒取花，同桑白皮煎饮，治三消。**稻穰心灰**浸汁服。**白扁豆**栝楼根汁和丸服。**韭菜**淡煮，吃至十斤效。**藕汁**　**椰子浆**　**栗壳**煮汁服。**枸杞**　**桑椹**单食。**松脂**〔石鳞禽兽〕**礜石**　**石钟乳**　**蛤蚧**　**鲤鱼**　**嘉鱼**　**鲫鱼**酿茶煨食，不过数枚。**鹅**煮汁。**白雄鸡**　**黄雌鸡**煮汁。**野鸡**煮汁。**白鸽**切片，同土苏煎汁，咽之。**雄鹊肉**　**白鸥肉**主躁渴狂邪。**雄猪肚**煮汁饮。仲景方：黄连、知母、麦门冬、栝楼根、粱米同蒸，丸服。**猪脊骨**同甘草、木香、石莲、大枣，煎服。**猪肾**　**羊肾**下虚消渴。**羊肚**胃虚消渴。**羊肺**　**羊肉**同瓠子、姜汁、白面、煮食。**牛胃**　**牛髓**　**牛脂**同栝楼汁，熬膏服。**牛脑**　**水牛肉**　**牛鼻**同石燕，煮汁服。**兔及头骨**煮汁服。**鹿头**煮汁服。

**【杀虫】**〔木石〕**苦楝根皮**消渴有虫，煎水入麝香服，人所不知。研末，同茴香末服。**烟胶**同生姜浸水，日饮。**水银**主消渴烦热，同铅结砂，入酥炙皂角、麝香，末服。**雌黄**肾消尿数，同盐炒干姜，丸服。〔鳞禽〕**鳝头鳅鱼**烧研，同薄荷叶，新水服二钱。**鲫鱼胆**　**鸡肠**　**鸡内金**膈消饮水，同栝楼根炒为末，糊丸服。**五灵脂**同黑豆末，每服三钱，冬瓜皮汤下。〔兽人〕**犬胆**止渴杀虫。**牛粪**绞汁服。**麝香**饮酒食果物成渴者，研末酒丸，以枳椇子汤下。**牛鼻举**煮汁饮，或烧灰酒服。**众人溺坑水**服之。

## 遗精梦泄

（有心虚，肾虚，湿热，脱精）

**【心虚】**〔草木果石〕**远志**　**小草**　**益智石菖蒲**　**柏子仁**　**人参**　**菟丝子**思虑伤心，遗沥梦遗。同茯苓、石莲丸服。又主茎寒精自出，溺有余沥。**茯苓**阳虚有余沥，梦遗，黄蜡丸服。心肾不交，同赤茯苓熬膏，丸服。**莲须**清心，通肾，固精。**莲子心**止遗精，入辰砂末服。**石莲肉**同龙骨、益智等分末服。酒浸，猪肚丸，名水芝丹。**厚朴**心脾不调，遗沥，同茯苓，酒、水煎服。**朱砂**心虚遗精，入猪心煮食。**紫石英**

**【肾虚】**〔草菜〕**巴戟天**夜梦鬼交精泄。**肉苁蓉**茎中寒热痛，泄精遗沥。**山药**益肾气，止泄精，为末酒服。**补骨脂**主骨髓伤败，肾冷精流，同青盐末服。**五味子**肾虚遗精。熬膏日服。**石龙芮**补阴气不足，失精茎冷。**葳蕤**　**蒺藜**　**狗脊**固精强骨，益男子，同远志、茯神、当归丸服。**益智仁**梦泄，同乌药、山药丸服。**木莲**惊悸遗精，同白牵牛末服。**覆盆子**　**韭子**宜肾壮阳，止泄精。为末酒服，止虚劳梦泄，亦醋煮丸服。**葱子**　**葱实**〔果木〕**胡桃**房劳伤肾，口渴精溢自出，大便燥，小便或赤或利，同附子、伏苓丸服。**芡实**益肾固精，同茯苓、石莲、秋石丸服。**樱桃**　**金樱子**固精。熬膏服，或加芡实丸，或加缩砂丸服。**柘白皮**劳损梦交泄精。同桑白皮煮酒服。**乳香**卧时含枣许嚼咽，止梦遗。**棘刺**阴痿精自出，补肾益精。**沉香**男子精冷遗失，补命门。**安息香**男子夜梦鬼交遗失。**杜仲**　**枸杞子**　**山茱萸**〔金石〕**石硫黄**　**五石脂**　**赤石脂**小便精出，大便寒滑，干姜、胡椒丸服。**石钟乳**止精壮阳，浸酒日饮。**阳起石**精滑不禁，大便溏泄，同钟乳、附子丸服。〔虫鳞〕**桑螵蛸**男子虚损，昼寐泄精。同龙骨末服。**晚蚕蛾**止遗精白浊，焙研丸服。**九肋鳖甲**阴虚梦泄，烧末酒服。**龙骨**多寐泄精，小便泄精。同远志丸服，亦同韭子末服。**紫稍花**〔禽兽〕**鸡肶胵**　**黄雌鸡**　**乌骨鸡**遗精白浊。同白果、莲肉、胡椒煮食。**鹿茸**男子腰肾虚冷，夜梦鬼交，精溢自出，空心酒服方寸匕，亦煮酒饮。**鹿角**水磨服，止脱精梦遗。酒服，主妇人梦与鬼交，鬼精自出。**白胶**虚遗，酒服。**阿胶**肾虚失精，酒服。**猪肾**肾虚遗精，入附子末，煨食。**狗头骨皮**梦遗，酒服。**獐肉**　**秋石**

**【湿热】**〔草木〕**半夏**肾气闭，精无管摄妄遗。与下虚不同，用猪苓炒过，同牡蛎丸服。**薰草**梦遗，同参、术等药煮服。**车前草**服汁。**续断**　**漏芦**　**泽泻**　**苏子**梦中失精，炒研服。**黄柏**积热心忪梦遗，入片脑丸服。**龙脑**　**五加皮**〔金介〕**铁锈**内热遗精，冷水服一钱。**牡蛎粉**梦遗便溏，醋糊丸服。**蛤蜊粉**　**烂蚬壳**　**田螺壳**　**真珠**并止遗精。

## 赤白浊

（赤属血，白属气。有湿热，有虚损）

**【湿热】**〔草谷菜〕**猪苓**行湿热，同半夏末酒煮，羊卵丸服。**半夏**猪苓炒过，同牡蛎丸服。**黄连**思想无穷，发为白淫，同茯苓丸服。**知母**赤白浊及梦遗，同黄柏、蛤粉、山药、牡蛎丸服。**茶茗叶**尿白如注，小腹气痛，烧入麝香服。**生地黄**心虚热赤浊，同木通、甘草煎服。**大黄**赤白浊，以末入鸡子内蒸食。**苍术**脾湿下流，浊沥。**荞麦粉**炒焦，鸡子白丸服。**稻草**煎浓汁，露一夜服。**神曲** **萝卜**酿茱萸蒸过，丸服。**冬瓜仁**末，米饮服。**松蕈**〔果木〕**银杏**十枚，擂水日服，止白浊。**榧子** **椿白皮**同滑石等分，饭丸服。一加黄柏、干姜、白芍、蛤粉。**榆白皮**水煎。**楮叶**蒸饼丸服。**柳叶**清明日采，煎饮代茶。**牡荆子**酒饮二钱。**厚朴**心脾不调，肾气浑，姜汁炒，同茯苓服。

**【虚损】**〔草果木兽〕**黄芪**气虚白浊，盐炒，同茯苓丸服。**五味子**肾虚白浊脊痛，醋糊丸服。**肉苁蓉**同鹿茸、山药、茯苓丸服。**菟丝子**思虑伤心肾，白浊遗精。同茯苓、石莲丸服，又同麦门冬丸服。**络石**养胃气，土邪干水，小便白浊，同人参、茯苓、龙骨，末服。**木香**小便浑如精状。同当归、没药丸服。**萆薢**下焦虚寒，白浊茎痛。同菖蒲、益智、乌药煎服。**附子**白浊便数，下寒，炮末，水煎服。**益智**白浊，同厚朴煎服；赤浊，同茯神、远志、甘草丸服。**远志**心虚赤浊，同益智、茯神丸服。**石莲**心虚赤浊，研末六钱，甘草一钱，煎服；白浊，同茯苓煎服。**芡实**白浊，同茯苓、黄蜡丸服。**土瓜根**肾虚，小便如淋。**石菖蒲**心虚白浊。**茱萸** **巴戟天** **山药** **茯苓**心肾气虚，梦遗白浊，赤白各半，地黄汁及酒熬膏丸服。阳虚甚，黄蜡丸服。**羊骨**虚劳白浊，为末酒服。小便膏淋，橘皮汤服。**羊胫骨**脾虚白浊，同厚朴、茯苓丸服。**鹿茸**



# 癃 淋

（有热在上焦者，口渴；热在下焦者，不渴。湿在中焦，不能生肺者，前后关格者，下焦气闭也；转胞者，胞系了戾也。五淋者，热淋、气淋、虚淋、膏淋、沙石淋也）

**【通滞利窍】**〔草部〕**瞿麦**五淋小便不通，下沙石。**龙葵根**同木通、胡荽、煎服，利小便。**蜀葵花**大小便关格，胀闷欲死，不治则杀人，以一两捣入麝香五分，煎服。根亦可。**子**末服，通小便。**赤藤**五淋，同茯苓、苎根末，每服一钱。**车前汁**和蜜服。**子**煎服，或末。**杜衡**吐痰，利水道。**泽泻** **灯心草** **木通** **扁竹**煎服。**石韦**末服。**通草** **防己** **羊桃**汁。**蒲黄** **败蒲**席煮汁。**芦根** **石龙刍** **葵根**煎。**葵子** **地肤** **旋花** **黄藤**煮汁。**黄环根**汁。**酸浆** **乌敛莓** **黄葵子**末服。**王不留行** **含水藤**〔菜谷〕**苦瓠**小便不通胀急者，同蝼蛄末，冷水服，亦煮汁渍阴。**蘩缕** **水芹** **苋** **马齿苋** **莴苣** **波棱** **蕨萁** **麦苗** **蜀黍根**煮汁。**黍茎**汁。**粟奴** **粟米** **粱米** **仓米** **米泔** **米粥**〔果木〕**葡萄根** **猪苓** **茯苓** **榆叶**煮汁。**榆皮**煮汁。**木槿** **桑枝** **桑叶** **桑白皮** **楮皮**〔水石〕**井水** **浆水** **东流水** **长石** **滑石**燥湿，分水道，降心火，下石淋为要药，汤服之。

**【清上泄火】**〔草部〕**桔梗**小便不通。焙研，热酒频服。**葎草**膏淋，取汁和醋服，尿下如豆汁。**黄芩**煮汁。**卷柏**　**船底苔**煎服。**麦门冬**　**天门冬**　**苦杖**并清肺利小便。**鸡肠草**气淋胀痛，同石韦煎服。**土马鬃**　**水劳菜**　**水萍**　**海藻**　**石莼**〔菜谷〕**菰笋**　**越瓜**　**壶卢**　**冬瓜**　**小麦**五淋，同通草煎服。**大麦**卒淋，煎汁和姜汁饮。**乌麻**热淋。同蔓菁子浸水服。**赤小豆**　**黑豆**　**绿豆**　**麻仁**　**捻头**〔果木〕**甘蔗**　**沙糖**　**干柿**热淋。同灯心煎服。**苦茗**　**皋卢**　**枳椇**　**淡竹叶**煎饮。**琥珀**清肺利小肠，主五淋，同麝香服。转脬，用葱白汤下。**栀子**利五淋，通小便，降火从小便出。**枸杞叶**　**溲疏**　**柳叶**〔石土〕**戎盐**通小便，同茯苓、白术煎服。**白盐**和醋服，仍烧吹入孔中。**蚯蚓泥**小便不通，同朴硝服。〔虫禽介兽〕**蚯蚓**擂水服，通小便。老人加茴香。小儿入蜜，敷茎卵上。**田螺**煮食，利大小便。同盐敷脐。**甲香**下淋。**鸭肉**　**豚卵**　**豭猪头**寒热五癃。**猪脂**水煎服，通小便。**猪胆**酒服。**猪乳**小儿五淋。

**【解结】**〔草木〕**大黄**　**大戟**　**郁李仁**　**乌桕根**　**桃花**并利大小肠宿垢。**古文钱**气淋，煮汁服。**黑铅**通小便。同生姜、灯心煎服。**寒水石**男女转脬。同葵子、滑石煮服。**芒硝**小便不通。茴香酒服二钱。亦破石淋。**硝石**小便不通，及热、气、劳、血、石五淋，生研服，随证换引。**石燕**伤寒尿涩，葱汤服之。**白石英**煮汁。**云母粉**水服。**白瓷器**淋痛，煅研，同地黄服。**石槽灰下土**井水服，通小便。〔诸虫禽兽〕**白鱼**小便淋闷。同滑石、发灰服，仍纳茎中。小儿以摩脐腹。**蜣螂**利大小便及转脬，烧二枚水服。**鼠妇**气癃不便，为末酒服。亦治产妇尿闭。**蚕蜕**烧灰，主热淋如血。**蛇蜕**通小便，烧末酒服。**伏翼**利水道，五淋。**鸡屎白**利大小便。**孔雀屎**　**胡燕屎**　**败笔头**　**牛屎**　**象牙**煎服，通小便；烧服，止小便。**人爪甲灰**水服，利小便及转脬。**头垢**通淋闭。

**【湿热】**〔草谷〕**葳蕤**卒淋，以一两同芭蕉四两煎，调滑石末服。**苎根**煮汁服，利小便。又同蛤粉水服，外傅脐。**莸草**合小豆煮食。**海金沙**小便不通，同蜡茶末，日服。热淋急痛，甘草汤调服。膏淋如油，甘草、滑石同服。**三白草**　**葶苈**　**马先蒿**　**章柳**　**茵陈蒿**　**白术**　**秦艽**　**水萍葛根**　**薏苡子、根、叶**并主热淋。**黄麻皮**热淋，同甘草煎服。**烧酒**〔果木〕**椒目**　**樗根白皮**并除湿热，利小便。〔土部〕**梁上尘**水服。**松墨**水服。

**【沙石】**〔草部〕**人参**沙淋石淋。同黄芪等分为末，以蜜炙萝卜片蘸，食盐汤下。**马蔺花**同败笔灰、粟米末酒服，下沙石。**菝葜**饮服二钱，后以地榆汤浴腰腹，即通。**地钱**同酸枣汁、地龙同饮。**瞿麦**末服。**车前子**煮服。**黄葵花**末服。**兔葵**汁。**葵根**煎。**萱根**煎。**牛膝**煎。**虎杖**煎。**石帆**煎。**瓦松**煎水熏洗。〔谷菜〕**薏苡根**煎。**黑豆**同粉草、滑石服。**玉蜀黍**　**苜蓿根**煎。**黄麻根**汁。**壶卢**　**萝卜**蜜炙嚼食。〔果部〕**胡桃**煮粥。**桃胶**　**桃花**　**乌芋**煮食。**胡椒**同朴硝服，日二。**猕猴桃**〔器石〕**故甑蔽**烧服。**越砥**烧淬酒服。**滑石**下石淋要药。**河沙**炒热，沃酒服。**霹雳砧**磨汁。**石胆**　**浮石**煮酢服。**硝石**　**硇砂**〔虫鳞介部〕**蝼蛄**焙末酒服。**葛上亭长腹中子**水吞。**地胆**　**斑蝥**　**鲤**

**鱼齿**古方多用烧服。**石首鱼头中石**研水服。**鳖甲**末酒服。**蜥蜴　蛤蚧　马刀**〔禽兽〕**鸡屎白**炒末服。**雄鸡胆**同屎白，酒服。**伏翼　雄鹊肉　胡燕屎**冷水服。**牛角**烧服。**牛耳毛、阴毛**烧服。**淋石**磨水服。

**【调气】**〔草部〕**甘草梢**茎中痛。加酒煮玄胡索、苦楝子尤妙。**玄胡索**小儿小便不通。同苦楝子末服。**木香　黄芪**小便不通，二钱煎服。**芍药**利膀胱大小肠。同槟榔末煎服，治五淋。**马蔺花**同茴香、葶苈末，酒服，通小便。**白芷**气淋，醋浸焙末服。附子转脬虚闭，两脉沉伏，盐水浸炮，同泽泻煎服。**箬叶**烧同滑石服，亦治转脬。**徐长卿**小便关格，同冬葵根诸药煎服。**酸草**汁合酒服，或同车前汁服。**桔梗　半夏**〔菜器〕**胡荽**通心气。小便不通，同葵根煎水，入滑石服。**葱白**初生小儿尿闭，用煎乳汁服。大人炒热熨脐，或加艾灸，或加蜜捣合阴囊。**大蒜**煨熟，露一夜，嚼以新水下，治淋沥。小儿气淋，同豆豉蒸饼丸服。**萝卜**末服，治五淋。**多年木梳**烧灰，水服。**甑带**洗汁，煮葵根服。**连枷关**转脬，烧灰水服。**好绵**烧入麝酒服，治气结淋病。〔果木〕**陈橘皮**种小便五淋。产后尿闭，去白二钱，酒服即通。**杏仁**卒不小便，二七个炒研服。**槟榔**利大小便气闭，蜜汤服，或童尿煎服。亦治淋病。**茱萸**寒湿患淋。**槲若**冷淋茎痛，同葱白煎服。孩子淋疾，三片煮饮即下。**苦楝子**利水道，通小肠，主膏淋，同茴香末服，棕毛烧末，水、酒服二钱，即通。**沉香**强忍房事，小便不通，同木香末服。**紫檀　皂荚刺**烧研，同破故纸末酒服。通淋。**大腹皮　枳壳**〔禽部〕**鸡子壳**小便不通，同海蛤、滑石末服。

**【滋阴】**〔草〕**知母**热在下焦血分，小便不通而不渴，乃无阴则阳无以化，同黄柏酒洗各一两，入桂一钱，丸服。**牛膝**破恶血，小便不利，茎中痛欲死，以根及叶煮酒服。或云：热淋、沙石淋，以一两水煎日饮。**牛蒡叶**汁同地黄汁蜜煎，调滑石末服，治小便不通急痛。**蓟根**热淋，服汁。**续断**服汁。**菟丝子**煎服。**恶实**炒研煎服。**紫菀**妇人小便卒不得出，井水服末三撮即通。有血，服五撮。**益母草　生地黄**〔果木〕**生藕汁**同地黄、蒲桃汁，主热淋。**紫荆皮**破宿血，下五淋，水煮服。产后诸淋，水、酒煎服。〔石虫〕**白石英**煮汁。**云母粉**水服。**桑螵蛸**小便不通，及妇人转脬，同黄芩煎服。〔鳞介〕**牡蛎**小便淋闭，服血药不效，同黄柏等分，末服。**贝子**五癃。利小便不通，烧研酒服。**石决明**水服，通五淋。**砚　石蜐　鲤鱼　鮧鱼　黄颡鱼**〔禽兽〕**白雄鸡**并利小便。**鸡子黄**小便不通，生吞数枚。**阿胶**小便及转脬，水煮服。**牛耳毛、尾毛、阴毛**并主诸淋，烧服。**发灰**五癃，关格不通，利水道，下石淋。

**【外治】****蓖麻仁**研入纸捻，插孔中。**瓦松**熏洗沙石淋。**苦瓠**汁渍阴。**莴苣**贴脐。**茴香**同白蚯蚓贴脐。**大蒜**同盐熨脐。蒜、盐、栀子贴脐。同甘遂贴脐，以艾灸二七壮。百药无效，用此极效。**葱管**插入三寸，吹之即通。**葱白**同盐炒贴脐。葱、盐、姜、豉熨脐。葱、盐、巴豆、黄连贴脐上，灸七壮取利。**高良姜**同苏叶、葱白煎汤，洗后服药。**苎根**贴脐。**炒盐**吹入孔内。**滑石**车前汁和，涂脐阔四寸，热即易。**白矾**同麝香贴脐。**蝼蛄**

焙末吹入孔中。**白鱼**纳数枚入孔中。**田螺**同麝贴脐。**猪胆**连汁笼阴头，头顷汁入即消，极效。**猪脬**吹炁法。

# 溲数遗尿

（有虚热，虚寒。肺盛则小便数而欠，虚则欠咳小便遗；心虚则少气遗尿；肝实则癃闭，虚则遗尿。脬遗热于膀胱则遗尿；膀胱不约则遗，不藏则水泉不禁；脬损，则小便滴沥不禁）

**【虚热】**〔草菜〕**香附**小便数，为末酒服。**白微**妇人遗尿，同白芍末酒服。**败船茹**妇人遗尿，为末酒服。**菰根汁**　**麦门冬**　**土瓜根**并止小便不禁。**牡丹皮**除厥阴热，止小便。**生地黄**除湿热。**续断**　**漏芦**并缩小便。**桑耳**遗尿，水煮，或为末酒服。**松蕈**食之，治溲浊不禁。〔木石〕**茯苓**小便数，同矾煮山药为散服。不禁，同地黄汁熬膏，丸服。小儿尿床，同茯神、益智，末服。**黄柏**小便频数，遗精白浊，诸虚不足，用糯米、童尿，九浸九晒，酒糊丸服。**溲疏**止遗尿。**椿白皮**　**石膏**小便卒数，非淋，人瘦，煮汁服。**雌黄**肾消尿数不禁，同盐炒干姜，丸服。**乌古瓦**煮汁服，止小便。**胡粉**　**黄丹**　**象牙**　**象肉**水煮服，通小便；烧服，止小便多。

**【虚寒】**〔草部〕**仙茅**丈夫虚劳，老人失尿，丸服。**补骨脂**肾气虚寒，小便无度，同茴香丸服。小儿遗尿，为末，夜服。**益智子**夜多小便。取二十四枚入盐煎服。心虚者，同茯苓、白术末服，或同乌梅丸服。**覆盆子**益肾脏，缩小便，酒焙末服。**草乌头**老人遗尿，童尿浸七日，炒盐，酒糊丸，服二十丸。**萆薢**尿数遗尿，为末，盐汤服，或为丸服。**菝葜**小便滑数，为末酒服。**狗脊**主失尿不节，利老人，益男子。**葳蕤**茎中寒，小便数。**人参**　**黄芪**气虚遗精。**牛膝**阴消，老人失尿。**蔷薇根**止小便失禁及尿床，捣汁为散，煎服，并良。**甘草**头夜煎服，止小儿遗尿。**鸡肠草**止小便数遗，煮羹食。**菟丝子**　**五味子**　**肉苁蓉**　**蒺藜**　**菖蒲**并暖水脏，止小便多。**附子**暖丹田，缩小便。〔菜谷〕**山药**矾水煮过，同茯苓末服。**茴香**止便数，同盐蘸糯糕食。**韭子**入命门，治小便频数遗尿，同稻米煮粥食。**山韭**宜肾，主大小便数。**干姜**止夜多小便。**小豆叶**煮食，止小便数。杵汁，止遗尿。**豇豆**止小便。**糯米**暖肺，缩小便。**粢糕**〔果木〕**芡实**小便不禁。同茯苓、莲肉、秋石丸服。**莲实**小便数。入猪肚煮过，醋糊丸服。**银杏**小使数，七生七煨食之。温肺益气。**胡桃**小便夜多，卧时煨食，酒下。**蜀椒**通肾，缩小便。**桂**小儿遗尿，同龙骨、雄鸡肝丸服。**乌药**缩小便。叶，煎代茶饮。**山茱萸**〔石虫〕**硇砂**冷病，夜多小便。**桑螵蛸**益精止遗尿。炮食为末，酒服。**紫稍花**　**青蚨**　**露蜂房**　**海月**〔禽兽〕**雀肉、卵**并缩小便。**鸡子**作酒，暖水脏，缩小便。**黄雌鸡**　**雄鸡肝、肠、嗉、膍胵、**

**翎羽**并止小便遗失不禁。**鸡屎白**产后遗尿，烧灰酒服。**鹿茸**小便数，为末服。**鹿角**炙末酒服。**鹿角霜**上热下寒，小便不禁，为丸服。频数加茯苓。**麝香**止小便，利水，服一钱。**羊肺**　**羊肚**作羹食，止小便。**羊脬**下虚遗尿，炙熟食。**猪脬**梦中遗尿，炙食。同猪肚盛糯米，煮食。**猪肠**　**秋石**并主梦中遗尿数。

**【止塞】**〔果木〕**酸石榴**小便不禁，烧研，以榴白皮煎汤服二钱，枝亦可，日二。**荷叶**　**金樱子**　**诃黎勒**〔服器〕**麻鞋带鼻**水煮服，治尿床。又尖头烧，水服。**本人荐草**烧水服。**白纸**安床下，待遗上，晒干烧末，酒服。〔禽介〕**鹊巢中草**小便不禁，烧研，蔷薇根汤服。**燕蓐草**遗尿，烧研水服。**鸡窠草**烧研酒服。**牡蛎**不渴而小便大利欲死，童尿煎二两服。〔鳞石〕**龙骨**同桑螵蛸为末服。**白矾**男女遗尿，同牡蛎服。**赤石脂**同牡蛎、盐末，丸服。

# 小便血

（不痛者为尿血，主虚；痛者为血淋，主热）



**【尿血】**〔草部〕**生地黄**汁，和姜汁、蜜服。**蒲黄**地黄汁调服，或加发灰。**益母草**汁。**车前草**汁。**旱莲**同车前取汁服。**芭蕉根**旱莲等分，煎服。**白芷**同当归末服。**镜面草**汁。**五叶藤**汁。**茅根**煎饮，劳加干姜。**玄胡索**同朴硝煎服。**升麻**小儿尿血，煎服。**刘寄奴**末服。**龙胆草**煎服。**荆芥**同缩砂末服。**甘草**小儿尿血，煎服。**人参**阴虚者，同黄芩，蜜炙萝卜蘸食。**郁金**破恶血，血淋尿血，葱白煎。**当归**煎酒。**香附**煎酒，服后服地榆汤。**狼牙草**同蚌粉、槐花、百药煎，末服。**葵茎**烧灰酒服。**败酱**化脓血。**苎根**煎服。**牛膝**煎服。**地榆**　**菟丝子**　**肉苁蓉**　**蒺藜**　**续断**　**漏芦**　**泽泻**〔菜谷〕**苦荬**酒、水各半，煎服。**水芹**汁日服。**韭汁**和童尿服。**韭子**　**葱汁**　**葱白**水煎。**莴苣**贴脐。**淡豉**小便血条，煎饮。**黍根**灰酒服。**胡麻**水浸绞汁。**火麻**水煎。**麦**炒香，猪脂蘸食。**胡燕窠中草**灰妇人尿血，酒服。〔果木〕**荷叶**水煎。**乌梅**烧末，醋糊丸服。**棕榈**半烧半炒，水服。**地骨皮**新者，浓煎入酒服。**柏叶**同黄连末，酒服。**竹茹**煎水。**琥珀**灯心汤调服。**槐花**同郁金末，淡豉汤服。**栀子**水煎。**棘刺**水煎。**荆叶**汁，和酒服。**乳香**末，饮服，〔器用〕**墨**大小便血，阿胶汤化服二钱。**败船茹**妇人尿血，水煎。〔虫鳞禽兽〕**白鱼**妇人尿血，纳入二十枚。**五倍子**盐梅丸服。**蚕茧**大小便血，同蚕连、蚕沙、僵蚕为末，入麝香服。**龙骨**酒服。**鸡膍胵**　**鹿角**末服。**白胶**水煮服。**鹿茸**　**丈夫爪甲**烧灰酒服。**发灰**酒服。

**【血淋】**〔草部〕**牛膝**煎。**车前子**末服。**海金沙**沙糖水服一钱。**生地黄**同车前汁温服。又同生姜汁服。**地锦**服汁。**小蓟**　**葵根**同车前子煎服。**茅根**同干姜煎服。**黑牵牛**半生半炒，姜汤服。**香附**同陈皮、赤茯苓煎服。**酢浆草**汁，入五苓散服。**山箬叶**

烧，入麝香服。**山慈姑花**同地蘖花煎服。**白微**同芍药酒服。**地榆**　**鸡苏葵子**〔菜谷〕**水芹根**汁。**茄叶**末，盐、酒服二钱。**赤小豆**炒末，葱汤服。**大豆叶**煎服。**青粱米**同车前子煮粥，治老人血淋。**大麻根**水煎。〔果木〕**桃胶**同木通、石膏，水煎服。**莲房**烧，入麝香，水服。**槟榔**磨，麦门冬汤服。**干柿**三枚，烧服。**槲白皮**同桑黄煎服。琥珀末服。**山栀子**同滑石末，葱汤服。**藕节**汁，**竹茹**水煎。〔石虫〕**浮石**甘草汤服。**石燕**同赤小豆、商陆、红花，末服。**百药煎**同黄连、车前、滑石、木香，末服。**晚蚕蛾**末，热酒服二钱。**蜣螂**研水服。**海螵蛸**生地黄汁调服。又同地黄、赤茯苓，未服。**鲟鱼**煮汁。**鲤鱼齿**〔禽兽〕**鸡屎白**小儿血淋，糊丸服。**阿胶**　**黄明胶**　**发灰**米汤入醋服，大小便血。血淋，入麝香。

## 阴　痿

（有湿热者，属肝脾；有虚者，属肺肾）

**【湿热】**〔草菜〕**天门冬**　**麦门冬**　**知母**　**石斛**并强阴益精。**车前子**男子伤中。养肺强阴，益精生子。**葛根**起阴。**牡丹皮**　**地肤子**　**升麻**　**柴胡**　**泽泻**　**龙胆**　**庵茼**并益精补气，治阴痿。**丝瓜汁**阴茎挺长，肝经湿热也，调五倍子末傅之，内服小柴胡加黄连。〔果木〕**枳实**阴痿有气者加之。**茯苓**　**五加皮**　**黄柏**〔水石〕**菊花上水**益色壮阳。**丹砂**同茯苓，丸服。

**【虚弱】**〔草部〕**人参**益肺肾元气，熬膏。**黄芪**益气利阴。**甘草**益肾气内伤，令人阴不痿。**熟地黄**滋肾水，益真阴。**肉苁蓉**茎中寒热疼痒，强阴，益精气，多子。男绝阳不生，女子绝阴不产，壮阳，日御过倍，同羊肉煮粥食之。**琐阳**益精血，大补阴气，润燥治痿，功同苁蓉。**列当**兴阳，浸酒服。**何首乌**长筋骨，益精髓，坚阳道，令人有子。**牛膝**治阴痿补肾，强筋填髓。**远志**益精强志，坚阳道，利丈夫。**巴戟天**同上。**百脉根**除劳，补不足，浸酒服。**狗脊**坚腰脊，利俯仰，宜老人。**仙茅**丈夫虚劳，老人无子，益阳道，房事不倦。**附子**　**天麻**益气长阴，助阳强筋。**牡蒙**　**淫羊藿**阴痿茎中痛，丈夫绝阳无子，女人绝阴无子，老人昏耄，煮酒饮。**蓬蘽**益精长阴，令人坚强有子。**覆盆子**强阴健阳，男子精虚阴痿，酒浸为末，日服三钱，能令坚长。**菟丝子**强阴，坚筋骨，茎寒精出。**蛇床子**主阴痿，久服令人有子，益女人阴气，同五味、菟丝，丸服。**五味子**强阴，益男子精，壮水镇阳，为末酒服，尽一斤，可御十女。**补骨脂**主骨髓伤败肾冷，通命门，暖丹田，兴阳事，同胡桃诸药丸服。**艾子**壮阳，助水脏，暖子宫。**萝摩子**益精气，强阴道。叶同。**木莲**壮阳。**木香**〔菜果〕**山药**益气强阴。**韭**　**薤**归肾壮阳。**葫**温补。**胡桃**阳痿，同补骨脂、蜜丸服。**阿月浑子**肾虚痿弱，得山茱萸良。**吴茱萸**男子阴冷，嚼细纳入，良久如火。

〔木石〕山茱萸补肾气，添精髓，兴阳道，坚阴茎。**枸杞**补肾强阴。**石南**肾气内伤，阴衰脚弱，利筋骨皮毛。**白棘**丈夫虚损，阴痿精出。**女贞实**强阴。没石子烧灰，治阴毒痿。**石钟乳**下焦伤竭，强阴益阳，煮牛乳或酒服。**阳起石**男子阴痿，茎头寒，腰酸膝冷，命门不足，为末酒服，又同地肤子服。**磁石**浸酒服。**硇砂**除冷病，暖水脏，大益阳事，止小便。**白石英**阴痿，肺痿。**石流黄**阳虚寒，壮阴道。〔虫鱼〕**雄蚕蛾**益精气，强阴道，交精不倦，炒蜜丸服。**枸杞虫**和地黄丸服。大起阴，益精。**蜂窠**阴痿，烧研酒服，并傅之。**紫稍花**益阳秘精，治阴痿，同龙骨、麝香丸服。**鲤鱼胆**同雄鸡肝丸服。**虾米**补肾兴阴，以蛤蚧、茴香、盐治之良。**九香虫**补脾胃，壮元阳。**蜻蛉**　**青蚨**　**樗鸡**　**桑螵蛸**　**海马**　**泥鳅**食之。**海蛤**　**魁蛤**〔禽兽〕**雀卵**阴痿不起，强之令热，多精有子，和天雄、菟丝丸服。**雀肉**冬月食之，起阳道，秘精髓。**雀肝**　**英鸡**　**蒿雀**　**石燕**　**雄鸡肝**起阴，同菟丝子、雀卵丸服。**鹿茸**　**鹿角**　**鹿髓及精**　**鹿肾**　**白胶**　**麋角**　**麝香**　**猯猪肾**同枸杞叶、豆豉汁，煮羹食。**牡狗阴茎**伤中阴痿，令强热生子。**狗肉**　**羊肉**　**羊肾**　**灵猫阴**　**腽肭脐**　**白马阴茎**和苁蓉丸服，百日见效。**山獭阴茎**阴虚阴痿，精寒而清，酒磨服。**败笔头**男子交婚之夕茎痿，烧灰，酒服二钱。〔人部〕**秋石**　**紫河车**



## 强　中

（有肝火盛强，有金石性发。其证茎盛不衰，精出不止，多发消渴痈疽）

【伏火解毒】知母　地黄　麦门冬　黄芩　玄参　荠苨　黄连　栝楼根　大豆　黄柏　地骨皮　冷石　石膏　猪肾　白鸭通

【补虚】**补骨脂**玉茎长硬不痿，精出捏之则脆痒如刺针，名肾漏，韭子各一两，为末，每服三钱，水煎服，日三。**山药**　**肉苁蓉**　**人参**　**茯神**　**慈石**　**鹿茸**

## 囊　痒

（阴汗、阴臊、阴疼皆属湿热，亦有肝肾风虚。厥阴实则挺长，虚则暴痒）

【内服】白芷　羌活　防风　柴胡　白术　麻黄根　车前子　白蒺藜　白附子　黄芩　木通　远志　藁本香　黑牵牛　石菖蒲　生地黄　当归　细辛　山药　荆芥穗　**补骨脂**男子阴囊湿痒。**黄芪**阴汗，酒炒为末，猪心蘸食。**毕勃没**止阴汗。**苍术**　**龙胆草**　**川大黄**　**天雄**　**大蒜**阴汗作痒，同淡豉丸服。**栀子仁**　**茯神**　**黄柏**　**五加皮**男女阴痒。**杜仲**　**滑石**　**白僵蚕**男子阴痒痛。**猪脬**肾气阴痒，多食，盐酒下。

【熏洗】蛇床子　甘草　水苏　车前子　狼牙草　莨菪子　墙头烂草妇人阴痒，同荆芥、牙皂煎洗。荷叶阴肿痛及阴痿囊痒，同浮萍、蛇床煎洗。阿月浑子木皮　茱萸　槐花　松毛　牡荆叶　木兰皮　白矾　紫稍花

【傅扑】五味子阴冷。蒲黄　蛇床子　生大黄嚼傅。麻黄根同牡蛎、干姜扑，又同流黄末扑之。没石子　菖蒲同蛇床子傅。干姜阴冷。胡麻嚼涂。大豆黄嚼涂。吴茱萸　蜀椒同杏仁傅，又主女人阴冷。杏仁炒，塞妇人阴痒。银杏阴上生虱作痒，嚼涂。桃仁粉涂。茶末　松香同花椒浸香油、烧灰滴搽。皂角糯米烧烟日熏。肥皂烧搽。麸炭同紫苏叶，香油调涂。铸铧锄孔中黄土　炉甘石同蚌粉扑。密陀僧　滑石同石膏入少矾傅。阳起石涂湿痒臭汗。雄黄阴痒有虫，同枯矾、羊蹄汁搽。五倍子同茶末涂。龙骨　牡蛎　乌贼骨　鸡肝　羊肝　猪肝并塞妇人阴痒。牛屎烧傅。

## 大便燥结

（有热，有风，有气，有血，有湿，有虚，有阴，有脾约、三焦约、前后关格）

【通利】〔草部〕大黄　牵牛利大小便，除三焦壅结，气筑气滞，半生半炒服，或同大黄末服，或同皂荚丸服。芫花　泽泻　荛花并利大小便。射干汁服，利大小便。独行根利大肠。甘遂下水饮，治二便关格，蜜水服之，亦傅脐。续随子利大小肠，下恶滞物。〔果木〕桃花水服，通大便。桃叶汁服，通大小便。郁李仁利大小肠，破结气血燥，或末或丸，作面食。乌桕皮煎服，利大小便；末服，治三焦约，前后大小便关格不通。巴豆　樗根白皮　雄楝根皮〔石虫〕腻粉通大肠壅结，同黄丹服。白矾利大小肠，二便关格，围脐中，滴冷水。蜣螂二便不通，焙末水服。蝼蛄二便不通欲死，同蜣螂末服。

【养血润燥】〔草部〕当归同白芷末服。地黄　冬葵子　吴葵华　羊蹄根　紫草利大肠，痈疽痘疹闭结，煎服。土瓜根汁灌肠。〔谷菜〕胡麻　胡麻油　麻子仁老人、虚人，产后闭结，煮粥食之。粟米　秫　荞麦　大小麦　麦酱汁　马齿苋　苋菜　芋　百合　葫　苦耽　波薐菜　苦荬菜　白苣　菘苜蓿　薇　落葵　笋〔果木〕甘蔗　桃仁血燥。同陈皮服。产后闭，同藕节煎服。杏仁气闭。同陈皮服。苦枣　梨　菱　柿子　柏子仁老人虚闷。同松子仁、麻仁，丸服。〔石虫〕食盐润燥，通大小便，傅脐及灌肛内，并饮之。炼盐黑丸通治诸病。蜂蜜　蜂子　螺蛳　海蛤并利大小便。田螺敷脐。〔禽兽〕鸡屎白　牛乳　驴乳　乳腐　酥酪　猪脂　诸血　羊胆下导。猪胆下导。猪肉冷利。兔　水獭　阿胶利大小肠，调大

肠圣药也。老人虚闭，葱白汤服。产后虚闭，同枳壳、滑石，丸服。**黄明胶**〔人部〕**发灰**二便不通，水服。**人溺**利大肠。

【导气】〔草部〕**白芷**风闭，末服。**蒺藜**风闭，同皂荚末服。**烂茅节**大便不通，服药不利者，同沧盐，吹入肛内一寸。**生葛**　**威灵仙**　**旋覆花**　**地蜈蚣汁**并冷利。**草乌头**二便不通，葱蘸插入肛内，名霹雳箭。**羌活**利大肠。〔菜谷〕**石莼**风闭，煮饮。**萝卜子**利大小肠风闭气闭，炒，擂水服，和皂荚末服。**蔓菁子油**二便闭，服一合。**葱白**大肠虚闭，同盐捣贴脐。二便闭，和酢傅小腹，仍灸七壮。小儿虚闭，煎汤调阿胶末服。仍蘸蜜，插肛内。**生姜**蘸盐，插肛内。**茴香**大小便闭。同麻仁、葱白煎汤，调五苓散服。**大麦蘖**产后闭塞，为末服。〔果木〕**枳壳**利大小肠。同甘草煎服，治小儿闭塞。**枳实**下气破结。同皂荚丸服，治风气闭。**陈橘皮**大便气闭。连白酒煮，焙研，酒服二钱。老人加杏仁，丸服。**槟榔**大小便气闭，为末，童尿、葱白煎服。**乌梅**大便不通，气奔欲死，十枚纳入肛内。**瓜蒂**末，塞肛内。**厚朴**大肠干结，猪脏煮汁丸服。**茶末**产后闭结，葱涎和丸，茶服百丸。**皂荚**风人、虚人、脚气人大肠或闭或利，酥炒，蜜丸服。便闭，同蒜捣，敷脐内。**白胶香**同鼠屎，纳下部。〔器兽〕**甑带**大小便闭，煮汁和蒲黄服。**雄鼠屎**二便不通，水调敷脐。

【虚寒】〔草部〕**黄芪**老人虚闭。同陈皮末，以麻仁浆、蜜煎匀和服。**人参**产后闭，同枳壳、麻仁，丸服。**甘草**小儿初生，大便不通，同枳壳一钱，煎服。**肉苁蓉**老人虚闭。同沉香、麻仁，丸服。**琐阳**虚闭，煮食。**半夏**辛能润燥，主冷闭，同硫黄丸服。**附子**冷闭，为末蜜水服。〔果石〕**胡椒**大小便关格，胀闷杀人，二十一粒煎，调芒消半两服。**吴茱萸枝**二便卒关格，含一寸自通。**硫黄**性热而利，老人冷闭。



## 脱　肛

（有泻痢，痔漏，大肠气虚也。附肛门肿痛）

【内服】〔草部〕**防风**同鸡冠花丸服。**茜根**榴皮煎酒服。**蛇床子**同甘草末服。**黄栝**楼服汁，或入矾煅为丸。**防己**实焙煎代茶。**榼藤子**烧服。**卷柏**末服。**鸡冠花**同棕灰、羌活末服。**益母草**浸酒服。**紫堇花**同磁石毛服，并傅。**阿芙蓉**〔果木〕**荷钱**酒服，并傅。**蜀椒**每旦嚼一钱，凉水下，数日效。**槐角**同槐花炒末，猪肾蘸食。**花构叶**末服，并涂。**诃黎勒**　**桑黄**并治下痢肛门急疼。**甑带**煮汁。〔石虫〕**磁石**火煅醋淬末服，仍涂囟上。**百药煎**同乌梅、木瓜煎服。〔介兽〕**鳖头**烧服，并涂。**虎胫骨**蜜炙丸服。**猬皮灰**同磁石、桂心服。

【外治】〔草部〕**木贼**　**紫萍**　**苴若子**　**蒲黄**　**蕙草根中涕**并涂。**苎根**煎洗。

**苦参**同五倍子、陈壁土煎洗，木贼末敷之。**香附子**同荆芥煎洗。**女萎**烧熏。**曼陀罗子**同橡斗、朴硝煎洗。**酢浆草**煎洗。〔菜谷〕**生萝卜**捣贴脐中，束之。**胡荽**烧熏。**胡荽子**痔漏脱肛，同粟糠、乳香烧烟熏。**蕺菜**捣涂。**粟檬**烧熏。**榴皮**洗。**枳实**炙蜜熨。**橡斗**可洗可敷。**巴豆壳**同芭蕉汁洗后，以麻油、龙骨、白矾敷。**皂荚**烧熏，亦炙熨。**黄皮**　**桑树**叶洗。**龙脑**敷。**槿皮**洗。**故麻鞋底**同鳖头烧灰敷之。〔土金石部〕**东壁土**敷。**孩儿茶**同熊胆、片脑敷。**梁上尘**同鼠屎烧熏。**石灰**炒热坐。**食盐**炒坐。**赤石脂**　**铁精**　**铁华粉**并敷。**生铁**汁热洗。**朴硝**同地龙涂。**白矾**〔虫介鳞兽〕**蛞蝓**　**缘桑螺**烧灰。**蜗牛**烧灰。**蜣螂**烧灰。**蜘蛛**烧灰，并涂。**蛱蝶**研末，涂手心。**虾蟆皮**烧熏。**五倍子**可敷可洗。**田螺**捣坐，化水洗。**烂螺壳**　**龟血**　**鳖血**　**鲫鱼**　**头灰**　**白龙骨**　**狗涎**　**羊脂**　**败笔头灰**并涂。**熊胆**贴肛边肿痛极效。

## 痔漏

（初起为痔，久则成漏。痔属酒色郁气血热或有虫，漏属虚与湿热）

**【内治】**〔草部〕**黄连**煮酒丸服。大便结者，加枳壳。**黄芩**　**秦艽**　**白芷**　**牡丹**　**当归**　**木香**　**苦参**　**益母草**饮汁。**茜根**　**海苔**　**木贼**下血，同枳壳、干姜、大黄，炒焦服之。**蘘荷根**下血，捣汁服。**苍耳茎、叶**下血，为末服。**扁蓄**汁服。**苦杖**焙研，蜜丸服。**酢浆草**煮服。**连翘**　**旱莲**捣酒服。**蒲黄**酒服。**羊蹄**煮炙。**心冬**酒煮丸服。**萆薢**同贯众末，酒服。**何首乌榼藤子**烧研饮服。**牵牛**痔漏有虫，为末，猪肉蘸食。〔谷菜〕**神曲**主食痔。**赤小豆**肠痔有血，苦酒煮晒为末服。**腐婢**积热痔漏下血。**粟糠**　**粟浆**五痔饮之。**糯米**以骆驼作饼食。**胡麻**同茯苓入蜜作炒，日食。**胡荽子**炒研酒服。**芸苔子**主血痔。**莙荙子**治漏，同诸药、鲫鱼烧研服。**莴苣子**痔瘘下血。**桑耳**作羹食。**鸡肶胵**　**槐耳**烧服。〔果木〕**胡桃**主五痔。**橡子**痔血。同糯米粉炒黄和蒸，频食。**杏仁**汁煮粥，治五痔下血。**莲花蕊**同牵牛、当归末，治远年痔漏。**黄柏**肠痔脏毒，下血不止，四制作丸服棉**芽**肠痔下血，作蔬及煎汁服。**梧桐白皮**主肠痔。**苦楝子**主虫痔。**槐实**五痔疮瘘，同苦参丸服，或煎膏纳窍中。**槐花**外痔长寸许，日服，并洗之。**槐叶**肠风痔疾，蒸晒，代茗饮。**枳实**蜜丸服，治五痔。**冬青子**主痔，九蒸九晒吞之。**紫荆皮**煎服，主痔肿。**伏牛花**五痔下血。**赤白茯苓**同没药。**破故纸**酒浸蒸饼研丸服，治痔漏效。**槲若**血痔。同槐花末服。**椒目**痔漏肿痛，水服。**都桷子**　**枳椇木皮**　**醋林子**痔漏下血。**蔓椒根**主痔，烧末服，并煮汁浸之。**槟榔**虫痔，研末服。〔服石〕**针线袋**烧灰水服。**新绵灰**酒服二钱。**石灰**虫痔。同川乌头丸服。**赤石脂**　**白石脂**　**白矾**痔漏。同生盐末，白汤服五钱。**石燕**治肠风痔瘘年久者。禹余粮主痔漏。〔虫鳞〕**蚕纸灰**酒服止血。**蟾蜍**烧研，煮猪脏蘸食。**蟪蟋蛐**食之。**蚌**食之，主痔。**鲎鱼**杀虫痔。**鮹鱼**主五痔下血，瘀血在腹。**鳡鱼**五痔下血肛痛，同葱煮食。**鲫鱼**酿白矾烧研服，主血痔。**鼍皮骨**烧服，杀痔虫。**鲮鲤甲**烧服，杀痔虫。〔禽兽〕鹰嘴爪烧服，主五痔虫。**鹰头**痔瘘，烧灰入麝香，酒服。**鹳鸽**五痔止血，炙或为末服。**竹鸡**炙食，杀虫痔。**鸳鸯**炙食，主血痔。**猬皮**痔漏多年，炙研饮服，并烧灰涂之。**鼹鼠**食之，主痔瘘。**獭肝**烧研水服，杀虫痔。**土拨鼠**痔瘘，煮食。**狐四足**痔瘘下血，同诸药服。**野狸**肠风痔瘘，作羹臛食。**野猪肉**久痔下血，炙食。**豭猪头**煮食，主五痔。**犬肉**煮食，引痔虫。**牛脾**痔瘘，腊月淡煮，日食一度，牛角鰓烧灰酒服。**虎胫骨**痔瘘脱肛，蜜炙丸服。

**【洗渍】苦参　飞廉　苦芙　白鸡冠　白芷　连翘　酢浆草　木鳖子**洗并除。**稻藁灰**汁。**胡麻　丁香　槐枝　柳枝**洗痔如瓜，后以艾灸。**芜荑　棘根　木槿根**煎洗。花，末敷之。**仙人杖　桃根　猕猴桃　无花果　冬瓜　苦瓠　苦荬菜　鱼腥草**煎洗，并入枯矾、片脑敷。**马齿苋**洗，并食之。**葱白　韭菜　五倍子　童尿**

**【涂点】胡黄连**鹅胆调。**草乌头**反内痔。**白头翁**捣烂。**白及　白蔹　黄连**汁。**旱莲山豆根**汁。**土瓜根　通草花粉　繁缕**敷积年痔。**荞麦秸灰**点痔。**芦荟　耳环草　龙脑**葱汁化搽。**木瓜**鳝涎调，贴反花痔。**桃汁**杵坐。**血竭**血痔。**没药　楮叶**杵。**孩儿茶**同麝香，唾调贴。**无名异**火煅醋淬研，塞漏孔。**密陀僧**同铜青涂。**黄丹**同滑石涂。**石灰**点。**硇砂**点。**石胆**煅点。**孔公蘖　殷孽　硫黄　黄矾　绿矾　水银**枣研塞漏孔。**铁华粉　白蜜**同葱捣涂。肛门生疮，同猪胆熬膏导之。**乌烂死蚕　露蜂房　蛞蝓**研，入龙脑敷之。**蜈蚣**痔漏作痛，焙研，入片脑敷之。或香油煎过，入五倍子末收搽之。**蜣螂**焙末搽之。为末，入冰片，纸捻蘸入孔内，渐渐生肉退出。**蛴螬**研末敷。**田螺**入片脑取水搽，白矾亦可。**甲香**五痔。**鱼鲊　鱼鲙　海豚鱼　鳝鱼　鳢鱼**炙贴，引虫。**鲤鱼肠　鲤鱼鳞**绵裹坐，引虫。**蝮蛇屎**杀痔瘘虫。**蚺蛇胆　蛇蜕　啄木**痔瘘，烧研纳之。**胡燕屎**杀痔虫。**鸡胆**搽。**鸭胆　鹅胆　牛胆　鼠膏　猬胆　熊胆**入片脑搽。**麝香**同盐涂。**狨肉及皮　男子爪甲灰**涂之。

**【熏灸】马兜铃　粟糠烟　酒**痔䘌。掘土坑烧赤沃之，撒茱萸入内，坐之。**艾叶**灸肿核上。**枳壳**炙熨痔痛，煎水熏洗。**干橙烟　茱萸**蒸肠痔，杀虫。**灯火焠**痔肿甚妙。**毡袜**烘熨之。**鳗鲡**烧熏痔瘘，杀虫。**羊粪**烧熏痔瘘。**猪悬蹄**烧烟。

## 下　血

（血清者，为肠风，虚热生风，或兼湿气；血浊者，为脏毒，积热食毒，兼有湿热。血大下者为结阴，属虚寒。便前为近血，便后为远血。又有蛊毒虫痔）

**【风湿】**〔草菜〕**羌活　白芷**肠风下血，为末，米饮服。**秦艽**肠风泻血。**赤箭**止血。**升麻　天名精**止血破瘀。**木贼**肠风下血，水煎服。肠痔下血，同枳壳、干姜、大黄、炒研末服。**胡荽子**肠风下血，和生菜食，或为末服。**皂角蕈**泻血，酒服一钱。**葱须**治便血肠辟。〔木部〕**皂角**羊肉和丸服，同槐实为散服。里急后重，同枳壳丸服。**皂角刺灰**同槐花、胡桃、破故纸为末服。**肥皂荚**烧研丸服。**槐实**去大肠风热。**槐花**炒研酒服，或加柏汁，或加栀子，或加荆芥，或加枳壳，或煮猪脏为丸服。〔虫兽〕**干蝎**肠风下血，同白矾末，饮服半钱。**野猪肉**炙食，不过十顿。外肾烧研，饮服。

**【湿热】**〔草部〕**白术**泻血萎黄，同地黄丸服。**苍术**脾湿下血，同地榆煎服。肠风下血，以皂荚汁煮焙，丸服。**贯众**肠风酒痢痔漏诸下血，焙研米饮服，或醋糊丸服。**地榆**下部见血必用之。结阴下血，同甘草煎服。下血二十年者，同鼠尾草煎服。虚寒人勿用。**黄连**中部见血须用之。积热下血，四制丸服。脏毒下血，同蒜丸服。酒痔下血，酒煮丸服。肠风下血，茱萸炒过，丸服。**黄芩**水煎服。**苦参**肠风泻血。**木香**同黄连入猪肠煮，捣丸服。**郁金**肠毒入胃，下血频痛，同牛黄，浆水服。**香附子**诸般下血。童尿浸，米醋炒，服二钱，或醋糊丸服，或入百草霜、麝香，尤效。**水苏**煎服。**青蒿**酒痔下血，为末服。**益母草**痔疾下血，捣汁饮。**刘寄奴**大小便下血，为末茶服。**鸡冠**止肠风泻血，白花并子炒煎服。结阴下血，同椿根白皮丸服。**大小蓟**卒泻鲜血属火热，捣汁服之。**马蔺子**同何首乌、雌雄黄丸服。**苍耳叶**五痔下血，为末服。**箬叶**烧灰汤服。**芦花**诸失血病，同红花、槐花、鸡冠花煎服。**桔梗**中蛊下血。**襄荷根**痔血，捣汁服。**萱根**大小便血。和生姜、香油炒热，沃酒服。**地黄**凉血，破恶血，取汁，化牛皮胶服。肠风下血，生熟地黄、五味子丸服。小儿初生便血，以汁和酒蜜，与服数匙。**紫菀**产后下血，水服。**地肤叶**泻血，作汤煮粥食。**王不留行**粪后血，末服。**金盏草**肠痔下血。**虎杖**肠痔下血，焙研，蜜丸服。**车前草**捣汁服。**马鞭草**酒积下血，同白芷烧灰，蒸饼丸服。**旱莲**焙末饮服。**凌霄花**粪后血，浸酒服。**蔷薇根**止下血。**栝楼实**烧灰，同赤小豆末服。**王瓜子**烧研，同地黄、黄连丸服。**生葛汁**热毒下血，和藕汁服。**白蔹**止下血。**威灵仙**肠风下血，同鸡冠花，米醋煮研服。**茜根**活血，行血，止血。**木莲**风入脏，或食毒积热，下鲜血，或酒痢，烧研，同棕灰、乌梅、甘草等分，末服。大便涩者，同枳壳末服。**羊蹄根**肠风下血。同老姜炒赤，沃酒饮。**蒲黄**止泻血，水服。**金星草**热毒下血。同干姜末，水服之。**石韦**便前下血，为末，茄枝汤下。**金疮小草**肠痔下血，同甘草浸酒饮。〔菜部〕**丝瓜**烧灰酒服，或酒煎服。**经霜老茄**烧灰酒服。蒂及根、茎、叶、俱治肠风下血。**蕨花**肠风热毒，焙末饮服。**败瓢**烧灰，同黄连末服。**翻白草**止下血。**萝卜**下血，蜜炙任意食之。酒毒，水煮入少醋食，或以皮同薄荷叶烧灰，入生蒲黄末服。**芸苔**同甘草末服，治肠风脏毒。**独蒜**肠毒下血，和黄连丸服。暴下血，同豆豉丸服。〔果木〕**银杏**生和百药煎丸服，亦煨食。**乌芋**汁，和酒服。**藕节汁**止下血，亦末服。**茗叶**热毒下血，同百药煎末服。**黄柏**主肠风下血，里急后重，热肿痛。小儿下血，同赤芍药丸服。**椿根白皮**肠风泻血，醋糊丸服，或酒糊丸，或加苍术，或加寒食面。经年者，加人参、酒煎服。**椿荚**半生半烧，米饮服。**木槿**肠风泻血，作饮。**山茶**为末，童尿、酒服。**栀子**下鲜血，烧灰水服。**枳壳**烧黑，同羊胫炭末服。根皮亦末服。**枳实**同黄芪末服。**橘核**肠风下血，同樗根皮末服。**楮白皮**为散服。**柏叶**烧服，或九蒸九晒，同槐花丸服。**柏子**酒煎服。**松木皮**焙末服。〔土石〕**黄土**水煮汁服。**车辖**小儿下血，烧赤淬水服。**血师**肠风下血，火煅醋淬七次，为末，每服一钱，白汤下。〔虫兽〕**白僵蚕**肠风泻血，同乌梅丸服。**蚕茧**大小便血，同蚕蜕纸、晚蚕沙、白僵蚕，炒研服。**桑蠹屎**烧研，酒服。**柳蠹屎**止肠风下血。**海螵蛸**一切下血，炙研，木贼汤下。**田赢**酒毒下血，烧焦末服，壳亦止下血。**鲎鱼尾**止泻血。**乌龟**肉炙食，止泻血。**猪血**卒下血不止，酒炒食。**猪脏**煮黄连丸服，煮槐花丸服，煮胡荽食之。**白马通**　**犀角**磨汁服。同地榆、生地黄丸服。

**【虚寒】**〔草菜〕**人参**因酒色甚下血，同柏叶、荆芥、飞面末，水服。**黄芪**泻血，同黄连丸服。**艾叶**止下血，及产后泻血，同老姜煎服。**附子**下血日久虚寒，同枯矾丸服，或同生黑豆煎服。**草乌头**结阴下血，同茴香、盐煎露服。**天南星**下血不止，用石灰炒黄，糊丸服。**莨菪子**肠风下血，姜汁酒同熬，丸服。**云实**主肠澼。**骨碎补**烧末酒服。**干姜**主肠游下血。〔木石〕**桂心**结阴下血，水服方寸匕。**天竺桂**　**乌药**焙研，饭丸服。**雄黄**结阴便血。入枣内同铅汁煮一日，以枣肉丸服。〔鳞兽〕**鲫鱼**酿五倍子煅研，酒服。**鳜鱼**止泻血。**鹿角胶**

**【积滞】**〔果木〕**山楂**下血。用寒热脾胃药俱不效者，为末，艾汤服即止。**巴豆**煨鸡子食。**芫荑**猪胆汁丸服，治结阴下血。**苦楝子**蜜丸服。〔虫兽〕**水蛭**漏血不止，炒末酒服。**鸡胜胵**　**黄皮**止泻血。**猬皮**炙末，饮服。**猬脂**止泻血。**獭肝**肠痔下血，煮食之。

**【止涩】**〔草部〕**金丝草**　**三七**白酒服二钱，或入四物汤[①]。**卷柏**大肠下血，同侧柏、棕榈烧灰酒服。生用破血，炙用止血。**远年**下血，同地榆煎服。**昨叶何草**烧灰，水服一钱。**血见愁**姜汁和捣，米饮服。〔果木〕**荷叶**　**莲房灰**　**橡斗壳**同白梅煎服。**酸榴皮**末服，亦煎服。**乌梅**烧研。醋糊丸服。**橄榄**烧研，米饮服。**干柿**入脾胃消宿血。久下血者，烧服，亦丸服。**黄柿**小儿下血，和米粉蒸食。**柿木皮**末服。**棕榈皮**同栝楼烧灰，米饮服。**诃黎勒**止泻血。**鼠李**止下血。**金樱东行根**炒用，止泻血。〔服器〕**黄丝绢灰**水服。**败皮巾灰**　**皮鞋底灰**　**甑带灰**涂乳上，止小儿下血。**百草霜**米汤调，露一夜服。〔石虫〕**绿矾**酿鲫鱼烧灰服，止肠风泻血。煅过，入青盐、硫黄再煅，入熟附子末，粟糊丸服，治积年下血，一服见效。**石燕**年久肠风，磨水日服。**蛇黄**醋煅七次，末服。**五倍子**半生半烧丸服，肠风加白矾。**百药煎**半生半炒饭丸服，肠风加荆芥灰，脏毒加白芷、乌梅烧过，酒毒加槐花。〔兽人〕**牛骨灰**水服。**牛角鰓**煅末，豉汁服。**人爪甲**积年泻血，百药不效，同麝香、干姜、白矾、败皮巾灰，等分饮服，极效。**发灰**饮服方寸匕。

---

① 四物汤：方剂名。由地黄、当归、川芎、芍药四味药组成，具养血活血功效。

# 瘀血

（有郁怒，有劳力，有损伤）

**【破血散血】**〔草部〕**生甘草**行厥阴、阳明二经污浊之血。**黄芪**逐五脏间恶血。**白术**利腰脐间血。**黄芩**热入血室。**黄连**赤目瘀血，上部见血。**败酱**破多年凝血。**射干**消瘀血老血在心脾间。**萆薢**关节老血。**桔梗**打击瘀血久在肠内时发动者。为末，米饮服。**大黄**煎酒服，去妇人血癖，男女伤损瘀血。醋丸，治干血气，产后血块。**蓬莪茂**消扑损内伤瘀血，通肝经聚血，女人月经血气。**三棱**通肝经积血，女人月水，产后恶血。**牡丹皮**瘀血留舍肠胃，女人一切血气。**芍药**逐贼血，女人血闭，胎前产后一切血病。**红蓝花**多用破血，少用养血。酒煮，下产后血。**常春藤**腹内诸冷血风血，煮酒服。**当归，丹参　芎䓖　白芷　泽兰　马兰　大小蓟　芒箔　芒茎**并破宿血，养新血。**玄参**治血瘕，下寒血。**贯众　紫参　玄胡索　茅根　杜衡　紫金牛　土当归　巴蕉根　天名精　牛蒡根　苎麻叶　飞廉　续断　蓳菜　茺蔚　藨蒿　紫苏　荆芥　爵床　野菊　番红花　刘寄奴　庵蕳　熏草　苦杖　马鞭草　车前　牛膝　蒺藜　独用将军　地黄　紫金藤　葎草　茜草　剪草　通草　赤雹儿**并破瘀血血闭。**半夏　天南星　天雄　续随子　山漆**〔谷菜〕**赤小豆　米醋　黄麻根　麻子仁**并消散瘀血。**黑大豆　大豆黄卷　红曲　饴饧　芸苔子**并破瘀血。**韭汁**清胃脘恶血。**葱汁　莱菔　生姜　干姜　堇菜　繁缕　木耳　杨栌耳　苦竹肉**〔果汁〕**桃仁　桃胶　桃毛　李仁　杏枝**并破瘀血老血。**红柿　桄榔子　槠子　山楂　荷叶　藕　蜀椒　秦椒　柳叶　桑叶　琥珀**并消瘀血。**栀子**清胃脘血。**茯苓**利腰脐血。**乳香　没药　骐驎竭　质汗**并活血散血止血。**松杨**破恶血，养新血。**扶移**踠跌瘀血。**白杨皮**去折伤宿血在骨肉问疼。**干漆**削年深积滞老血。**苏方木　椆木　紫荆皮　卫矛　奴柘**〔石虫〕**朴硝**并破瘀恶血。　**雄黄　花乳石　金星石　硇砂　菩萨石**并化腹内瘀血。**自然铜　生铁　石灰　殷蘖　越砥　砺石　水蛭　蛇虫**〔鳞介〕**鳜鱼　鲔鱼　鳔胶　龟甲　鳖甲**〔禽兽〕**白雄鸡**翮并破腹内瘀血。**黑雌鸡**破心中宿血，补心血。**五灵脂**生行血，熟止血。**鸦翅　牛角鳃　白马蹄　犀牛酥　狮屎　犀角　羚羊角　鹿角**〔人部〕**人尿　人中白**并破瘀血。

# 积聚症瘕

（左为血，右为食，中为痰气。积系于脏，聚系于腑，症系于气与食，瘕系于血与虫，痃系于气郁，癖系于痰饮。心为伏梁，肺为息贲，脾为痞气，肝为肥气，肾为奔豚）

**【血气】**〔草部〕**三棱**老癖症瘕积聚结块，破血中之气。小儿气癖，煮汁作羹与乳母食。**蓬莪茂**痃癖冷气，血气积块，破气中之血，酒磨服。**郁金**破血积，专入血分。**姜黄**症瘕血块，入脾，兼治血中之气。**香附子**醋炒，消积聚症瘕。**蒴藋根**鳖瘕坚硬肿起，捣汁服。卒暴瘕块如石欲死，煎酒服。**大黄**破症瘕积聚留饮，老血留结。醋丸，或熬膏服，产后血块尤宜。同石灰、桂心熬醋，贴积块。男子败积，女子败血，以荞面同酒服，不动真气。**牡丹　芍药　当归　芎䓖　丹参　玄参　紫参　白头翁　玄胡索　泽兰　赤车　使者　刘寄奴　续断　凤仙子　茴茹　大戟　蒺藜　虎杖　水荭　马鞭草　土瓜根　麻黄　薇衔**〔谷菜〕**米醋**并除积症瘕，恶血癖块。醋煎生大黄，治痃癖。**胡麻油**吐发瘕。**白米**吐米瘕。**秫米**吐鸭症。**丹黍　米**泔治鳖瘕。**寒食饧**吐蛟龙症。**芸苔子**破症瘕结血。**山蒜**积块，妇人血瘕，磨醋贴。**陈酱茄**烧研，同麝贴鳖瘕。**生芋**浸酒服，破瘕气。**桑耳**〔果木〕**桃仁**并破血闭症瘕。**桃枭**破伏梁结气，为末酒服。**甜瓜子仁**腹内结聚，为肠胃内壅要药。**橄榄　观音柳**腹中痞积，煎汤露一夜服，数次即消。**芫荑**嗜酒成酒鳖，多怒成气鳖，炒煎日服。**檞木灰**淋汁酿酒服，消症瘕痃癖。**琥珀瑿　木麻　没药**〔土石〕**土墼**鳖瘕。**白垩　自然铜　铜镜鼻**并主妇女症瘕积聚。**石灰**同大黄、桂心熬膏，贴腹胁积块。**石炭**积聚，同自然铜、大黄、当归，丸服。**阳起石**破子脏中血结气，冷瘕寒瘕。**凝水石**腹中积聚邪气，皮中如火烧。**食盐**五脏症结积聚。**禹余粮　太一余粮　空青　曾青　石胆**〔虫部〕**水蛭　葛上亭长**〔鳞介〕**龙骨　龟甲**并主血积症瘕。**守宫**血块，面煨食数枚，即下。**鳖肉**妇人血瘕，男子痃癖积块，桑灰、蚕沙淋汁煮烂捣，丸服。**鳖甲**症块痃癖，坚积寒热，冷瘕劳瘦，醋炙牛乳服。血瘕，同琥珀、大黄末，酒服即下。**魁蛤**冷症血块，烧过，醋淬丸服。**龟甲　秦龟甲　玳瑁　牡蛎　蛤蜊　车螯壳　鳑鱼**并主积瘕。**海马**远年积聚症块，同大黄诸药丸服。**虾**鳖瘕作痛，久食自消。**夜明沙**〔兽部〕**熊脂**并主积聚寒热。**猫头灰**鳖瘕，酒服。**鼠灰**妇人狐瘕，同桂末服。**麝香**〔人部〕**人尿**症积满腹，服一升，下血片，二十日即出。**癖石**消坚积。

**【食气】**〔草部〕**青木香**积年冷气痃癖，症块胀疼。**白蒿**去伏瘕，女人症瘕。**芪叶**同独蒜、穿山甲、盐、醋调，贴痞块，化为脓血。**海苔**消茶积。**木鳖子**疳积痞块。

**番木鳖**　**预知子**　**苏子**〔谷菜〕**米秕**并破症结，下气消食。**麦面**米食成积，同酒曲丸服。**荞麦面**炼五脏滓秽，磨积滞。**神曲**　**麦蘖**　**蘖米**　**蔓菁**并消食下气，化瘕瘕积聚。**萝卜**化面积痰症，消食下气。**水蕨**腹中痞积，淡食二月，即下恶物。**姜叶**食鲙成症，捣汁服。**皂角蕈**积垢作疼，泡汤饮作泄。**马齿苋**〔果木〕**山楂**化饮食。消肉积症瘕。子亦磨积。**槟榔**　**桑灰霜**破积块。**阿魏**破症积肉积。**枳壳**五积六聚，巴豆煮过，丸服。**枳实**〔土石〕**百草霜**　**梁上尘**并消食积。**砂锅**消食块，丸服。**锻灶灰**　**胡粉**　**黄丹**　**密陀僧**　**铁华粉**　**蓬砂**　**玄精石**并主症瘕食积。**针砂**食积黄肿。**朱砂**心腹症瘕。以饲鸡取屎炒，末服。**雄黄**胁下痃癖及伤食，酒、水同巴豆、白面丸服。竹筒蒸七次，丸服，治症瘕积聚。同白矾，贴痞块。**青礞石**积年食瘤攻刺，同巴豆、大黄、三棱作丸服。一切积病，硝石煅过，同赤石脂丸服。**绿矾**消食积，化痰燥湿。**硇砂**冷气痃癖症瘕。桑柴灰淋过，火煅，为丸服。积年气块，醋煮木瓜酿过，入附子丸服。**石硷**消痰磨积，去食滞宿垢，同山楂、阿魏、半夏丸服。**石髓**〔鳞禽〕**鱼鲙**去冷气痃癖，横关伏梁。**鱼脂**烫症块。**五灵脂**化食消气。和巴豆、木香丸服。酒积黄肿，同麝丸服。**鸡屎白**食米成症，合米炒研水服，取吐。鳖瘕及宿症，炒研酒服。**鹰屎白**小儿奶癖，膈下硬，同密陀僧、硫黄、丁香末服。**雀粪**消症瘕久痼，蜜丸服。和姜、桂、艾叶丸服，烂痃癖伏梁诸块。**鸽粪**痞块。**猪项肉**合甘遂丸服，下酒布袋积。**猪脾**朴消煮过，用水荭花子末服，消痞块。**猪肾**同葛粉炙食，治酒积面黄。**猪肪**食发成瘕，嗜食与油，以酒煮沸，日三服。**猪肚**消积聚症瘕。**牛肉**同恒山煮食，治癖疾。同石灰蒸食，治痞积。**牛脑**脾积痞气。同朴消蒸饼丸服。又同木香、鸡肫等末服。**鼠肉**煮汁作粥，治小儿症瘕。**狗胆**痞块，同五灵脂、阿魏丸服。**狗屎**浸酒服，治鱼肉成症。**驴屎**癖诸疼。**驴尿**杀积虫。**白马尿**肉症思肉，饮之常有虫出。男子伏梁，女子瘕疾，旦旦服之。食发成瘕，饮之。痞块心疼，和僵蚕末傅之。**腽肭脐**男子宿症气块，积冷劳瘦。

**【痰饮】**〔草部〕**威灵仙**去冷滞痰水，久积症瘕，痃癖气块，宿脓恶水，停痰宿饮，大肠冷积，为末，皂角熬膏丸服。或加半夏。**牵牛**去痃癖气块。男妇五积，为末蜜丸服。食积，加巴豆霜。**芎䓖**酒癖胁胀呕吐。腹有水声，同三棱为末，每葱汤服二钱。**续随子**一切痃癖。同腻粉、青黛丸服，下涎积。**狼毒**积聚饮食，痰饮症癖，胸下积癖。**紫菀**肺积息贲。**商陆**腹中暴痛，如石刺痛。**黄连**　**天南星**并主伏梁。**柴胡**　**桔梗**　**苦参**并寒热积聚。**白术**　**苍术**　**黄芪**　**人参**　**高良姜**　**防葵**　**旋覆花**　**葶苈**　**鸢尾**　**独行根**　**三白草**　**常山**　**蜀漆**　**甘遂**　**赭魁**　**昆布**　**海藻**并主痃癖痰水。**莨菪子**积冷痃癖，煮枣食之。**附子**　**天雄**　**草乌头**〔谷菜〕**烧酒**并主冷毒气块痃癖。**蒜烂**痃癖，日吞三颗。又吐蛇瘕。**韭菜**煮食，除心腹痼冷痃癖。**生芋**浸酒饮，破痃癖。**白芥子**贴小儿乳癖。**仙人杖**〔果木〕**大枣**并去痰癖。**栗子**日食七枚，破冷癖气。**橘皮**胸中瘕热，湿痰痃癖。**青皮**破积结坚癖。**林檎**研末，傅小儿闪癖。**桃花**末服，下痰饮积滞。**榧子**食茶成癖，日食之。**苦茗**嗜茶成癖。**蜀椒**破痰癖，食茶面黄，作丸服。

**胡椒**虚寒积癖在两胁，喘急，久则为疽，同蝎尾、木香丸服。**吴茱萸**酒煮，熨症块。**巴豆**破症瘕结聚，留饮痰澼，一切积滞。同黄柏、蛤粉丸服。**桂心**　**沉香**　**丁香**　**草豆蔻**　**蒟酱**并破冷症痃癖。**郁李仁**破癖气，利冷脓。**乌桕根**皮水症结聚。**奴柘**痃癖，煎饮。**白杨皮**痰癖，浸酒饮。**枳实**　**枳壳**　**婆罗得**　**木天蓼**〔金石〕**浮石**并化痰癖。**赤白玉**痃癖气块往来痛，糊丸服。**理石**破积聚。酒渍服，治癖。**石硫黄**冷癖在胁，积聚。**硝石**破积散坚。**砒石**　**礜石**　**特生礜**石并痼冷坚癖积气。**玄明粉**宿滞症结。**朴硝**留澼症结。同大蒜、大黄，贴痞块。**黑锡灰**　**水银粉**　**粉霜**　**银朱**〔介禽〕**海蛤**　**蛤蜊粉**并主积聚痰涎。**蚌粉**痰涎积聚，心腹痛，或哕食，巴豆炒过，丸服。**蛸蛑**小儿痞气，煮饮食。**淡菜**冷气痃癖，烧食。**鹳胫骨及觜**　**雀胫骨及觜**并主小儿，煮汁，烧灰服。〔兽部〕**牛乳**冷气痃癖。**驼脂**劳风冷积，烧酒服之。

# 诸　虫

（有蛔、白蛲、伏、肉、肺、胃、弱、赤九种。又有尸虫、劳虫、疳虫、瘕虫）



**【杀虫】**〔草部〕**术**嗜生米有虫，蒸饼丸服。**蓝叶**杀虫妓、应声虫及鳖瘕，并服汁。**马蓼**去肠中蛭虫。**鹤虱**杀蛔及五脏虫，肉汁服末。心痛，醋服。**狼毒**　**狼牙**　**黎芦**并杀腹脏一切虫。**葎草**杀九虫。**龙胆**去肠中小虫及蛔痛，煎服。**白芷**浴身。**黄精**并去三尸。**杜衡**　**贯众**　**蘼芜**　**紫河车**　**云实**　**白莒**　**百部**　**天门冬**　**赭魁**　**石长生**并杀蛔、蛲、寸白诸虫。**连翘**　**山豆根**下白虫。**黄连**　**苦参**　**苍耳**　**飞廉**　**无名精**　**蜀羊泉**　**蒺藜**　**干苔**　**酸草**　**骨碎补**　**羊蹄根**　**赤藤**　**牵牛**　**蛇含**　**营实根**并杀小虫、疳虫。**艾叶**蛔痛，捣汁服，或煎水服，当吐下虫。虫食肛，烧熏之。**萹蓄**小儿蛔痛，煮汁、煎醋、熬膏，皆有效。**使君子**杀小儿蛔，生、食煎饮，或为丸散，皆效。**石龙刍**　**漏芦**　**肉豆蔻**　**蒟酱**　**马鞭草**熬膏。**瞿麦**　**灯笼草**　**地黄**　**白及**〔谷菜〕**小麦**炒，末服。并杀蛔虫。薏苡根下三虫，止蛔痛，一升煎服。虫尽死。**大麻子**同茱萸根浸水服，虫尽下。亦捣汁服。**白米**米瘕嗜米，同鸡屎白炒服，取吐。**秫米**食鸭成症瘕，研水服，吐出鸭雏。**丹黍米**泔服，治鳖瘕。**寒食饧**吐蛟龙症。**生姜**杀长虫。**槐耳**烧末水服，蛔立出。**萑菌**去三虫，为末，入臛食。**天花蕈**　**藜灰藋**　**马齿苋**　**苦瓠**　**败瓢**〔果部〕**柿**并杀虫。**橘皮**去寸白。**排华**去赤虫。**桃仁**　**桃叶**杀尸虫。**槟榔**杀三虫伏尸，为末，大腹皮汤下。**榧子**去三虫，食七日，虫化为水。**阿勃勒**　**酸榴东行根**　**樱桃东行根**　**林檎东行根**并杀三虫，煎水服。**吴茱萸东行根**杀三虫，酒、水煎服。肝劳生虫，同粳米、鸡子白丸服。脾劳发热有虫，令人好呕，同橘皮、大黄子，浸酒服。**醋林子**寸白、蛔痛，小儿疳蛔，皆为末，酒服。**藕**同蜜食，令人腹脏肥，不生诸虫。**杏仁**杀小虫。**蜀椒**蛔痛，炒淋酒服。**乌梅**煎服，安蛔。**盐麸树皮**〔木部〕**乌药**并杀蛔。**柏叶**杀五脏虫，益人，不生诸虫。**相思子**杀腹脏皮肤一切虫。**桑白皮　金樱根　郁李　根　蔓荆**并杀寸白虫。**阿魏　芦荟　黄柏　樗白皮　合欢皮　皂荚及刺、木皮　大风子　苦竹叶　石南**并杀小虫、疳虫。**干漆**杀三虫。小儿虫痛，烧同芜荑末服。叶亦末服。**楝白皮**杀蛔虫，煎水服，或为末，或入麝香，或煮鸡子食。实，杀三虫。醋浸塞谷道中，杀长虫。花，杀蚤虱。**芜荑**去三虫、恶虫，为末饮服。或同槟榔丸服。炒煎，日服，治气鳖、酒鳖。**大空**去三虫。涂发，杀虮虱。**荚**蒾煮粥食，杀三虫。**雷丸　厚朴　梓白皮　楸白皮　桐木皮　山茱萸　丁香　檀香　苏合香　安息香　龙脑香　樟脑香**并杀三虫。〔水石〕**神木**和獭肝丸，杀虫积。**浸蓝水**杀虫，下水蛭。**黑锡灰**沙糖服，下寸白。**黄丹　密陀僧　曾青**并下寸白。**胡粉**葱汁丸服，治女人虫心疼，下寸白。**硫黄**杀腹脏虫、诸疮虫。气鳖、酒鳖，以酒常服。**雌黄　雄黄**虫疼吐水，煎醋服。又杀诸疮虫。**食盐**杀一切虫。**霹雳砧**杀劳虫。**石灰**杀蛲虫。**砒石　理石　长石　白青**并杀三虫。**梳篦**去虱症。**死人枕席**杀尸疰、石蛔。〔虫鳞〕**蜂子**小儿五虫，从口吐出。**蜂窠灰**酒服，寸白、蛔虫皆死出。**蚕茧及蛹**除蛔。**白蜡　白僵蚕　蚺蛇胆及肉　蝮蛇**并杀三虫。**龟甲　鳜鱼　鲟鱼**并杀小虫。**鳗鲡鱼**淡煮食，杀诸虫、劳虫。**虾**鳖瘕宜食。**海虾鲊**杀虫。**河豚　海豚　海螵蛸**〔禽兽〕**鸽头　竹鸡　百舌　乌鸦**并杀虫。**皀**杀三虫及腹脏一切虫。**五灵脂**心脾虫痛，同槟榔末服。小儿虫痛，同灵矾丸服，取吐。**鸡子白**蛔痛，打破，合醋服。入好漆在内吞之，虫即出。**鸡屎白**鳖症、米瘕。**鸽屎**杀蛔，烧服。**蜀水花**杀蛔。**啄木鸟　鹰屎白　熊脂　獭肝　猫肝　虎牙**并杀劳虫。**猪肚**杀劳虫。酿黄米蒸丸服，治疳蛔瘦病。**猪血**嘈杂有虫，油炒食之。**猪肪**发瘕，煮食。**猫头灰**酒服，治鳖症。**獾肉　鼠肉　兔屎**并杀疳、劳、蛔虫。**羊脂　牛胆　熊胆　麝香　猬皮及脂**并杀小虫。**鼬鼠心肝**虫痛，同乳、没丸服。**六畜心**包朱砂、雄黄煮食，杀虫。**白马溺　驴溺**〔人部〕**人尿**并杀症瘕有虫。**胞衣水　天灵盖**杀劳虫。

## 肠鸣

（有虚气，水饮，虫积）

〔草谷〕**丹参　桔梗　海藻**并主心腹邪气上下，雷鸣幽幽如走水。**昆布　女菀　女萎**并主肠鸣游气，上下无常处。**半夏　石香薷　荜茇　红豆蔻　越王余筭**并主虚冷肠鸣。**大戟**痰饮，腹内雷鸣。**黄芩**主水火击搏有声。**矿麦蘖　饴糖**〔果木〕**橘皮　杏仁**并止肠鸣。**厚朴**积年冷气，腹内雷鸣。**栀子**热鸣。〔石部〕**硇砂**血气不调，肠鸣宿食。**石髓**〔虫介〕**原蚕沙**肠鸣热中。**鳝鱼**冷气肠鸣。**淡菜**〔兽部〕**羚羊屎**并久痢肠鸣。

## 心腹痛

（有寒气，热气，火郁，食积，死血，痰游，虫物，虚劳，中恶，阴毒）

**【温中散郁】**〔草部〕**木香**心腹一切冷痛、气痛，九种心痛，妇人血气刺痛，并磨酒服。心气刺痛，同皂角末丸服。内钓腹痛，同乳、没丸服。**香附子**一切气，心腹痛，利三焦，解六郁，同缩砂仁、甘草末点服。心脾气痛，同高凉姜末服。血气痛，同荔枝烧研酒服。**艾叶**心腹一切冷气鬼气，捣汁饮，或末服。同香附，醋煮丸服，治心腹小腹诸痛。**芎䓖**开郁行气。诸冷痛中恶，为末，烧酒服。**藁本**大实心痛，已用利药，同苍术煎服，彻其毒。**苍术**心腹胀痛，解郁宽中。**甘草**去腹中冷痛。**高良姜**腹内暴冷久冷痛，煮饮。心脾痛，同干姜丸服，又四制丸服。**苏子**一切冷气痛，同高良姜、橘皮等分，丸服。**姜黄**冷气痛，同桂末，醋服。小儿胎寒，腹痛，吐乳，同乳香、没药、木香丸服。**附子**心腹冷痛，胃寒蛔动，同炒栀子酒糊丸服。寒厥心痛，同郁金、橘红，醋糊丸服。**香薷**暑月腹痛。**石菖蒲**　**紫苏**　**藿香**　**甘松香**　**山柰**　**廉姜**　**山姜**　**白豆蔻**　**草豆蔻**　**缩砂**　**蒟酱**　**白茅香**　**蕙草**　**益智子**　**荜茇**〔谷部〕**胡椒粥**　**茱萸粥**　**葱豉酒**　**姜酒**　**茴香**并主一切冷气，心痛、腹痛、心腹痛。**烧酒**冷痛，入盐服。阴毒腹痛，尤宜。**黑大豆**肠痛如打。炒焦，投酒饮。**神曲**食积心腹痛，烧红淬酒服。〔菜部〕**葱白**主心腹冷气痛，虫痛，疝痛，大人阴毒，小儿盘肠内钓痛。卒心痛，牙关紧急欲死，捣膏，麻油送下，虫物皆化黄水出。阴毒痛，炒熨脐下，并擂酒灌之。盘肠痛，炒贴脐上，并浴腹，良久尿出愈。**葱花**心脾如刀刺，同茱萸一升，煎服。**小蒜**十年五年心痛，醋煮饱食即愈。**葫**冷痛，同乳香丸服，醋浸煮食之。鬼注心腹痛，同墨及酱汁服。吐血心痛，服汁。**韭**腹中冷痛，煮食。胸痹痛如锥刺，服汁，吐去恶血。**薤白**胸痹刺痛彻心背，喘息咳唾，同栝楼实，白酒煮服。**生姜**心下急痛，同半夏煎服，或同杏仁煎。**干姜**卒心痛，研末服。心脾冷痛，同高良姜丸服。**芥子**酒服，止心腹冷痛。阴毒，贴脐。**马芹子**卒心痛，炒末酒服。**莳香**　**蔊菜**　**菥蓂子**　**秦荻藜**　**蔓菁**　**芥**〔果部〕**杏仁**并主心腹冷痛。**乌梅**胀痛欲死，煮服。**大枣**急心疼，同杏仁、乌梅丸服。陈枣核仁，止腹痛。**胡桃**急心痛，同枣煨嚼，姜汤下。**荔枝核**心痛、脾痛，烧研酒服。**椰子皮**卒心痛，烧研水服。**橘皮**途路心痛，煎服甚良。**木瓜**　**枸橼**并心气痛。**胡椒**心腹冷痛。酒吞三七粒。**茱萸**心腹冷痛，及中恶心腹痛。擂酒服。叶亦可。**榄子**同上。〔木部〕**桂**秋冬冷气腹痛，非此不除。九种心痛，及寒疝心痛，为末酒服。心腹胀痛，水煎服。产后心痛，狗胆丸服。**乌药**冷痛，磨水入橘皮、苏叶煎服。**松节**阴毒腹痛，炒焦入酒服。**乳香**冷心痛。同胡椒、姜、酒服，同茶末、鹿血丸服。**丁香**暴心痛，酒服。**安息香**心痛频发，沸汤泡服。**天竺桂　沉香　檀香　苏合香　必栗香　龙脑香　樟脑香　樟材　杉材　楠材　阿魏　皂荚　白棘　枸杞子　厚朴**〔金石〕**铁华粉**并主冷气心腹痛。**铜器**炙熨冷痛。**灵砂**心腹冷痛。同五灵脂，醋糊丸服。**硫黄**一切冷气痛，黄蜡丸服。同硝石、青皮、陈皮丸服。**硝石**同雄黄末点目眦，止诸心腹痛。**砒石**积气冷痛，黄蜡丸服。**硇砂**冷气，血气，积气，心腹痛，诸疼。**神针火**〔鳞兽〕**鲍鱼灰**妊娠感寒腹痛，酒服。**猪心**急心痛经年，入胡椒十粒煮食。心血，蜀椒丸服。

**【活血流气】**〔草部〕**当归**和血，行气，止疼。心下刺疼，酒服方寸匕。女人血气，同干漆丸服。产后痛，同白蜜煎服。**芍药**止痛散血，分上中腹痛。腹中虚痛，以二钱同甘草一钱煎服，恶寒加桂，恶热加黄芩。**玄胡索**活血利气。心腹少腹诸痛，酒服二钱，有神。热厥心痛，同川楝末二钱服。血酒服二钱，有神。热厥心痛，同川楝末二钱服。血气诸痛，同当归、橘红丸服。**蓬莪茂**破气，心腹痛，妇人血气，丈夫奔豚。一切冷气及小肠气，发即欲死，酒、醋和水煎服。一加木香末，醋汤服。女人血气，同干漆末服。小儿盘肠，同阿魏研末服。**郁金**血气冷气，痛欲死，烧研醋服，即苏。**姜黄**产后血痛。同桂末酒服，血下即愈。**刘寄奴**血气。为末酒服。**红蓝花**血气。擂酒服。**大黄**干血气，醋熬膏服。冷热不调，高良姜丸服。**蒲黄**血气心腹诸疼。同五灵脂煎醋或酒服。**紫背金盘**女人血气，酒服。**丹参　牡丹　三棱　败酱**〔谷菜〕**米醋**并主血气冷气心腹诸痛。**青粱米**心气冷痛，桃仁汁煮粥食。**红曲**女人血气。同香附、乳香末，酒服。**丝瓜**女人干血气，炒研酒服。**桑耳**女人心腹痛，烧研酒服。**杉菌**〔果木〕**桃仁**卒心痛，疰心痛。研末水服。桃枝，煎酒。**桃枭**血气中恶痛，酒磨服。**没药**血气心痛。酒、水煎服。**乳香　骐驎竭　降真香　紫荆皮**〔金石〕**铜青　赤铜屑**并主血气心痛。**自然铜**血气痛。火煅醋淬，末服。**诸铁器**女人心痛，火烧淬酒饮。**石炭**同上。**白石英　紫石英**并主女人心腹痛。〔鳞部〕**乌贼鱼血**血刺心痛，磨醋服。**青鱼鲊**血气心腹痛，磨水服。〔禽兽〕**五灵脂**心腹胁肋以腹诸痛，疝痛，血气，同蒲黄煎醋服，或丸，或一味炒焦酒服。虫痛加槟榔。**狗胆血**气撮痛，丸服。

**【痰饮】半夏**湿痰心痛。油炒丸服。**狼毒**九种心痛，同吴茱萸、巴豆、人参、附子、干姜丸服。心腹冷痰胀痛，同附子、旋覆花丸服。**草乌头**冷痰成包，心腹疞痛。**百合椒目**留饮腹痛。同巴豆丸根。**牡荆子**炒研服。**枳实**胸痹痰水痛。末服。**枳壳**心腹结气痰水。**矾石**诸心痛。以醋煎一皂子服，同半夏丸服。同朱砂、金箔丸服。**五倍子**心腹痛。炒焦，酒服立止。**牡蛎粉**烦满心脾痛。煅研酒服。**蛤粉**心气痛。炒研，同香附末服。**白螺壳**湿痰心痛及膈气痛，烧研酒服。

**【火郁】**〔草部〕**黄连**卒热，心腹烦痛。水煎服。**苦参**大热腹中痛，及小腹热痛，面色青赤，煎醋服。**黄芩**小腹绞痛，小儿腹痛。得厚朴、黄连，止腹痛。**山豆根**卒腹痛，水研服，入口即定。**青黛**心口热痛。姜汁服一钱。**马兜铃**烧研酒服。**马兰汁**绞肠沙痛。**沙参**　**玄参**〔谷果〕**生麻油**卒热心痛。饮一合。**麻子仁**妊娠心痛。研水煎服。**荞麦粉**绞肠沙痛。炒热，水烹服。**黍米**十年心痛。淘汁温服。**粳米**　**高粱米**并煮汁服，止心痛。**绿豆**心痛，以三七粒同胡椒二七粒研服。**茶**十年五年心痛，和醋服。〔木部〕**川楝子**入心及小肠，主上下腹痛，热厥心痛，非此不除。同玄胡索末，酒服。**槐枝**九种心痛。煎水服。**槐花**　**乌桕根**　**石瓜**并主热心痛。**栀子**热厥心痛，炒焦煎服。冷热腹痛，同附子丸服。**郁李仁**卒心痛，嚼七粒，温水下，即止。**茯苓**　**琥珀**〔石兽〕**戎盐**　**食盐**吐心腹胀痛。**玄明粉**热厥心腹痛。童尿服三钱。**丹砂**男女心腹痛。同白矾末服。**蜂蜜**卒心痛。**黄蜡**急心痛，烧化丸，凉水下。晚蚕沙男女心痛，泡汤服。**驴乳**卒心痛连腰脐，热饮二升。**羚羊角**腹痛热满。烧末水服。**犀角**热毒痛。**阿胶**丈夫少腹痛。**兔血**卒心痛，和茶末、乳香丸服。**败笔头**心痛不止。烧灰，无根水下。**狗屎**心痛欲死。研末酒服。**山羊屎**心痛，同油发烧灰，酒服断根。**狐屎**肝气心痛。苍苍如死灰，喘息，烧和姜黄服。**驴屎汁**　**马屎汁**〔人部〕**人屎**和蜜、水。**人溺**并主绞肠沙、痛欲死，服之。

**虫痛**见诸虫下。

**【中恶】**〔草部〕**艾叶**鬼击中恶，卒然着人如刀刺状，心腹切痛，或即吐血下血，水煎服。实，亦可用。**桔梗**　**升麻**　**木香**磨汁。**藿香**　**郁金香**　**茅香**　**兰草**　**蕙草**　**山柰**　**山姜**　**缩砂**　**蘼芜**　**蜘蛛香**　**蒟酱**　**丹参**　**苦参**煎酒。**姜黄**　**郁金**　**莪茂**　**肉豆蔻**　**昌蒲**　**鸡苏**　**甘松**　**忍冬**水煎。**卷柏**　**女青**末服。**芒箔**煮服。**鬼督邮**　**草犀**　**狼毒**　**海根**　**藁本**　**射干**　**鸢尾**　**鬼臼**　**续随子**〔谷菜〕**醇酒**　**豌豆**　**白豆**　**大豆**　**胡荽**　**罗勒**　**芥子**浸酒。**白芥子**　**大蒜**〔果木〕**榧子**　**桃枭**末服。**桃胶**　**桃符**　**桃花**末服　**桃仁**研服。**桃白皮**　**三岁枣中仁**常服。**蜀椒**　**茱萸**　**蜜香**　**沉香**　**檀香**　**安息香**化酒。**乳香**　**丁香**　**阿魏**　**樟材**　**鬼箭**　**鬼齿**水煎。**琥珀**　**苏合香**化酒。**城东腐木**煎酒。**古榇板**煎酒。〔服器〕**桃橛**煮汁。**车脂**化酒。**刀鞘灰**水服。**砧垢**吐。**铁椎柄灰**丸服。**履屧**[①]　**鼻绳灰**酒服。**毡袜跟灰**酒服。**网中灰**酒服。〔水土〕**粮罂中水**　**黄土**画地作五字，取中土，水服。**陈壁土**同矾丸服。**铸钟土**酒服。**柱下土**水服。**伏龙肝**水服。**仰天皮**人垢和丸服。**釜墨**汤服。**墨**〔石介〕**古钱**和薏苡根煎服。**铅丹**蜜服。**食盐**烧服取吐。**雄黄**　**灵砂**　**硫黄**　**金牙**　**蛇黄**　**田螺壳**烧服。**鳖头灰**〔禽兽〕**乌骨鸡**塌心上。**白雄鸡**煮汁，入醋、麝、真球服。肝同。**鸡子白**生吞七枚。**鹳骨**　**犀角**　**鹿茸及角**　**麋角**　**麝香**　**灵猫阴**　**猫肉及头骨**　**狸肉及骨**　**腽肭脐**　**熊胆**并主中恶心腹绞痛。



① 屧：（xiè 音谢）古代鞋的木底。《南齐书·江泌传》：泌、少贫，昼日斫屧，夜读书随月光。”也指木底的鞋。

# 胁痛

（有肝胆火，肺气，郁，死血，痰湃，食积，气虚）

**【木实】**〔草部〕**黄连**猪胆炒，大泄肝胆之火。肝火胁痛，姜汁炒丸。左金丸同茱萸炒，丸服。**柴胡**胁痛主药。**黄芩　龙胆　青黛　芦荟**并泻肝胆之火。**芍药　抚芎**并搜肝气。**生甘草**缓火。**木香**散肝经滞气，升降诸气。**香附子**总解诸郁，治膀胱连胁下气妨。**地肤子**胁下痛，为末酒服。〔果木〕**青橘皮**泻肝胆积气必用之药。**栀子　芦荟　桂枝**

**【痰气】**〔草部〕**芫花**心下痞满，痛引两胁，干呕汗出，同甘遂、大戟为散，枣汤服。**大戟　甘遂**痰饮胁痛，控涎丸。**狼毒**两胁气结痞满，心下停痰鸣转，同附子、旋覆花丸服。**香薷**心烦胁痛连胸欲死，捣汁饮。**防风**泻肺实烦满胁痛。**半夏　天南星　桔梗　苏梗　细辛　杜若　白前贝母**〔谷菜〕**生姜**并主胸胁逆气。**白芥子**痰在胸胁支满，每酒吞七粒，又同白术丸服。**薏苡根**胸胁卒痛，煮服即定。〔果木〕**橘皮　槟榔　枳壳**心腹结气痰水，两胁胀痛。因惊伤肝，胁骨痛，同桂末服。**枳实**胸胁痰游气痛。**茯苓**〔虫介〕**白僵蚕　牡蛎粉　文蛤**并主胸胁逆气满痛。〔兽石〕**羚羊角**胸胁痛满，烧末水服。**麝香　古钱心**腹烦满，胸胁痛欲死，煮汁服。

**【血积】**〔草部〕**大黄**腹胁老血痛。**凤仙花**腰胁引痛不可忍。晒研，酒服三钱，活血消积。**当归　芎䓖　姜黄　玄胡索　牡丹皮　红蓝花**〔谷菜〕**神曲　红曲**并主死血食积作痛。**韭菜**瘀血，两胁刺痛。〔果木〕**吴茱萸**食积。**桃仁　苏木　白棘刺**腹胁刺痛，同槟榔煎酒服。**巴豆**积滞。**五灵脂**胁痛，同蒲黄煎醋服。

**【虚陷】**〔草谷菜部〕**黄芪　人参　苍术　柴胡　升麻**并主气虚下陷，两胁支痛。**黑大豆**腰胁卒痛，炒焦煎酒服。**茴香**胁下刺痛，同枳壳末，盐、酒服。**马芹子**腹冷胁痛。

**【外治】食盐　生姜　葱白　韭菜　艾叶**并炒熨。**冬灰醋**炒熨。**芥子　茱萸**并醋研敷。**大黄**同石灰、桂心熬醋贴，同大蒜、朴硝捣贴。

# 腰痛

（有肾虚，湿热，痰气，瘀血，闪肭，风寒）

**【虚损】**〔草部〕**补骨脂**骨髓伤败，腰膝冷。肾虚腰痛，为末酒服，或同杜仲、胡桃丸服，妊娠腰痛，为末，胡桃、酒下。**菊花**腰痛去来陶陶。**艾叶**带脉为病，腰溶溶如坐水中。**附子**补下焦之阳虚。**蒺藜**补肾，治腰痛及奔豚肾气。蜜丸服。**萆薢**腰脊痛强，男子𦢊[1]腰痛，久冷痹软，同杜仲末，酒服。**狗脊　菝葜　牛膝　肉苁蓉　天麻　蛇床子　石斛**〔谷菜〕**山药**并主男子腰膝强痛，补肾益精。**韭子**同安息香丸服。**茴香**肾虚腰痛，猪肾煨食。腰痛如刺，角茴末，盐酒服，或加杜仲、木香，外以糯米炒熨。**干姜　葫芦子　胡麻**〔果木〕**胡桃**肾虚腰痛。同补骨脂丸服。**栗子**肾虚腰脚不遂，风干日食。**山楂**老人腰痛，同鹿茸丸服。**阿月浑子　莲实　芡实　沉香　乳香**并补腰膝命门。**杜仲**肾虚冷𦢊痛，煎汁煮羊肾作羹食，浸酒服，为末酒服，青娥丸。**枸杞根**同杜仲、萆薢，浸酒服。**五加皮**贼风伤人，软脚𦢊腰，去多年瘀血。**柏实**腰中重痛，肾中寒，膀胱冷脓宿水。**山茱萸　桂**〔介兽〕**龟甲**并主腰肾冷痛。**鳖甲**卒腰痛，不可俯仰。炙研酒服。**猪肾**腰虚痛。包杜仲末煨食。**羊肾**为末酒服。老人肾硬，同杜仲炙食。**羊头、蹄、脊骨**和蒜、薤煮食。同肉苁蓉、草果煮食。**鹿茸**同菟丝子、茴香丸服。同山药煮酒饮。**鹿角**炒研酒服，或浸酒。**麋角及茸**酒服。**虎胫骨**酥炙，浸酒饮。

**【湿热】**〔草部〕**知母**腰痛，泻肾火。**葳蕤**湿毒腰痛。**威灵仙**宿脓恶水，腰膝冷疼。酒服一钱取利，或丸服。**青木香**气滞腰痛。同乳香酒服。**地肤子**积年腰痛时发，为末酒服，日五六次。**虾蟆草**湿气腰痛，同葱、枣煮酒常服。**牵牛子**除湿热气滞，腰痛下冷脓。半生半炒，向硫黄末、白面作丸，煮食。**木鳖子　蕙草**〔果木〕**桃花**湿气腰痛。酒服一钱，一宿即消，或酿酒服。**槟榔**腰重作痛。为末酒服。**甜瓜子**腰腿痛。酒浸末服。**皂荚子**腰脚风痛。酥炒丸服。**郁李仁**宣腰胯冷脓。**茯苓**利腰脐间血。**海桐皮**风毒腰膝痛。**桑寄生**〔介兽〕**淡菜**腰痛胁急。**海蛤牛黄**妊娠腰痛，烧末酒服。

**【风寒】羌活　麻黄**太阳病腰脊痛。**藁本**十种恶风鬼注，流入腰痛。

**【血滞】**〔草谷〕**玄胡索**止暴腰痛，活血利气，同当归、桂心末，酒服。**蘘荷根**妇人腰痛。捣汁服。**甘草　细辛　当归　白芷　芍药　牡丹　泽兰　鹿藿**并主女人血沥腰痛。**术**利腰脐间血，补腰膝。**庵䕡子**闪挫痛。擂酒服。**甘遂**闪挫痛。入猪肾煨食。**续断**折跌，恶血腰痛。**神曲**闪挫，煅红淬酒服。**莳萝**闪挫。酒服二钱。**莴苣子**闪挫，同粟米、乌梅、乳、没丸服。**丝瓜根**闪挫。烧研酒服。子亦良，渣傅之。**冬瓜皮**折伤。烧研酒服。〔果木〕**西瓜皮**闪挫。干研酒服。**橙核**闪挫，炒末酒服。**橘核**肾疰。**青橘皮**气滞。**桃枭　干漆**〔虫介〕**红娘子**并行血。**鳖肉**妇人血瘕腰痛。**龟甲**腰中重痛。

**【外治】桂**反腰血痛，醋调除。**白檀香**肾气腰痛，磨水涂。**芥子**痰注及扑损痛，同酒涂。**猫屎**烧末，和唾涂。**天麻**半夏、细辛同煮，熨之。**大豆　糯米**并炒熨寒湿痛。**蒴藋**寒湿痛。炒热服之。**黄狗皮**裹腰痛。**爵床　葡萄根**并浴腰脊痛。

① 𦢊（guì 音桂）突然腰痛。见《广韵》。

# 疝 㿗

（腹病曰疝，丸病[①]曰㿗。有寒气、湿热、痰积、血滞、虚冷、男子奔豚、女人育肠、小儿木肾[②]）

**【寒气】**〔草部〕**附子　乌头**寒疝厥逆，脉弦紧，煎水入蜜服，或蜜煮为丸。寒疝滑泄，同玄胡索、木香煎服。**草乌头**寒气心疝二十年者，同茱萸丸服。**葫芦巴**同附子、硫黄丸服，治肾虚冷痛。得茴香、桃仁，治膀胱气。炒末，茴香酒下，治小肠气。同茴香、面丸服，治冷气疝瘕。同沉香、木香、茴香丸服，治阴㿗肿痛。**马蔺子**小腹疝痛冷积。为末酒服，或拌面煮食。**木香**小肠疝气。煮酒日饮。小儿阴肿，同枳壳、甘草煎服。**玄胡索**散气和血，通经络，止小腹痛。同全蝎等分，盐、酒服。**艾叶**一切冷气少腹痛。同香附醋煮丸服，有奇效。**牡蒿**阴肿，擂酒服。**紫金藤**丈夫肾气。〔菜果〕**莳香**疝气，膀胱育肠气，煎酒，煮粥皆良。同杏仁、葱白为末，酒服。又同蚕沙丸服，同荔枝末服，同川椒末服。炒熨脐下。**薤白汁　木瓜**并主奔豚。**橘核**膀胱小肠气，阴㿗肾冷。炒研酒服，或丸服。**荔枝核**小肠疝气。烧酒服，或加茴香，青皮。阴㿗，同硫黄丸服。**胡桃**心腹疝痛。烧研酒服。**槟榔**奔豚膀胱诸气。半生半熟，酒服。**吴茱萸**寒疝往来，煎酒服。四制丸服，治远近疝气，偏坠诸气。**胡椒**疝痛，散气开郁。同玄胡索末等分，茴香酒下。**蜀椒　橄榄核**阴㿗。同荔核、山查核烧服。**栗根**偏气。煎酒服。**芡根**偏坠气块。切煮食。**桃仁**男子阴肿，小儿卵㿗，炒研酒服，仍傅之。**山楂核**〔木石〕**楝实**㿗疝肿饮，五制丸服。叶，主疝入囊痛，煎酒服。**苏方木**偏坠肿痛，煮酒服。**楮叶**疝气入囊。为末酒服。木肾，同雄黄丸服。**阿魏**㿗疝痛，败精恶血，结在阴囊，同硇砂诸药丸服。**牡荆子**小肠疝气，炒擂酒服。**杉子**疝痛。一岁一粒，烧研酒服。**鼠李子**疝瘕积冷，九蒸酒渍服。**铁秤锤**疝肿，烧淬酒服。**古镜**小儿疝硬，煮汁服。**硇砂**疝气卵肿，同乳香、黄蜡丸服。〔虫鳞〕莳香虫疝气。**蜘蛛**大人小儿㿗。狐疝偏有大小，炒焦同桂末服。**蜥蜴**小儿阴㿗，烧灰酒服。**杜父鱼**小儿差颓，核有小大，以鱼咬之，七下即消。**淡菜**腰痛疝瘕。〔禽兽〕**乌鸡**寒疝绞痛，同生地黄蒸取汁服，当下出寒癖。**鸡子黄**小肠疝气，温水搅服。**雄鸡翅**阴肿如斗，随左右烧灰饮服。**雀**肾冷偏坠疝气，同茴香、缩砂、椒、桂煨食，酒下。小肠疝，同金丝矾研酒服。**雀卵　雀屎**并疝癖。**乌鸦**偏坠疝气，煅研，同胡桃、苍耳子末，酒服。**狐阴茎　狸阴茎**男子卵㿗。烧灰水服。

**【湿热】**〔草部〕**黄芩**小腹绞痛，小便如淋，同木通、甘草煎服。**柴胡**平肝胆三焦火，

① 丸病：指男性睾丸之病。

① 木肾：病名。指睾丸肿大，坚肿麻木的病症，出《丹溪心法》。

疝气寒热。**龙胆**厥阴病，脐下至足肿痛。**丹参**通心包络。**沙参**　**玄参**并主卒得疝气，小腹阴中相引痛欲死，各酒服二钱。**地肤子**膀胱疝瘕。疝危急者，炒研酒服。狐疝阴卵㿗疾，同白术、桂心末服。**马鞭草**妇人疝气。酒煎热服，仍浴身取汗。**羌活**男子奔豚，女人疝瘕。**海藻**疝气下坠，卵肿。**藁本**　**蛇床子**　**白鲜皮**并主妇人疝㿗。**泽泻**　**屋游**〔谷菜〕**赤小豆**并小肠膀胱奔豚气。**莴苣子**阴㿗肿痛。为末煎服。**丝瓜**小肠气痛连心，烧研酒服。〔果木〕**梨叶**小儿疝痛，煎服。**栀子**湿热因寒气郁抑，劫药，以栀子降湿热，乌头去寒郁，引入下焦，不留胃中，有效。**杏仁**　**甘李根皮**　**桐子皮**　**诃黎勒**〔水石〕**甘烂水**并主奔豚气。**代赭石**小肠疝气。火煅醋淬末服。**禹余粮**育肠气痛。为末饮服。**甘锅**偏坠疝。热酒服。

【**痰积**】〔草木〕**牵牛**肾气作痛。同川椒、茴香入猪肾煨食，取下恶物。**射干**利积痰瘀血疝毒。阴疝痛刺，捣汁服，取利，亦丸服。**大黄**小腹痛，老血留结。**甘遂**疝瘕。偏气，同茴香末酒服。**狼毒**阴疝欲死。同防风、附子丸服。**荆芥**破结聚气，下瘀血。阴㿗肿痛，焙末酒服。**蒲黄**同五灵脂，治诸疝痛。**三棱**破积。**蓬莪茂**破痃癖，妇人血气，丈夫奔豚。一切气痛疝痛，煨研葱，酒服。**香附子**治食积痰气疝痛。同海石末，姜汁服。**商陆**　**天南星**　**贝母**　**芫花**　**防葵**　**巴豆**　**干漆**　**五加皮**　**鼠李**　**山楂**核同。**枳实**末服。**青橘皮**并主疝瘕积气。**胡卢巴**小肠疝，同茴香、荞面丸服，取下白脓，去根。〔虫兽〕**斑蝥**小肠气。枣包煨食。**芫青**　**地胆**　**桑螵蛸**　**雀粪**　**五灵脂**并主疝瘕。**猬皮**疝积。烧灰酒服。

【**挟虚**】**甘草**缓火止痛。**苍术**疝多湿热，有挟虚者，先疏涤，而后用参、术，佐以疏导。虚损偏坠，四制苍术丸。**赤箭**　**当归**　**芎䓖**　**芍药**并主疝瘕，搜肝止痛。**山茱萸**　**巴戟**　**远志**　**牡丹皮**并主奔豚冷气。**熟地黄**脐下急痛。**猪脬**疝气坠痛，入诸药煮食。

【**阴㿗**】〔外治〕**地肤子**　**野苏**　**槐白皮**并煎汤洗。**马鞭草**　**大黄**和醋。**白垩土**并涂敷。**蒺藜**粉摩。**苋根**涂阴下冷痛，入腹杀人。**热灰**上症，醋调涂。**釜月下土**同上。**白头翁**捣涂，一夜成疮，二十日愈。**木芙蓉**同黄柏末，以木鳖子磨醋和涂。**雄鸡翅灰**同蛇床子敷。**石灰**同栀子、五倍子末，醋和敷。**牡蛎粉**水㿗，同干姜末敷。**铁精粉**　**蓬砂**水研。**地龙粪**　**马齿苋**并涂小儿阴肿。**茱萸**冷气，内外肾钓痛。同盐研罨。**蜀椒**阴冷渐入囊，欲死，作袋包。

# 第四卷　百病主治药下目录

## 百病主治药下


痛风
头痛
眩运
眼目
耳
面
鼻
唇
口舌
咽喉
音声
牙齿
须发
胡臭
丹毒
风瘙疹痱
疬疡癜风
瘿瘤疣痣
瘰疬

**九漏**

**痈疽**

**诸疮上下**

**外伤诸疮**漆疮冻疮皲裂灸疮汤火疮

**金镞竹木伤**

**跌仆折伤**肠出杖疮

**五绝**缢死溺死压死冻死惊死

**诸虫伤**蛇虺　蜈蚣　蜂虿　蜘蛛　蠼螋　蚕蛓　蚯蚓　蜗牛　射工　沙虱　蛭　蝼蛄　蚁蝇　蚰蜒　辟除诸虫

**诸兽伤**虎狼　熊罴猪猫　犬猘　驴马鼠咬　人咬

**诸毒**金石　草木　果菜　虫鱼　禽兽

**蛊毒**

**诸物哽咽**

**妇人经水**

**带下**

**崩中漏下**月水不止　五十行经

**胎前**子烦胎啼

**产难**死胎生胎

**产后**下乳　回乳　断产

**阴病**阴寒　阴吹　阴肿痛　阴痒　阴蚀　阴脱　产门生合　产门和合　脬损

**小儿初生诸病**　沐浴　解毒　便闭　无皮　不啼　不乳　吐乳[①]　目闭　血眼　肾缩　解颅　囟陷　囟肿　项软　龟背　语迟　行迟　流涎夜啼　脐肿　脐风

**惊痫**[②]

**诸疳**

**痘疮**

**小儿**[③] **惊痫**



① 吐乳：此后原有“无皮”二字，“无皮”一证已出在“不啼”之前，此处重出为衍，据正文删去。

② 惊痫：张本无此二字。

③ 小儿：张本无此二字。

# 第四卷　百病主治药下

## 百病主治药下

### 痛　风

（属风、寒、湿、热、挟痰及血虚、污血）

**【风寒风湿】**〔草木〕**麻黄**风寒、风湿、风热痹痛，发汗。**羌活**风湿相搏，一身尽痛，非此不除。同松节煮酒，日饮。**防风**主周身骨节尽痛，乃治风去湿仙药。**苍术**散风，除湿，燥痰，解郁，发汗，通冶上中下湿气。湿气身痛，熬汁作膏，点服。**桔梗**寒热风痹，滞气作痛，在上者宜加之。**茜根**治骨节痛，燥湿行血。**紫葳**除风热血滞作痛。**苍耳子**风湿周痹，四肢拘痛。为末煎服。**牵牛子**除气分湿热，气壅腰脚痛。**羊踯躅**风湿痹痛走注，同糯米、黑豆，酒、水煎服，取吐利。风痰注痛，同生南星捣饼，蒸四五次收之，临时焙丸，温酒下三丸，静卧避风。**芫花**风湿痰注作痛。**草乌头**风湿痰涎，历节走痛不任。入豆腐中煮过，晒研，每服五分，仍外傅痛处。**乌头**　**附子**并燥湿痰，为引经药。**百灵藤**酒。**石南藤**酒。**青藤**酒。并主风湿骨痛顽痹。**薏苡仁**久风湿痹，筋急不可屈伸。风湿身痛，日晡甚者，同麻黄、杏仁、甘草煎服。**豆豉**　**松节**去筋骨痛，能燥血中之湿；历节风痛，四肢如脱，浸酒日服。**桂枝**引诸药横行手臂。同椒、姜浸酒，絮熨阴痹。**海桐皮**腰膝注痛，血脉顽痹，同诸药浸酒服。**五加皮**风湿骨节挛痛，浸酒服。**枸杞根及苗**去皮肤骨节间风。子，补肾。〔虫兽〕**蚕沙**浸酒。**蝎梢**肝风。**蚯蚓**脚风宜用。**穿山甲**风痹疼痛，引经通窍。**守宫**通经络，入血分。**历节**风痛，同地龙、草乌头诸药丸服。**白花蛇**骨节风痛。**乌蛇**同上。**水龟**

风湿拘挛，筋骨疼痛。同天花粉、枸杞子、雄黄、麝香、槐花煎服。版，亦入阴虚骨痛方。**五灵脂**散血活血，止诸痛，引经有效。**虎骨**筋骨毒风，走注疼痛，胫骨尤良。白虎风痛膝肿，同通草煮服，取汗，同没药末服。风湿痛，同附子末服。头骨，浸酒饮。

**【风痰湿热】**〔草部〕**半夏　天南星**并治风痰、湿痰、热痰凝滞，历节走注。右臂湿痰作痛，南星、苍术煎服。**大戟　甘遂**并治湿气化为痰饮，流注胸膈经络，发为上下走注，疼痛麻痹。能泄脏腑经隧之湿。**大黄**泄脾胃血分之湿热。酥炒煎服，治腰脚风痛，取下冷脓恶物即止。**威灵仙**治风湿痰饮，为痛风要药，上下皆宜。腰膝积年冷病诸痛，为末酒下，或丸服，以微利为效。**黄芩**三焦、湿热、风热，历节肿痛。**秦艽**除阳明风湿、湿热，养血荣筋。**龙胆草　木通**煎服。**防己　木鳖子**并主湿热肿痛，在下加之。**姜黄**治风痹臂痛，能入手臂，破血中之滞气。**红蓝花**活血滞，止痛。瘦人宜之。〔菜果〕**白芥子**暴风毒肿，痰饮流入四肢经络作痛。**桃仁**血滞风痹挛痛。**橘皮**下滞气，化湿痰。风痰麻木，或手木，或十指麻木，皆是湿痰死血。以一斤去白，逆流水五碗，煮烂去滓至一碗，顿服取吐，乃吐痰之圣药也。**槟榔**一切风气，能下行。〔木石〕**枳壳**风痒淋痹，散痰疏滞。**黄檗**除下焦湿热痛肿。下身甚者加之。**茯苓**渗湿热。**竹沥**化热痰。**苏方木**活血止痛。**滑石**渗湿热。〔兽禽〕**羚羊角**入肝平风，舒筋，止热毒风历节掣痛效。**羊胫骨**除湿热，止腰脚筋骨痛，浸酒服。

**【补虚】**〔草部〕**当归　芎䓖　芍药　地黄　丹参**并养新血，破宿血，止痛。**牛膝**补肝肾，逐恶血，治风寒湿痹，膝痛不可屈申，能引诸药下行。痛在下者加之。**石斛**脚膝冷痛痹弱，酒浸酥蒸，服满一镒，永不骨痛。**天麻**诸风湿痹不仁，补肝虚，利腰膝。腰脚痛，同半夏、细辛袋盛，蒸热互熨，汗出则愈。**萆薢　狗脊**寒湿膝痛腰背强，补肝肾。**土茯苓**治疮毒筋骨痛，去风湿，利关节。**锁阳**润燥养筋。〔谷木〕**罂粟壳**收敛固气，能入肾。治骨痛尤宜。**松脂**历节风酸痛，炼净，和酥煎服。**乳香**补肾活血，定诸经之痛。**没药**逐经络滞血，定痛。历节诸风痛不止，同虎胫骨末，酒服。

**【外治】白花菜**傅风湿痛。**芥子**走注风毒痛，同醋涂。**蓖麻油**入膏，拔风邪出外。**鹈鹕油**入膏，引药气入内。**羊脂**入膏，引药气入内，拔邪出外。**野驼脂**摩风痛。**牛皮胶**同姜汁化，贴骨节痛。**驴骨**浴历节风。**蚕沙**蒸熨。

## 头　痛

（有外感，气虚，血虚，风热，湿热，寒湿，痰厥，肾厥，真痛，偏痛。右属风虚，左属痰热）

**【引经】太阳**麻黄、藁本、羌活、蔓荆。阳明白芷、葛根、升麻、石膏。**少阳**柴胡、芎䓖。**太阴**苍术、半夏。**少阴**细辛。**厥阴**吴茱萸、芎䓖。

**【湿热痰湿】**〔草部〕**黄芩**一味酒浸炒研，茶服，治风湿、湿热、相火、偏、正诸般头痛。**荆芥**散风热，清头目。作枕，去头项风。同石膏末服，去风热头痛。**薄荷**除风热，清头目。蜜丸服。**菊花**头目风热肿痛。同石膏、芎䓖未服。**蔓荆实**头痛，脑鸣，目泪。太阳头痛，为末浸酒服。**水苏**风热痛。同皂荚、芫花丸服。**半夏**痰厥头痛，非此不除，同苍术用。**栝楼**热病头痛。洗瓤温服。**香附子**气郁头痛，同川芎末常服。偏头风，同乌头、甘草丸服。**大黄**热厥头痛。酒炒三次，为末，茶服。**钩藤**平肝风心热。**茺蔚子**血逆，大热头痛。**木通**　**青黛**　**大青白鲜皮**　**茵陈**　**白蒿**　**泽兰**　**沙参**　**丹参**　**知母**　**吴蓝**　**景天**并主天行头痛。**前胡**　**旋覆花**〔菜果〕**竹筍**并主痰热头痛。**东风菜**　**鹿藿苦茗**并治风热头痛、清上止痛，同葱白煎服。用巴豆烟熏过服，止气虚头痛。**杨梅**头痛，为末茶服。**橘皮**〔木石〕**枳壳**并主痰气头痛。**榉皮**时行头痛，热结在肠。**枸杞**寒热头痛。**竹茹**饮酒人头痛，煎服。**竹叶**　**竹沥**　**白沥**并痰热头痛。**黄柏**　**栀子**　**茯苓**　**白垩土**并湿热头痛。合王瓜为末服，止疼。**石膏**阴明头痛如裂，壮热如火。风热，同竹叶煎。风寒，同葱、茶煎。风痰，同川芎、甘草煎。**铁粉**头痛鼻塞，同龙脑，水服。**光明盐**〔兽人〕**犀角**伤寒头痛寒热，诸毒气痛。**童尿**寒热头痛至极者。一盏，入葱、豉煎服，陶隐居盛称之。

**【风寒湿厥】**〔草谷菜果〕**芎䓖**风入脑户头痛，行气开郁，必用之药。风热及气虚，为末茶服。偏头风，浸酒服。卒厥，同乌药末服。**防风**头面风去来。偏正头风，同白芷，蜜丸服。**天南星**风痰头痛，同荆芥丸服。痰气，同茴香丸服。妇人头风，为末酒服。**乌头**　**附子**浸酒服，煮豆食，治头风。同白芷末服，治风毒痛。同川芎或同高良姜服，治风寒痛。同葱汁丸，或同钟乳、全蝎丸，治气虚痛。同全蝎、韭根丸，肾厥痛。同釜墨，止痰厥痛。**天雄**头面风去来痛。**草乌头**偏正头风。同苍术、葱汁丸服。**白附子**偏正头风，同牙皂末服。痰厥痛，同半夏、南星丸服。**地肤子**雷头风肿。同生姜擂酒服，取汗。**杜衡**风寒头痛初起。末服，发汗。**蒴藋**煎酒取汁。**蓖麻子**同川芎烧服，取汗。**萆薢**同虎骨、旋覆花末服，取汗。**南藤**酿酒服，并治头风。**通草**烧研酒服，治洗头风。**菖蒲**头风泪下。**杜若**风入脑户，痛肿涕泪。**葫芦巴**气攻痛。同三棱、干姜末，酒服。**牛膝**脑中痛。**当归**煮酒。**地黄**　**芍药**并血虚痛。**葳蕤**　**天麻**　**人参**　**黄芪**并气虚痛。**苍耳**　**大豆黄卷**并头风痹。**胡麻**头面游风。**百合**头风目眩。**胡荽**　**葱白**　**生姜**并风寒头痛。**杏仁**时行头痛，解肌。风虚痛欲破，研汁入粥食，得大汗即解。**茱萸**厥阴头痛呕涎，同姜、枣、人参煎服。**蜀椒**　**枳椇**〔木石虫兽〕**柏实**并主头风。**桂枝**伤风、头痛、自汗。**乌药**气厥头痛，及产后头痛，同川芎末，茶服。**皂荚**时气头痛，烧研，同姜、蜜，水服，取汗。**山茱萸**脑骨痛。**辛夷**　**伏牛花**　**空青**　**曾青**并风眩头痛。**石硫黄**肾厥头痛、头风，同硝石丸服。同胡粉丸服。同食盐丸服。同乌药丸服。**蜂子**　**全蝎**　**白僵蚕**葱汤服。或入高良姜，或以蒜制为末服，治痰厥、肾厥痛。**白花蛇**脑风头痛，及偏头风。同南星、荆芥诸末服。**鱼鳔八**[1]般头风，同芎芷末，冲酒热饮，醉醒则愈。**羊肉**头脑大风，汗出虚劳。**羊屎**雷头风，研酒服。

【**吐痰**】见风及痰饮。

【**外治**】**谷精草**为末鼻，调糊贴脑，烧烟熏鼻。**玄胡索**同牙皂、青黛为丸。**瓜蒂**　**藜芦**　**细辛**　**苍耳子**　**大黄**　**远志**　**荜茇**　**高良姜**　**牵牛**同砂仁、杨梅末。**芸苔子**　**皂荚**　**白棘针**同丁香、麝香。**雄黄**同细辛。**玄精石**　**硝石**　**人中白**同地龙末，羊胆为丸。**旱莲汁**　**萝卜汁**　**大蒜汁**　**苦瓠汁**并鼻。**艾叶**揉丸嗅之，取出黄水。**蓖麻仁**同枣肉纸卷，插入鼻内。**半夏烟**　**木槿子烟**　**龙脑烟**并熏鼻。**灯火**淬之。**荞麦面**作大饼，更互合头，出汗。或作小饼，贴四眼角，灸之。**黄蜡**和盐作兜鍪，合之即止。**麝香**同皂荚末，安顶上，炒盐熨之。**茱萸叶**蒸热枕之，治大寒犯脑痛，亦浴头。**桐木皮**　**冬青叶**　**石南叶**　**牡荆根**　**榴子皮**　**莽草**　**葶苈**　**豉汁**　**驴头汁**并治头风。**全蝎**同地龙、土狗、五倍子末。**柚叶**同葱白。**山豆根**　**南星**同川乌。**乌头草、乌头**同栀子、葱汁。**乳香**同蓖麻仁。**决明子**并贴太阳穴。**露水**八月朔旦取，磨墨点太阳，止头疼。**桂木**阴雨即发痛，酒调，涂顶额。**井底泥**同硝、黄敷。**朴硝**热痛，涂顶上。**诃子**同芒硝、醋摩之。**牛蒡根**同酒煎膏摩之。**绿豆**作枕去头风。决明、菊花皆良。**麦面**头皮虚肿，薄如裹水。口嚼敷之良。**栀子**蜜和傅舌上，追涎去风，甚妙。

# 眩运

（眩是目黑，运是头旋，皆是气虚挟痰、挟火挟风、或挟血虚，或兼外感四气）

【**风虚**】〔草菜〕**天麻**目黑头旋，风虚内作，非此不能除，为治风神药，名定风草。首风旋运，消痰定风，同川芎，蜜丸服。**术**头忽暗运，瘦削食土，同曲丸服。**荆芥**头旋目眩。产后血运欲死，童尿调服。**白芷**头风、血风、眩运，蜜丸服。**苍耳子**诸风头运，蜜丸服。女人血风头旋，闷绝不省，为末酒服，能通顶门。**菊苗**男女头风眩运，发落有痰，发则昏倒。四月收，阳干为末，每酒服二钱。秋月收花浸酒，或酿酒服。**蒴藋根**头风旋运，同独活、石膏煎酒服。产后血运，煎服。**贝母**洗恶风寒。目眩项直。**杜若**风入脑户，眩倒，目𥇧𥇧。**钩藤**平肝风心火，头旋目眩。**排风子**目赤头旋。同甘草、菊花末。**当归**失血眩运，芎藭煎服。**芎藭**首风旋运。**红药子**产后血运。**附子**　**乌头**　**薄荷**　**细辛**　**木香**　**紫苏**　**水苏**　**白蒿**　**飞廉**　**卷柏**　**蘼芜**　**羌活**　**藁本**　**地黄**　**人参**　**黄芪**　**升麻**　**柴胡**　**山药**并治风虚眩运。**生姜**〔木虫鳞兽〕**松花**头旋脑肿。浸酒饮。**槐实**风眩欲倒，吐涎如醉，漾漾如舟车上。**辛夷**眩冒，身兀兀如在车船上。**蔓荆实**脑鸣昏闷。

① 八：原作“入”，联系文义，据张本改。

**伏牛花**　**丁香**　**茯神**　**茯苓**　**山茱萸**　**地骨皮**　**全蝎**　**白花蛇**　**乌蛇**并头风眩运。**鹿茸**眩运，或见一为二。半两煎酒，入麝服。**驴头**中风头眩，身颤，心肺浮热，同豉煮食。**兔头骨及肝**　**羚羊角**　**羊头**　**蹄及头骨**　**羊肉**　**牛胃**　**猪脑**　**猪血**　**熊脑**并主风眩瘦弱。

**【痰热】**〔草菜〕**天南星**风痰眩运吐逆，同半夏、天麻、白面煮丸。**半夏**痰厥昏运，同甘草、防风煎服。风痰眩运，研末水沉粉，入朱砂丸服。**金花丸**同南星、寒水石、天麻、雄黄、白面，煮丸服。**白附子**风痰。同石膏、朱砂、龙脑丸服。**大黄**湿热眩运。炒末茶服。**旋覆花**　**天花粉**　**前胡**　**桔梗**　**黄芩**　**黄连**　**泽泻**　**白芥子**热痰烦运，同黑芥子、大戟、甘遂、芒硝、朱砂丸服。〔果木〕**橘皮**　**荆沥**　**竹沥**头风旋运目眩，心头漾漾欲吐。**枳壳**　**黄柏**　**栀子**〔金石〕**石胆**女人头运，天地转动，名曰心眩，非血风也。以胡饼剂和，切小块焙干，每服一块，竹茹汤下。**云母**中风寒热，如在舟船上。同恒山服，吐痰饮。**石膏**风热。**铅**　**汞**结砂。**流黄消石**并除上盛下虚，痰涎眩运。**朱砂**　**雄黄**〔虫禽〕**白僵蚕**并风痰。**鹘嘲**头风目眩，炙食一枚。**鹰头**头目虚运。同川芎末服。**鸦头**头风旋运。同蔄茹、白术丸服。

**【外治】**　**甘蕉油**吐痰。**瓜蒂**吐痰。痰门吐法可用。**茶子**头中鸣响，为末嗃鼻。



## 眼　目

（有赤目传变，内障昏盲，外障翳膜，物伤眯目）

**【赤肿】**〔草部〕**黄连。**消末[①]赤肿，泻肝胆心火，不可久服。赤目痛痒，出泪羞明，浸鸡子白点。蒸人乳点。同冬青煎点。同干姜、杏仁煎点。水调贴足心。烂弦风赤，同人乳、槐花、轻粉蒸熨。风热盲翳，羊肝丸服。**胡黄连**浸人乳，点赤目。小儿涂足心。**黄芩**消肿赤瘀血。**芍药**目赤涩痛，补肝明目。**桔梗**赤目肿痛。肝风盛，黑睛痛，同牵牛丸服。**白牵牛**风热赤目，同葱白煮丸。**龙胆**赤肿瘀肉高起，痛不可忍，除肝胆邪热，去目中黄，佐柴胡，为眼疾必用之药。暑月目涩，同黄连汁点。漏脓，同当归末服。**葳蕤**目痛眦烂泪出。赤目涩痛，同芍药、当归、黄连煎洗。**白芷**赤目胬肉，头风侵目痒泪，一切目疾，同雄黄丸服。**薄荷**去风热。烂弦，以姜汁浸研，泡汤洗。**荆芥**头目一切风热疾，为末酒服。**蓝叶**赤目热痛，同车前、淡竹叶煎洗。**山茵陈**赤肿，同车前子末服。**王瓜子**赤目痛涩，同槐花、芍药丸服。**香附子**肝虚睛痛羞明，同夏枯草末、沙糖水服。头风睛痛，同川芎末，茶服。**防己**目睛暴痛。酒洗三次，末服。**夏枯草**补养厥阴血脉，故治目痛如神。**菖蒲**诸般赤目，捣汁熬膏点之。同盐，敷挑针。**地黄**血热，睡起目赤，煮

① 末：疑为“目”之误。

粥食。暴赤痛，小儿蓐内目赤，并贴之。**地肤子**风热赤目，同地黄作饼，晒研服。**苦参** **细辛**并明目，益肝胆，止风眼下泪。**黄芪、连翘**又洗烂弦。**大黄**并主热毒赤目。**赤芍药** **白及** **防风** **羌活** **白鲜皮** **柴胡** **泽兰** **麻黄**并主风热赤目肿痛。**野狐浆草汁** **积雪草汁** **瞿麦汁** **车前草汁**并点赤目。叶亦贴之。**千里及汁**点烂弦风眼。**五味子**同蔓荆子煎[①]，洗烂弦。**覆盆草**汁滴风烂眼，去虫。**五味子**同蔓荆子煎，洗烂弦。**艾叶**同黄连煎水，洗赤目。**附子**暴赤肿痛，纳粟许入目。**高良姜**吹鼻退赤。**狗尾草**戛赤目，去恶血。**石斛**同川芎嗃鼻，起倒睫。**木鳖子**塞鼻，起倒睫。〔谷菜〕**粟泔淀**同地黄，贴熨赤目。**豆腐**热贴。**黑豆**袋盛泡热，互熨数十次。**烧酒**洗火眼。**生姜**目暴赤肿。取汁点之。**干姜**目睛久赤，及冷泪作痒，泡汤洗之；取粉点之，尤妙。末，贴足心。**东风菜**肝热目赤，作羹食。**荠菜** **枸杞菜**〔果部〕**西瓜**日干，末服。**石莲子**眼赤痛。同粳米作粥食。**梨汁**点弩肉。赤目，入腻粉、黄连末。**甘蔗汁**合黄连煎，点暴赤肿。**杏仁**同古钱埋之，化水点目中赤脉。同腻粉，点小儿血眼。油烧烟，点胎赤眼。**酸榴皮**点目泪。**盐面子**〔木部〕**海桐皮** **山矾叶**同姜浸热水。**黄栌**并洗风赤眼。**桐油**烙风眼。**秦皮**洗赤自肿。暴肿，同黄连、苦竹叶煎服[②]。**黄檗**目热赤痛，泻阴火。时行赤目，浸水蒸洗。婴儿赤目，浸人乳点。**栀子**目赤热痛，明目。**枸杞根皮**洗天行赤目。**楮枝灰**泡汤，洗赤目。**榉皮**洗飞血赤目。**栾华**目痛眦烂肿赤，合黄连作煎点，**槐花**退目赤。胎赤，以枝磨铜器汁涂之。**冬天叶**同黄连熬膏，点诸赤眼。子汁，亦可同朴消点之。**木芙蓉叶**水和，贴太阳，止赤目痛。**丁香**百病在目。同黄连煎乳点之。**蕤核仁**和胡粉、龙脑，点烂赤眼。**郁李仁**和龙脑，点赤目。**淡竹沥**点赤目。荆沥点赤目。**诃黎勒**磨蜜，点风眼。**桑叶**赤目涩疼，为末，纸卷烧烟熏鼻中。**白棘**钩点倒睫。**青布**目痛碜涩，及病后目赤有翳，炙热，卧时熨之。〔水土〕**热汤**沃赤目。**白垩**赤烂眼倒睫，同铜青泡汤洗。**古砖**浸厕中取出，生霜，点赤目。〔金石〕**金环** **铜匙**并烙风赤、风热眼。**玛瑙**熨赤烂。**水精** **琉璃**熨热肿。**玻璃**水浸，熨目赤。**盐药**点风赤烂眼。**炉甘石**火煅，童尿淬研，点风湿烂眼。同朴硝泡，洗风眼。**芒硝**洗风赤眼。**白矾**同铜青洗风赤眼。**甘草**水调，贴目胞，去赤肿。**青矾**洗赤烂眼，及倒睫，及暴赤眼。**石胆**洗风赤眼，止疼。**绿盐**同蜜，点胎赤眼。**光明盐** **牙消** **硝石**点赤目疼。**卤硷**同青梅、古钱浸汤，点风热赤目。纸包风处，日取点一切目疾。同石灰、醋，傅倒睫。**古钱**磨姜汁，点赤目肿痛。磨蜜，艾烟熏过，点赤目生疮。**铜青**和水涂碗中，艾烟熏干，贴烂眼泪出。**无名异**点灯，熏倒睫毛。**石燕**磨水，点倒睫。**铅丹**同乌贼骨末，蜜调，点赤目。贴太阳，止肿痛。**土朱**同石灰，贴赤目肿闭。**玄精石**目生赤脉，同甘草末服。目赤涩痛，同黄柏点之。**井泉石**风毒赤目，同谷精草、井中苔、豆豉末服。眼睑赤肿，同大黄、栀子服。**石膏**〔虫部〕**五倍子**主风赤烂眼，研傅之。或烧过，入黄丹。同白善土、铜青泡洗。蔓荆子同煎洗。其中

---

① 五味子同蔓荆子煎：此八字与下文重复，疑为衍文。

② 服：原作“肿”，联系正文，据张本改。

虫，同炉甘石点之。**泥中蛆**洗晒研，贴赤目。**蝇**倒睫，嗅鼻。**人虱**倒睫拔毛，取血点之。〔介鳞〕**穿山甲**倒睫，羊肾脂炙嗅鼻。火眼，烧烟熏之。**守宫粪**涂赤烂眼。**田螺**入盐化汁，点肝热目赤。入黄连、真珠，止目痛。入铜绿，点烂眼。**海蠃**同。**蚌**赤目、目暗，入黄连，取汁点。**海螵蛸**同铜绿泡汤，洗妇人血风眼。**鲤鱼胆**　**青鱼胆**〔禽兽〕**乌鸡胆**　**鸭胆**　**鸡子白**并点赤目。**鸡卵白皮**风眼肿痛，同枸杞白皮嗅鼻。**鸡冠血**点目泪不止。**驴乳**浸黄连，点风热赤目。**驴尿**同盐，点弩肉。**猪胆**　**犬胆**　**羊胆**蜜蒸九次。**熊胆**并点赤目。**猬胆**〔人部〕**小儿脐带血**并点痘风眼。**人乳汁**点赤目多泪。和雀粪，点弩肉。**人尿**洗赤目。**耳塞**点一切目疾。**头垢**点赤目。

**【昏盲】**〔草部〕**人参**益气明目。酒毒目盲，苏木汤调末服。小儿惊后，瞳仁不正，同阿胶煎服。**黄精**补肝明目。同蔓荆子九蒸九晒为末，日服之。**苍术**补肝明目。同熟地黄丸服，同茯苓丸服，青盲雀目，同猪肝或羊肝，粟米汤煮食。目昏涩，同木贼末服。小儿目涩不开，同猪胆煮丸服。**玄参**补肾明目。赤脉贯瞳，猪肝蘸末服。**当归**内虚目暗，同附子丸服。**青蒿子**目涩，为末日服，久则目明。**苍耳子**为末，入粥食，明目。**地黄**补阴，主目䀮䀮无所见。补肾明目，同椒红丸服。**麦门冬**明目轻身，同地黄、车前丸服。**决明子**除肝胆风热，淫肤赤白膜，青盲。益肾明目，每旦吞一匙，百日后夜见物光。补肝明目，同蔓青酒煮为末，日服。积年失明，青盲雀目，为末，米饮服。或加地肤子丸服。**地肤子**补虚明目，同地黄末服。叶，洗雀目，去热暗涩疼。汁，点物伤睛陷。**车前子**明目，去肝中风热毒冲眼，赤痛障翳，脑痛泪出。风热目暗，同黄连末服。目昏障翳，补肝肾，同地黄、菟丝子丸服，名驻景丸。**蒺藜**三十年失明，为末日服。**菟丝子**补肝明目，浸酒丸服。**营实**目热暗。同枸杞子、地肤子丸服。**千里及**退热明目，同甘草煮服。**地衣草**治雀目，末服。**葳蕤**眼见黑花，昏暗痛赤，每日煎服。**淫羊藿**病后青盲，同淡豉煎服。小儿雀目，同蚕蛾、甘草、射干末，入羊肝内煮食。**天麻**　**芎䓖**　**蓽薢**并补肝明目。**白术**目泪出。**菊花**风热，目疼欲脱，泪出，养目去盲，作枕明目。叶同。**五味子**补肾明目，收瞳子散。**覆盆子**补肝明目。**茺蔚子**益精明目，瞳子散大者勿用。**木鳖子**疳后目盲，同胡黄连丸服。**龙脑薄荷**暑月目昏，取汁点之。**箬叶灰**淋汁，洗一切目疾。**柴胡**目暗，同决明子末，人乳和傅目上，久久目视五色。**荠苨**　**地榆**　**蓍实**　**艾实**　**牛蒡子**　**蓼子**　**款冬花**　**瞿麦**　**通草**　**柴胡**　**细辛**　**鳢肠**　**酸浆子**　**萱草**　**槌胡根**　**荭草实**〔谷菜〕**赤小豆**　**腐婢**　**白扁豆**并明目。**大豆**肝虚目暗。牛胆盛之，夜吞三七粒。**苦荞皮**同黑豆、绿豆皮、决明子、菊花作枕，至老目明。**葱白**归目益精，除肝中邪气。**葱实**煮粥食，明目。**蔓青子**明目益气，使人洞视，水煮三遍，去苦味，日干为末，水服。一用醋煮，或醋蒸三遍，末服，治青盲，十得九愈。或加决明子，酒煮。或加黄精，九蒸九晒，花，为末服。治虚劳目暗。**芥子**雀目，炒末，羊肝煮食。挪入目中，去翳。**白芥子**涂足心，引热归下，痘疹不入目。**荠菜**　**菥蓂**　**苋实**　**苦苣**　**翘摇**　**冬瓜仁**　**木耳**〔果部〕**梅核仁**　**胡桃**并明目。**石蜜**明目，去目中热膜，同巨胜子丸服。

**枣皮灰**同桑皮灰煎汤洗，明目。**椒目**眼生黑花年久者，同苍术丸服。**蜀椒　秦椒**〔木部〕**桂　辛夷　枳实　山茱萸**并明目。**沉香**肾虚目黑，同蜀椒丸服。**桐花**眼见禽虫飞走，同酸枣、羌活、玄明粉煎服。**槐子**久服除热明目除泪，煮饮，或入牛胆中风干吞之，或同黄连末丸服。**五加皮**明目。浸酒，治目僻目䁾[1]。**牡荆茎**青盲，同乌鸡丸服。**黄檗**目暗，每旦含洗，终身无目疾。**松脂**肝虚目泪，酿酒饮。**椿荚灰**逐月洗头，明目。**楤子皮**洗头，明目。**桑叶及柴灰　柘木灰并**逐月按日煎水洗目，明目，治青盲。**蔓荆子**明目除昏，止睛痛。**蕤核**同龙脑，点一切风热昏暗黑花。**梓白皮**主目中疾。**石南**小儿受惊，瞳仁不正，视东则见西，名通睛，同瓜丁、藜芦吹鼻。**秦皮　逐折　栾荆木　槿皮　桑寄生**洗。**苦竹叶及沥　天竹黄　芦荟　蜜蒙花**〔金石〕**银屑　银膏　赤铜屑　玉屑　铁精　铅灰**揩牙洗目。**炉甘石**目昏暗花，同黄丹炼蜜丸。**钟乳石　赤石脂　青石脂　长石　理石**并明目。**石膏**去风热。雀目夜昏，同猪肝煮食。风寒入脑系，败血凝滞作眼寒，同川芎、甘草末服。**丹砂**目昏内障，神水散大。同慈石、神曲丸服。**芒硝**逐月按日洗眼，明目。**黄土**目卒无所见，浸水洗之。**食盐**洗目，明目止泪。**戎盐　磁石　石膏　白青　石流青**〔水部〕**腊雪　明水　甘露　菖蒲及柏叶上露**〔虫介鳞部〕**萤火**并明目。**蜂蜜**目肤赤胀。肝虚雀目，同蛤粉、猪肝煮食。**蚌粉**雀目夜盲。同猪肝、米泔煮食，与夜明砂同功。**蛤粉**雀目、炒研，油蜡和丸，同猪肝煮食。**玳瑁**迎风目泪，肝肾虚热也。同羚羊角、石燕子末服。**真珠**合鲤鱼胆、白蜜，点肝虚雀目。**鲫鱼**热病目暗，作臛食。弩肉，贴之。**鲤鱼脑**和胆，点青盲。**青鱼睛汁**〔禽兽〕**乌目汁**并注目，能夜见物。**雏鸽睛汁　鹰睛汁**并主目，能见碧霄之物。**鹳脑**和天雄、葱实服，能夜书字。**雀头血**点雀目。**伏翼**主目痒疼，夜视有精光。血及胆滴目中，夜见物。**雄鸡胆**目为物伤。同羊胆、鲤鱼胆点。**乌鸡肝**风热目暗。作羹食。**鸠**补肾，益气，明目。**猪肝**补肾明目。雀目，同海螵蛸、黄蜡煮食。同石决明、苍术末煮食。**青羊肝**补肝风虚热，目暗赤痛，及热病后失明，作生食，并水浸贴之。青盲，同黄连、地黄丸服。小儿雀目，同白牵牛末煮食。又同谷精草煮食。赤目失明，同决明子、蓼子末服。风热昏暗生翳，生捣末，黄连丸服。不能远视，同葱子末，煮粥食。目病睆睆，煮热熏之。**牛肝**补肝明目。**兔肝**风热上攻，目暗不见物，煮粥食。**犬胆**肝虚目暗，同萤火末点。目中脓水，上伏日酒服。**牛胆**明目，酿槐子吞。酿黑豆吞。和柏叶、夜明砂丸服。**鼠胆**点青盲雀目。目，和鱼膏点，明目。屎，明目。**白犬乳**点十年青盲。**醍醐**傅脑，明目。**牛涎**点损目、破目。**鹿茸**补虚明目。**羖羊角**并明目。**羖羊角**并明目。**天灵盖**治青盲。

**【翳膜】**〔草部〕**白菊花**病后生翳。同蝉花末服。瘫豆生翳，同绿豆皮、谷精草末，煮干柿食。**淫羊藿**目昏生翳，同王瓜末服。**茼实**目翳瘀肉，倒睫拳毛，同猪肝丸服。**谷精草**去翳。同防风末服。痘后翳，同猪肝丸服。**天花粉**痘后目障。同蛇蜕、羊肝煮食。

---

① 䁾：音未详，义指眼睛不正。《容斋四笔》卷三："发眉堕落，涂半夏而立生；目辟眼䁾，有五花而自正。

**羊肝**　**覆盆子根**粉，点痘后翳。**白药子**疳眼生翳。同甘草、猪肝煮食。**黄芩**肝热生翳。同淡豉末，猪肝煮食。**水萍**癍疮入目，以羊肝煮汁调末服，十服见效。**番木鳖**癍疮入目，同脑、麝吹耳。**马勃**癍疮入目。同蛇皮、鱼子煅研服。**贝母**研末点翳。同胡椒末，止泪。同真丹点弩肉，或同丁香。**麻黄根**内外障翳。同当归、麝香嗅鼻。**鳢肠**同蓝叶浸油摩顶，生发去翳。**牛膝叶**汁，点目生珠管。**青葙子**肝热赤障，翳肿青盲。**败酱**赤目翳障弩肉。**白豆蔻**白睛翳膜，利肺气。**木贼**退翳。**荅根**同诸药点翳。**鹅不食草**嗅鼻塞耳。贴目，为去翳神药。**景天花汁**　**仙人草汁**　**苦瓠汁**并点翳。小壶卢吸翳。**荠根**明目去翳，卧时纳入眦内，久久自落。荠实，主目痛青盲去翳，久服视物鲜明。**菥蓂子**目痛泪出，益精光，去弩肉，为末，卧时点之。**苋实**青盲目翳黑花，肝家客热。**马齿苋**目中息肉淫肤，青盲白翳，取子为末，蒸熨。**兰香子**安目中磨翳，亦煎服。**黑豆皮**痘后翳。**绿豆皮**痘后翳。同谷精、白菊花末，柿饼、粟米泔煮食，极效。〔果木〕**杏仁**去油，入铜绿，点翳。入腻粉，点弩肉。**李胶**治翳，消肿定痛。**蔥藤汁**点热翳，去白障。**龙脑香**明目，去肤翳，内外障，日点数次，或加蓬砂，并嗅鼻。**蜜蒙花**青盲肤翳，赤肿眵多，目[1]中赤脉，及疳气攻眼，润肝燥。同黄柏丸服，去障翳。**楮实**肝热生翳，研末日服。同荆芥丸服，治目昏。叶末及白皮灰，入麝，点一切翳。**楸叶**煨取汁熬，点小儿翳，**枸杞汁**点风障赤膜昏疼。榨油点灯，明目。**蕤核**心腹邪热，目赤肿疼，泪出眦烂。同黄连，点风眼翳膜。同蓬砂，或同青盐、猪胰，点膜翳。**没药**目翳晕疼肤赤，肝血不足。**乳香琥珀**磨翳。**鋻**〔水土〕**井华水**洗肤翳。浸目睛突出。**白瓷器**煅研。**东壁土**〔金石〕**锡吝脂**　**珊瑚**　**玛**[2]**瑙**　**宝石**　**玻璃**　**菩萨石**并点翳。**古文钱**磨汁，点盲去翳，及目卒不见。**丹砂**擦翳，点息肉。同贝母，点珠管。**轻粉**点翳。同黄丹吹鼻，去痘后翳。**粉霜**痘疹入目生翳，同朱砂水调，倾耳中。**炉甘石**明目去翳，退赤收湿，煅赤，童尿淬七次，入龙脑，点一切目疾。或黄连水煮过，亦良。同蓬砂、海螵蛸、朱砂，点目翳昏暗烂赤。**空青**浆，点青盲内障翳膜。瞳仁破者，得再见物。一切目疾，同黄连、槐芽、片脑吹鼻。肤翳，同蕤仁点。黑翳，同矾石、贝子点。**曾青**一切风热目病。同白姜、蔓荆子、防风末，嗅鼻。癍疮入目，同丹砂、蛴螬点。**密陀僧**浮翳多泪。**花乳石**多年翳障。同川芎、防风诸药点之。**井泉石**小儿热疳，雀目青盲生翳，同石决明服。**玄精石**赤目失明障翳。同石决明、蕤仁、黄连、羊肝丸服。**越砥**磨汁点翳，去盲止痛。**铅丹**一切目疾。同蜜熬点。同乌贼骨，点赤目生翳。同白矾，点翳。同鲤鱼胆，点目生珠管。同轻粉吹耳，去痘疹生翳。**石燕磨**点障翳拳毛倒睫。**石蟹**磨，点青盲淫肤丁翳。**矾石**点翳膜弩肉。**硇砂**去膜翳弩肉，或入杏仁。**蓬砂**点目翳弩肉瘀突，同片脑用。**绿盐**点翳，去赤止痛。**芒硝**点障翳赤肿涩痛。或入黄丹、脑、麝。**硝石**同黄丹、片脑点翳。**浮石**〔虫鳞介部〕**蚕蜕**并去障翳。**蝉蜕**目昏障翳，煎水服。产后翳，为末，羊肝汤服。**芫青**去顽翳。同樗鸡、斑蝥、蓬砂、蕤仁点。**樗鸡**　**蛴螬**

① 目：原作“脉”，显然文义不通。张本作“眼”，本书卷三十六蜜蒙花条作“目”，故改为“目”。

② “玛”原作“乌”，联系文义，据张本改。

**汁**滴青翳白膜。**蛇蜕**卒生翳膜，和面炙研汤服。痘后翳，同天花粉、羊肝煮食。**蚺蛇胆**点翳。**乌蛇胆**风毒气眼生翳。**鲤鱼胆　青鱼胆**并点翳障。或加黄连、海螵蛸。或加鲤鱼牛羊熊胆、麝香，合决明丸服。**海螵蛸**点一切浮翳及热泪。伤寒热毒攻目生翳，入片脑。赤翳攀睛贯童人，加辰砂，黄蜡丸，纳之。小儿疳眼流脓，加牡蛎、猪肝煮食。**鳗鲡血　鳝血**并点痘疹入目生翳。**鲛鱼皮**去翳，功同木贼。**鱼子**入翳障弩肉药。**石决明**明目磨翳。同甘草、菊花煎服，治羞明。海蚌、木贼水煎服，治肝虚生翳。同谷精草末，猪肝蘸食，治痘后翳。**真珠**点目去翳。合左缠根，治麸豆入目。地榆煮过，醋浸研末，点顽翳。**紫贝**生研，同猪肝煮食，治痘疹生翳。**白贝**烧研，点目花翳痛。**珂**点翳，或入片脑、枯矾。**螺蛳**常食，去痘后翳。**牡蛎**〔禽兽〕**抱出鸡卵壳**点翳障，及瘫疹入目。**雀**入内外障翳丸药。**雀屎**点弩肉赤脉贯瞳子者即消，又去目热赤白膜。**五灵脂**治血贯瞳仁，同海螵蛸末，猪肝蘸食，治浮翳。**夜明砂**目盲障翳，入猪肝煮食。**胡燕屎**猪脂并点翳。**猪胆皮**灰点翳，不过三五度。**猪血**点痘入目。**猪胰**同蕤仁点翳。**猪鼻灰**目中风翳，水服。**猪悬蹄**炒，同蝉蜕、羚羊角末服，治斑豆生翳[①]。烧灰，浸汤洗。**羊胆**点青盲、赤障、白翳、风疾、病后失明。**羊睛**点翳膜目赤。白珠磨汁点。**白羊髓**点赤翳。**熊胆**明目除翳，清心平肝。水化点。**象胆**功同熊胆。睛，和人乳滴之。**獭胆**目翳黑花，飞蝇上下，视物不明，入点药。**兔屎**去浮翳、痘后翳，日干，茶服一钱，或加槟榔末。**羚羊角　犀角**清肝明目。**麝香　虎骨**〔人部〕**人唾津**并退翳。**爪甲**刮末点翳，及痘后生翳，或加朱砂。目生珠管，烧灰，同贝子灰、龙齿末调。**胞衣**烧，点赤目生翳。

**【诸物眯目】地肤汁　猪脂　牛酥　鲍鱼头**煮汁。**鸡肝血**并点诸物入目。**蚕沙**诸物入目，水吞十枚。**甑带**沙石入目，水服一钱。**真珠　珊瑚　宝石　貂皮**并拭尘沙入目。**乌鸡胆**点尘沙眯目。**食盐**尘物入目，洗之。**羊筋　鹿筋　新桑白皮**尘物入目，嚼纳粘之。**兰香子**尘物入目，纳入粘之。**墨汁**点飞丝尘物芒屑入目。**蘘荷根汁　粟米**嚼汁。**豉**浸水。**大麦**煮汁。并洗麦稻芒屑入目。**白菘汁　蔓青汁　马齿苋灰藕汁　柘浆　鸡巢草灰**淋汁。**人爪甲**并点飞丝入目。**菖蒲**塞鼻，去飞丝入目。**瞿麦**眯目生翳，其物不出，同干姜末日服。

# 耳

（耳鸣、耳聋，有肾虚，有气虚，有郁火，有风热。耳痛是风热，聤耳是湿热）

**【补虚】**〔草谷〕**熟地黄　当归　肉苁蓉　菟丝子　枸杞子**肾虚耳聋。诸补阳药皆可通用。**黄芪　白术　人参**气虚聋鸣，诸补中药皆可通用。**骨碎补**耳鸣，为末，猪

① 斑豆生翳："翳"字原脱。张本作"斑豆生目"，本书卷五十豕条悬蹄甲。

肾煨食。**百合**为末，日服。**社日酒**〔果木〕**干柿**同粳米、豆豉煮粥，日食，治聋。**柘白皮**酿酒，主风虚耳聋。**牡荆子**浸酒，治聋。**茯苓**卒聋，黄蜡和嚼。**山茱萸　黄柏**〔石禽兽〕**磁石**养肾气，治聋。老人取汁作猪肾羹食。**鸡子**作酒，止耳鸣。和蜡炒食，治聋。**猪肾**煮粥，治聋。**羊肾**补肾治聋。脊骨，同磁石、白术诸药煎服。**鹿肾　鹿茸角**并补虚治聋。

**【解郁】**〔草部〕**柴胡**去少阳郁火，耳鸣、耳聋。**连翘**耳鸣煇煇焞焞，除少阳三焦火。**香附**卒聋。炒研，莱菔子汤下。**牵牛**疳气耳聋，入猪肾煨食。**栝楼根**煮汁酿酒服，治聋。**黄芩　黄连　龙胆　芦荟　抚芎　芍药　木通　半夏　石菖蒲　薄荷　防风**风热郁火耳鸣，诸流气解郁消风降火药，皆可用也。〔金石〕**生铁**甚热耳鸣，烧赤淬酒饮，仍以磁石塞耳。**空青　白青**〔虫禽〕**蠮螉**并治聋。**全蝎**耳聋。酒服一钱，以闻水声为效。**乌鸡屎**卒聋，同乌豆炒，投酒取汗为愈。

**【外治】**〔草木〕**木香**浸麻油煎，滴聋，日四五次。**预知子**卒聋，入石榴，酿酒滴。**凌霄叶**汁滴。**地黄　骨碎补**并煨，塞聋。**菖蒲**同巴豆塞。**附子**卒聋，醋浸插耳。烧灰，同石菖蒲塞耳，止鸣。**草乌头**塞鸣痒聋。**甘遂**插耳，口含甘草。**蓖麻子**同大枣作挺插。**土瓜根**塞耳，灸聋。**经霜青箬叶**入椒烧吹。**栝楼根**猪脂煎，塞耳鸣。**鸡苏**生掇。**巴豆**蜡和。**细辛　狼毒　龙脑　槐胶　松脂**同巴豆。并塞耳聋。**椒目**肾虚耳鸣。如风水钟磬者，同巴豆、菖蒲、松脂塞之，一日一易，神效。**胡桃**煨研热塞，食顷即通。**芥子**人乳和，塞聋鸣。葱茎插耳鸣。同蜜水，滴聋鸣。**杏仁**蒸油滴。**石榴**入醋煨熟，入黑李子、仙枣子，滴卒聋。**生麻油**日滴，取耵聍。**烧酒**耳中有核，痛不可动。滴入半时，即可箝。〔石虫〕**磁石**入少麝香，淘，鹅油和塞。同穿山甲塞耳，口含生铁。**硝石　芫青**同巴豆、蓖麻。**斑蝥**同巴豆。**真珠**并塞。**地龙水**〔鳞介〕**龟尿　蟹膏　吊脂　苟印膏**并滴聋。**蚺蛇膏　花蛇膏　蝮蛇膏**并塞聋。**海螵蛸**同麝香吹。**穿山甲**同蝎尾、麝香和蜡，塞鸣聋。**鲤鱼胆、脑　鲫鱼胆、脑　乌贼鱼血**〔禽兽〕**白鹅膏　雁肪　乌鸡肪　鹈鹕油　鸊鷉膏　鼠胆　猬脂　驴脂　猫尿　人尿**并滴聋。**雀脑　兔脑　熊脑　鼠脑**并塞聋。**蚯蚓**同青盐、鼠脂塞。**蚕蜕纸**卷麝香，熏聋。

**【耳痛】**〔草木〕**连翘　柴胡　黄芩　龙胆鼠粘子　商陆**塞。**楝实　牛蒡根**熬汁。**蓖麻子**并涂。**木鳖子**耳卒热肿。同小豆、大黄，油调涂。**木香**以葱黄染鹅脂，蘸末内入。**菖蒲**作末炒罨，甚效。**郁金**浸水滴。**茱萸**同大黄、乌头末，贴足心，引热下行，止耳鸣耳痛。〔水石〕**矾石**化水。**芒硝**水。**磨刀水**并滴。**蚯蚓屎**涂。**炒盐**枕。〔虫兽〕**蛇蜕**耳忽大痛，如虫在内走，或流血水，或干痛，烧灰吹入，痛立止。**桑螵蛸**灰掺。**鳝血**滴。**穿山甲**同土狗吹。**鸠屎**末吹。**麝香**通窍。

**【聤耳】**〔草木〕**白附子**同羌活、猪羊肾煨食。**附子　红蓝花**同矾末。**青黛**同香附、黄柏末。**败酱　狼牙　蒲黄　桃仁**炒。**杏仁**炒。**橘皮灰**入麝。**青皮灰　楠材灰　槟榔　故绵**灰。**麻秸**灰。**苦瓠**灰。**车脂**并吹耳。**胡桃**同狗胆研塞。**柳根**捣封。**薄荷**汁。**青蒿**汁。**芜蔚**汁。**燕脂**汁。**虎耳草**汁。**麻子**汁。**韭**汁。**柑叶**汁并滴耳。〔土石〕**伏龙**

**肝**　**蚯蚓泥**　**黄矾**　**白矾**同黄丹。**雄黄**同雌黄、流黄。**炉甘石**同矾、麝香。**浮石**同没药、麝香。**密陀僧**　**轻粉**并吹耳。**硫黄**和蜡作挺塞。〔虫兽〕**五倍子**　**桑螵蛸**　**蝉蜕灰蜘蛛**　**全蝎**　**龙骨**　**穿山甲**　**海螵蛸**　**鸠屎**并同麝香吹耳。**羊屎**同燕脂末吹。**鲤鱼肠、脑**　**鳗鱼骨**　**鱼鲊**　**鼠肝**并塞聤耳引虫。**石首鱼魫**　夜明砂并掺入耳。**犬胆**同矾塞。**发灰**同杏仁塞。**人牙灰**吹五般聤耳。

【虫物入耳】半夏同麻油。**百部**浸酒。**苍耳汁**　**葱汁**　**韭汁**　**桃叶汁**　**姜汁**　**酱汁**　**蜀椒**　**石胆**　**水银**　**古钱**煎猪脂。**人乳汁**　**人尿**　**猫尿**　**鸡冠血**并滴耳。**鳝头灰**塞。**石斛**插耳烧熏。**铁刀**声并主百虫入耳。**胡麻油**煎饼枕之。**车脂**涂。**绿矾**　**硇砂**同石胆。**龙脑**并吹耳。**羊乳**　**牛乳**　**牛酪**　**驴乳**　**猫尿**并滴蚰蜒入耳。**鸡肝**枕。**猪肪**枕之。并主蜈蚣、虫、蚁入耳。**穿山甲**灰吹。**杏仁**油滴，并主蚁入耳。**灯心**浸油，钓小虫、蚁入耳。**鳝血**同皂角子虫，滴蝇入耳。**菖蒲**塞蚤、虱入耳。**稻秆灰**煎汁，滴虱入耳。**皂矾**蛆入耳，吹之。**田泥**马蟥入耳，枕之。**生金**水银入耳，枕之引出。**薄荷汁**水入耳中，滴之。

# 面

（面肿是风热。紫赤是血热。疱是风热，即谷嘴。鼓皶是血热，即酒皶。查到黚䵟䵱是风邪客于皮肤，痰饮渍于腑脏，即雀卵斑，女人名粉滓斑）

【风热】白芷香　白附子　薄荷叶　荆芥穗　零陵香　黄芩　藁本香　升麻　羌活葛根　麻黄　海藻　防风　远志　白术　**苍术**并主阳明风热。**菟丝子**浸酒服。**葱根**主发散。**牛蒡根**汗出中风面肿，或连头项，或连手足，研烂，酒煎成膏贴之，并服三匙。**黑豆**风湿面肿，麻黄汤中加入，取小汗。**大黄**头面肿大疼痛，以二两，同僵蚕一两为末，姜汁和丸弹子大，服。**辛夷**　**黄柏**　**楮叶**煮粥食。**石膏**并去风热。**蟹膏**涂而肿。**炊帛**甑气熏而浮肿，烧灰傅之即消。

【**皶疱䵟䵱**】〔内治〕**葳蕤**久服，去面上黑䵱，好颜色。**升麻**　**白芷**　**防风**　**葛根**　**黄芪**　**人参**　**苍术**　**藁本**并达阳明阳气，去而黑。**女菀**治面黑，同铅丹末酒服，男女二十日，黑从大便出。**冬葵子**同柏仁、茯苓末服，桑耳末服。**苍耳叶**末服，并去而上黑斑。**天门冬**同蜜捣丸，日用洗而，去黑。**甘松香**同香附、牵牛末，日服。**益母草**煅研日洗。**夏枯草**烧灰，入红豆洗。**续随子茎汁**洗䵟䵱剥人皮。**蒺藜**　**苦参**　**白及**　**零陵香**　**茅香**并洗而黑，去䵟䵱。**蓖麻仁**同硫黄、密陀僧、羊髓和涂，去雀斑。同白枣、大枣、瓦松、肥皂丸洗。**山柰**同鹰屎、密陀僧、蓖麻仁、夜涂旦洗，去雀斑。**白附子**去而上诸风百病。疵皯，酒和贴之，自落。**白牵牛**酒浸为末，涂面，去风刺粉滓。**栝楼实**去手面皱，悦泽人面。同杏仁、猪胰研涂，令人面白。**羊蹄根**面上紫泡，同姜汁、椒末、穿山甲灰，包擦之。**土瓜根**面黑面疮，为末夜涂，百日光采射人。**白蔹**同杏仁研涂，去粉滓酒皶。**半夏**而上黑气，焙研醋调涂。**术**渍酒，拭皯疱。**艾灰**淋硷，点皯黡。**山药　山慈姑　白及**[①]　**蜀葵　花及子　马蔺花**杵，涂皯疱。**菟丝子**汁涂。**旋花　水萍　卷柏　紫参　紫草　凌霄花　细辛　藿香　乌头　白头翁　白微　商陆**〔谷菜〕**胡麻油**并涂面皯䵳、皶疮、粉刺、游风入面。**胡豆　毕豆　绿豆　大豆**并作澡豆，去皯䵳。**马齿苋**洗面疱及瘢痕。**莙荙子**醋浸揩面，去粉滓，光泽。**菰笋**酒皶面赤。**灰藋灰**点面皯。**胡荽**洗黑子。**冬瓜仁、叶、瓤**并去皯䵳，悦泽白晰。仁，为丸服，面白如玉。服汁，去面热。**蔓菁子　落葵子**〔果木〕**李花　梨花　木瓜花　杏花　樱桃花**并入面脂，去黑皯皱皮，好颜色。**桃花**去雀斑，同冬瓜仁研，蜜涂。粉刺如米，同丹砂末服，令面红润。同鸡血涂身面，光华鲜洁。**白柿**多食，去面皯。**杏仁**头面诸风皶疱，同鸡子白涂。两颊赤痒，频揩之。**李仁**同鸡子白夜涂，去皯好色。**银杏**同酒糟嚼涂，去皯䵳皶疱。**乌梅**[②] 为末，唾调涂。**樱桃枝**同紫萍、牙皂、白梅，洗雀斑。**栗荴**在徐面去皱。**橙核**夜涂，去粉刺面皯。柑核　蜀椒　海红豆　无患子并入面药，去皯。**白杨皮**同桃花、白冬瓜子服，去面黑令白。**木兰皮**面热赤疱皯䵳，酒浸百日，为末服，亦入澡药。**菌桂**养精神，久服面生光华，常如童子。**枸杞子**酒服，去皯。**山茱萸**面疱。**栀子**面赤皶疱，亦入涂药。**柳华**面热黑。**桂枝**和盐蜜涂。**龙脑香**酥和，涂酒皶赤鼻。**白檀香**磨汁涂。**笃耨香**同附子、冬瓜子、白及、石榴皮，浸酒涂。**没石子**磨汁。**槲若**洗皶疱。**桐油**和黄丹、雄黄，涂酒皶赤鼻。**白茯苓**和蜜涂。**皂荚子**同杏仁涂。**皂荚　肥皂荚　蔓荆子　楸木皮　辛夷　樟脑**并入面脂。**榆叶**〔水石〕**浆水**洗。冬霜服，解酒后面赤。**密陀僧**去瘢皯，乳煎涂面，即生光。同白附子、白鸡屎末，人乳涂。**铅粉**抓伤面皮，油调涂。**轻粉**入面脂。抓伤面皮，姜汁调涂。**云母**粉同杏仁、牛乳蒸涂。**朱砂**水服二匕，色白如莹。入鸡子，抱雏出，取涂面，去皯䵳，面白如玉。**白石脂**同白蔹、鸡子白涂。**石硫黄**酒皶，同杏仁、轻粉搽。同槟榔、片脑擦。同黄丹、枯矾擦。**禹余粮**同半夏、鸡子涂。**水银**同胡粉、猪脂，涂少年面疱。**勺上砂**面上风粟，隐暗涩痛，挑去即愈。**白盐**擦赤鼻**珊瑚**同马珂、鹰屎白、附子，浆水涂。**石膏**〔虫介〕**白僵蚕**蜜和擦面，灭黑皯，好颜色，或加白牵牛。**石蜜**常服，面如花红。**蜂子**炒食，并浸酒涂面，去雀斑面疱，悦白。**蜂房**酒服，治鼓瘤出脓血。**牡蛎**丸服，令面白。**真珠**和乳傅面，去皯，润泽。**蛟髓**〔禽兽〕**白鹅膏**并涂面悦白。**鸡子白**酒或醋浸，傅疵皯面疱。**啄木血**服之，面色如朱。**鸬鹚骨**烧，同白芷末，涂雀斑。**蜀水花**和猪脂，涂鼻面酒皶皯䵳，入面脂。**鹰屎白**同胡粉涂之。**白丁香**蜜涂。**蝙蝠脑　夜明砂　麝香**并去皯䵳。**猪胰**面粗丑皯䵳，同杏仁、土瓜根、蔓青子浸酒，夜涂旦洗。**猪蹄**煎胶，涂老人面。**羊胆**同牛胆、酒，涂皶疱。**羊胫骨**皯䵳粗陋，身皮粗厚，同鸡子白涂。**羚羊胆**煮沸，涂雀斑。**鹿角尖**磨汁，涂皯疱，神效。**鹿骨**磨汁涂面，光泽如玉。骨，酿酒饮，

① 白及：在本小节内出现第二次，疑衍

② 梅：原作“末”，联系正文，据张本改。

肥白。**麋脂**涂少年面疱。羊胰及乳同甘草末涂。**猪鬐膏　马鬐膏　驴鬐膏　犬胰并脂　羊脂、脑　牛脂、脑及髓　熊脂　鹿脂、脑　麋髓、脑**并入面脂，去䵟䵳，灭痕，悦色。**鼠头灰**鼻面皯。〔人部〕**人精**和鹰屎涂面，去黑子及瘢。**人胞**妇人劳损，面皯皮黑，渐瘦，和五味食之。**人口津**不语时，涂皯疱。

【**瘢痕**】**蒺藜**洗。**葵子**涂。**马齿苋**洗。**大麦**麸和酥傅。秋冬用小麦麸。**寒食饭**涂。**冬青子及木皮灰**入面脂。**真玉**摩面。**马蔺根**洗。**禹余粮**身面瘢痕，同半夏、鸡子黄涂，一月愈。**白瓷器**水摩。**冻凌**频摩。**热瓦**频摩。**白僵蚕**同白鱼、鹰屎涂。**鹰屎**白灭痕，和人精摩。同僵蚕、蜜摩。同白附子摩。同白鱼、蜜摩。**蜀水花**入面脂摩。**鸡子黄**炒黑拭之。**鸡屎白**炒。**羊髓　獭髓　牛髓　牛酥**并灭瘢痕。**鼠**煎猪脂摩。**猪脂**三斤，饲乌鸡取屎白，入白芷[①]、当归煎，去滓，入鹰屎白敷之。**轻粉**抓伤面，姜汁调涂。**铅粉**抓伤面，油调涂。

【**面疮**】〔草部〕**荠苨**酒服。**紫草　紫菀　艾叶**煎醋搽之。妇人面疮，烧烟熏，定粉搽。**蓖麻子**肺风面疮。同大枣、瓦松、白果、肥皂为丸，日洗。**土瓜根**面上痞疟，夜涂日洗。**凌霄花**两颊浸淫[②]，连及两耳，煎汤日洗。**何首乌**洗。**牵牛**涂。**甘松**面上风疮，同香附、牵牛末，日洗。**蛇床子**同轻粉。**曼陀罗花**〔谷菜果木〕**胡麻**嚼。**白米**并涂小儿面上甜疮。**黄粱米**小儿面疮如火，烧研，和蜜涂。**丝瓜**同牙皂烧，擦面疮。**枇杷叶**茶服，治面上风疮。**桃花**面上黄水疮，末服。**杏仁**鸡子白和涂。**银杏**和糟嚼涂。**柳絮**面上脓疮，同腻粉涂。**柳叶**洗面上恶疮。**木槿子**烧。〔土石〕**胡燕窠土**入麝。并搽黄水肥疮。**蜜陀僧**涂面疮。**黄矾**妇人颊疮频发，同胡粉、水银、泥涂[③]。**绿矾**小儿甜疮，枣包烧涂。**盐汤**拓面上恶疮。〔虫鳞〕**斑蝥**涂面上䵟䵳。**蚯蚓**烧。**乌蛇**烧。并涂面疮。**鲫鱼**头烧，和酱汁，涂面上黄水疮。〔禽兽〕**鸡内金**金腮疮，初生如米豆，久则穿蚀，同郁金傅。**羊须**香瓣疮，生面颐耳下，浸淫出水，同荆芥、干姜烧，入轻粉搽。**熊脂　鹿角**



# 鼻

（鼻渊，流浊涕，是脑受风热。鼻鼽，流清涕，是脑受风寒，包热在内。脑崩臭秽，是下虚。鼻窒，是阳明湿热，生息肉。鼻皶，是阳明风热[④]，及血热，或脏中有虫。鼻痛，是阴明热[⑤]）

【**渊鼽**】【**内治**】〔草菜〕**苍耳子**末，日服二钱，能通顶门。同白芷、辛夷、

① 芷：原脱。联系文意，据张本补入。
② 淫：原脱。联系文意，据张本补入。
③ 泥涂：张本作“和泥涂”。
④ 鼻皶，是阳明风热：张本作“鼻皶，是阳明热”。
⑤ 鼻痛，是阳明热：张本作“鼻痛，是阳明热”。

薄荷为末，葱、茶服。**防风**同黄芩、川芎、麦门冬、人参、甘草，末服。**川芎**同石膏、香附、龙脑，末服。**草乌头**脑泄臭秽。同苍术、川芎，丸服。**羌活　藁本　白芷　鸡苏　荆芥　甘草　甘松　黄芩　半夏　南星　菊花　菖蒲　苦参　蒺藜　细辛　升麻　芍药**并去风热痰湿。**丝瓜根**脑崩腥臭，有虫也，烧研服。〔果木〕**藕节**鼻渊。同芎䓖末服。**蜀椒　辛夷**辛走气，能助清阳上行通于天，治鼻病而利九窍。头风清涕，同枇杷花末，酒服。**栀子　龙脑香　百草霜**鼻出臭涕，水服三钱。〔石虫〕**石膏　全蝎　贝子**鼻渊脓血，烧研酒服。**烂螺壳【外治】荜茇**吹。**白芷**流涕臭水。同流黄、黄丹吹。**乌叠泥**吹。石绿吹鼻衄。**皂荚**汁，熬膏嗃之。**大蒜**同荜茇捣，安囟上，以熨斗熨之。**艾叶**同细辛、苍术、川芎末，隔帕安顶门，熨之。**破瓢灰**同白螺壳灰、白鸡冠灰、血竭、麝香末，酒醋艾上作饼，安顶门熨之。**车轴脂**水调，安顶门熨之。**附子**葱涎和贴足心。大蒜亦可。

**【窒息】【内治】**〔草菜〕**白薇**肺实鼻塞，不知香臭。同贝母、款冬、百部为末服。**天南星**风邪入脑，鼻塞结硬，流浊涕，每以二钱，同甘草、姜、枣煎服。**小蓟**煎服。**麻黄　白芷　羌活　防风　升麻　葛根　辛夷　川芎　菊花　地黄　白术　薄荷　荆芥　前胡　黄芩　甘草　桔梗　木通　水芹　干姜**〔果木〕**干柿**同粳米煮粥食。**毕澄茄**同薄荷、荆芥丸服。**槐叶**同葱、豉煎服。**山茱萸　釜墨**水服。**石膏**〔鳞兽〕**蛇肉**肺风鼻塞。**羊肺**鼻瘜。同白术、肉苁蓉、干姜、芎䓖为末，日服。**人中白【外治】细辛**鼻齆，不闻香臭。时时吹之。**瓜蒂**吹之。或加白矾，或同细辛、麝香，或同狗头灰。**皂荚　麻鞋灰　礜石　麝香**并吹。**蒺藜**同黄连煎汁，灌入鼻中，嚏出瘜肉如蛹。**苦瓠汁　马屎汁　地胆汁　狗胆**并滴。**狗头骨灰**入硇，日嗃之，肉化为水。**青蒿灰　龙脑香　硇砂**并滴。**桂心　丁香　蕤核　藜芦　石胡荽　熏草**并塞。**菖蒲**同皂荚末塞。**蓖麻子**同枣塞，一月闻香臭。**白矾**猪脂同塞。同硇砂点之，尤妙。同蓖麻、盐梅、麝香塞。**雄黄**一块塞，不过十日，自落。**铁锈**和猪脂塞，经日肉出。**蠮螉　狗脑　雄鸡肾**并塞鼻引虫。**猬皮**炙研塞。**醍醐**小儿鼻塞，同木香、零陵香煎膏，涂顶门，并塞之。

**【鼻干】黄米粉**小儿鼻干无涕，脑热也。同矾末，贴囟门。

**【鼻痛】石流黄**搽。**石硫赤**冷水调搽，一月愈。**酥　羊脂**并涂之。

**【鼻伤】猫头上毛**搽破鼻，剪碎和唾敷。**发灰**搽落耳、鼻，乘热急蘸灰，缀定，缚住勿动。

**【鼻毛】硇砂**鼻中生毛，昼夜长一二尺，渐圆如绳，痛不可忍，同乳香丸服十粒，自落。

**【赤皶】【内治】凌霄花**鼻上酒皶，同栀子末日服。同硫黄、胡桃、腻粉揩搽。**使君子**酒皶面疱。以香油浸润，卧时嚼三五个，久久自落。**苍耳叶**酒蒸焙研服。**栀子**鼻皶面疱。炒研，黄蜡丸服。同枇杷叶为末，酒服。**橘核**鼻赤酒皶。炒研三钱，同胡桃一个，擂酒服。**木兰皮**酒皶赤疮。醋浸晒研，日服。**百草霜**日服二钱。**蜂房**炙末酒服。**大黄**　**紫参**　**桔梗**　**生地黄**　**薄荷**　**防风**　**苦参**　**地骨皮**　**桦皮**　**石膏**　**蝉蜕**　**乌蛇**【外治】**黄连**鼻皶。同天仙藤灰，油调搽。**马蔺子**杵傅。**蜀葵花**夜涂旦洗。**蓖麻仁**同瓦松、大枣、白果、肥皂丸洗。**牵牛**鸡子白调，夜涂旦洗。**银杏**同酒糟嚼傅。**槲若**鼓瘤脓血，烧灰纳疮中，先以泔煮槲叶汁洗。**硫黄**同枯矾末，茄汁调涂，或加黄丹，或加轻粉。**轻粉**同硫黄、杏仁涂。**槟榔**同流黄、龙脑涂，仍研蓖麻、酥油搽。**大枫子**同硫黄、轻粉、大鳖子涂。**雄黄**同硫黄、水粉，乳汁调傅，不过三五次。或同黄丹。**鸬鹚屎**鼻赤，向猪脂涂。**雄雀屎**同蜜涂。**没石子**水调。**密陀僧**乳调。**鹿角**磨汁。**石胆**并涂擦。

【**鼻疮**】**黄连**同大黄、麝香搽鼻中。末，傅鼻下赤䘌。**玄参**　**大黄**同杏仁。**杏仁**和乳汁。**桃叶**研。**盆边零饭**烧。**辛夷**同麝。**黄柏**同槟榔。**芦荟**　**紫荆花**贴。**密陀僧**同白芷，**犬骨灰**　**牛骨灰**并主鼻中疮。**海螺蛸**同轻粉。**马绊绳灰**　**牛拳灰**并敷小儿鼻下赤疮。

# 唇



（脾热则唇赤或肿，寒则唇青或噤，燥则唇干或裂，风则唇动或㖞。虚则唇白无色，湿热则唇渖湿烂，风热则唇生核。狐则上唇有疮，惑则下唇有疮。）

【**唇渖**】〔草菜〕**葵根**紧唇湿烂，乍瘥乍发，经年累月，又名唇渖，烧灰和脂涂。**赤苋**　**马齿苋**　**蓝汁**并洗。**马芥子**傅。**缩砂**烧涂。〔果木〕**甜瓜**噙。**西瓜皮**烧噙。**桃仁**　**青橘皮**烧。**橄榄**烧。**黄柏**　**蔷薇根**汁调。**松脂**化。〔土石〕**东壁土**并涂。**杓上砂挑**去则疮愈。**胡粉**〔虫鳞〕**蛴螬**烧。**鳖甲**烧。**乌蛇皮**烧。**鳝鱼**烧。**五倍子**同诃子。〔禽人〕**鸡屎白**　**白鹅脂**　**人屎灰**　**头垢**　**膝垢**并和脂涂。

【**唇裂**】〔草谷〕**昨叶何草**唇裂生疮。同姜、盐捣擦。**黄连**泻火。**生地黄**凉血。**麦门冬**清热。**人参**生津。**当归**生血。**芍药**润燥。**麻油**〔果服〕**桃仁**　**橄榄仁**　**青布灰**　**屠几垢**〔虫禽〕**蜂蜜**　**猪脂**　**猪胰**　**酥**

【**唇肿**】〔草木〕**大黄**　**黄连**　**连翘**　**防风**　**薄荷**　**荆芥**　**蓖麻仁**　**桑汁**〔水石〕**石膏**　**芒硝**并涂。**井华水**下唇肿痛，或生疮，名驴觜风。以水常润之，乃可擦药。上唇肿痛生疮，名鱼口风。〔兽人〕**猪脂**唇肿黑，痛痒不可忍。以瓷刀去血，以古钱磨脂涂之。

【**唇核**】**猪屎汁**　**温服**

【**唇动**】**薏苡仁**风湿入脾，口唇瞤动䫇揭。同防己、赤小豆、甘草煎服。

**【唇青】青葙子　决明**并主唇口青。

**【唇噤】**〔草〕**天南星**擦牙，煎服。**葛蔓**灰，点小儿口噤。**艾叶**敷舌。**荆芥　防风　秦艽　羌活　芥子**醋煎，敷舌。**大豆**炒黑酒擦牙。〔木土〕**苏方木　青布**灰，酒服，仍烧刀上取汁搽。**白棘**钩水煎。**竹沥　荆沥　皂荚　乳香　伏龙肝**澄水服。〔虫兽〕**白僵蚕**发汗。**雀屎**水丸服。**鸡屎白**酒服。**白牛屎　牛涎　牛黄　猪乳　驴乳**并小儿口噤。

**【吻[①]疮】**〔草菜〕**蓝汁**洗。**葵根**烧。**瓦松**烧。**缩砂壳**烧，**越瓜**烧。〔果〕**槟榔**烧。**青皮　竹沥**和黄连、黄丹、黄柏涂。**白杨枝**烧。**鸡舌香　梓白皮**〔服器〕**青布**烧涂。**木履尾**煨，拄两吻，二七次。**箸头**烧。**几屑**烧涂。**东壁土**和胡粉。**胡燕窠土　新瓦末　胡粉**同黄连搽。**蜂蜜　龟甲**烧。**甲煎　甲香**并涂。**发灰**小儿燕口疮，饮服，并涂。

# 口舌

（舌苦是胆热，甘是脾热，酸是湿热，涩是风热，辛是燥热，咸是脾湿，淡是胃虚，麻是血虚，生胎是脾热闭，出血是心火郁，肿胀是心脾火毒，疮裂是上焦热，木强是风痰湿热，短缩是风热。舌出数寸有伤寒、产后、中毒、大惊数种。口糜是膀胱移热于小肠，口臭是胃火食郁。喉腥是肺火痰滞）

**【舌胀】**〔草谷〕**甘草**木强肿胀塞口，不治杀人。浓煎噙漱。**芍药**同甘草煎。**半夏　羊蹄　络石**并漱。**蓖麻油**捻熏。**附子尖**同巴豆。**黄葵花**同黄丹。**蒲黄**同干姜。**青黛**同朴硝、片脑。**赤小豆**同醋。**醋**和釜墨。**粟米**〔木部〕**桑根汁**并涂之。**龙脑香**伤寒舌出数寸，掺之随消。**冬青叶**舌胀出口。浓煎浸之。**巴豆**伤寒后舌出不收，纸卷一枚纳鼻中，自收。**黄柏**浸竹沥。**木兰皮**汁。**皂荚刺**灰煎汁。并漱重舌。**桂　甑带灰　箕舌灰**〔土石〕**伏龙肝**和醋，或加牛蒡汁。**金墨　黄丹**并涂重舌。**铁锁锈　铁落**并为末噙服。**铁秤锤**舌胀，咽生息肉，烧赤淬醋服。**蓬砂**姜片蘸，擦木舌。**玄精石**同牛黄、朱砂等掺。**白矾**同朴硝掺。同桂安舌下。**硝石**同竹沥含。**芒硝**同蒲黄掺。中仙茅毒，舌胀出口，以硝、黄下之。小儿舌胀塞口，紫雪、竹沥多服之。**朱砂**妇人产子，舌出不收，傅之，仍惊之，则入。**石胆　皂矾**〔虫鳞禽兽〕**五倍子**并掺之。**白僵蚕**或加黄连。蜂房炙。**鼠妇**杵。**海螵蛸**同鸡子黄。**鲫鱼头**烧。**蛇蜕灰**重舌重腭，并醋和掺。**鸡冠血**中蜈蚣毒，舌胀出口。浸之咽下。**五灵脂**重舌，煎醋漱。**三家屠肉**小儿重舌，切片磨之，即啼。**鹿角**炙熨，亦磨涂。**羊乳　牛乳**饮。**发灰**敷。**玄参　连翘　黄连　薄荷　升麻　防风　桔梗　赤芍药　大青　生地黄　黄芩　牛蒡子　牡丹**

① 吻：张本作“唇”。

皮　**黄柏**　**木通**　**半夏**　**茯苓**〔石〕**芒硝**　**石膏**

【舌胎】**薄荷**舌胎语涩。取汁，同姜、蜜擦。**生姜**诸病舌上生胎。以青布蘸井水抹后，时时以姜擦之。**白矾**小儿初生，白膜裹舌，刮出血，以少许敷之，否则发惊。

【舌衄】〔草谷〕**生地黄**同阿胶末，米饮服。汁和童尿酒服。**黄药子**同青黛水服。**蒲黄**同青黛水服，并敷之。同乌贼骨傅。**香薷**煎汁。日服三升。**大小蓟**汁，和酒服。**蓖麻**油点灯熏鼻自止。**茜根**　**黄芩**　**大黄**　**升麻**　**玄参**　**麦门冬**　**艾叶**　**飞罗面**水服。**豆豉**水煎服。**赤小豆**绞汁服。〔木石〕**黄柏**蜜炙，米饮服。**槐花**炒服并掺。**龙脑**引经。**栀子**　**百草霜**同蚌粉服。醋调涂。**石膏**〔虫人〕**五倍子**同牡蛎、白胶香掺。**紫金沙**蜂房顶也。同贝母、芦荟，蜜丸水服。**发灰**水服一钱。或加巴豆，同烧灰。

【强痹】**雄黄**中风舌强。同荆芥末，豆淋酒服。**醋**小儿舌强肿，和饴含之。**乌药**固气舌麻。**皂荚**　**矾石**并擦痰壅舌麻。**人参**主气虚舌短。**黄连**　**石膏**主心热舌短。

【舌苦】**柴胡**　**黄芩**　**苦参**　**黄连**　**龙胆**泻胆。**麦门冬**清心。**枳椇**解酒毒。

【舌甘】**生地黄**　**芍药**　**黄连**

【舌酸】**黄连**　**龙胆**泻肝。**神曲**　**萝卜**消食，嚼。

【舌辛】**黄芩**　**栀子**泻肺。**芍药**泻脾。**麦门冬**清心。

【舌淡】**白术**燥脾。**半夏**　**生姜**行水。**茯苓**渗湿。

【舌咸】**知母**泻肾。**乌贼骨**淡胃。

【舌涩】**黄芩**泻火。**葛根**生津。**防风**　**薄荷**去风热。**半夏**　**茯苓**去痰热。

【口糜】【内治】〔草部〕**桔梗**同甘草煎服。**麦门冬**　**玄参**　**赤芍药**　**连翘**　**秦艽**　**薄荷**　**升麻**　**黄连**　**黄芩**　**生地黄**　**知母**　**牡丹**　**木通**　**甘草**　**石斛**　**射干**　**附子**口疮。久服凉药不愈，理中加附子反治之，含以官桂。〔果木〕**栗子**小儿口疮，日煮食之。**蜀椒**口疮久患者，水洗面拌煮熟，空腹吞之，以饭压下，不过再服。**龙脑**经络火邪，梦遗口疮，同黄蜜，丸服。**地骨皮**口舌糜烂，同柴胡煎服。**黄柏**　**茯苓**　**猪苓**〔金石〕**朴硝**　**蓬砂**　**石膏**　**滑石**　**青钱**口内热疮，烧淬酒饮。**猪膏**口疮塞咽，同黄连煎服。

【噙漱】**细辛**口舌生疮糜烂。同黄连或黄柏末掺之，名赴筵散。外以醋调贴脐。**黄连**煎酒呷含。同干姜末掺之，名水火散。**升麻**同黄连末噙。**甘草**同白矾。**天门冬**口疮连年，同麦门冬、玄参丸噙。**蔷薇根**日久延及胸中，三年已上者，浓煎含漱。夏用枝叶。**大青叶**浸蜜。**蘘荷根**汁。**蛇莓**汁。**牛膝**　**忍冬**并漱口疮。**蒲黄**　**黄葵花**烧。**赤葵茎**　**缩砂壳灰**　**角蒿灰**并涂口疮。**贝母**小儿口生白疮，如鹅口疮，为末，入蜜抹之，日五六上。**白及**乳调。**燕脂**乳调。**黍米**嚼。**赤小豆**醋调。并涂小儿鹅口。**豉**口舌疮，炒焦，含一夜愈。**米醋**浸黄柏。**萝卜汁**　**姜汁**并漱满口烂疮。**瓠**烧，涂口鼻中肉烂痛。**茄科**烧，同盐敷口中生蕈。**茄蒂灰**　**桃枝**煎漱。**杏仁**少入腻粉，卧时细嚼吐涎。**槟榔**烧，入轻粉掺。**甜瓜**含。**西瓜**含。**细茶**同甘草。**皂荚灰**　**梧桐子灰**　**没石子**同甘草。并掺口疮。**黄柏**口舌疮，蜜浸含之。同青黛掺，同铜绿掺，同滑石、五倍子掺，同荜茇煎醋漱。**乳香**白口疮，同没药、雄黄、轻粉涂。赤口疮，同没药、铜绿、枯矾涂。**楝根**口中漏疮，煎服。**冬青叶汁**　**黄竹沥**　**小柏汁**并含漱。**桂**同姜汁，涂于虚口疮及鹅口。**桑汁**　**柘浆**　**甑带灰**并涂鹅口。**甑垢**口舌生疮，利涂即愈。**乌叠泥**或加蓬砂，**釜墨**　**胡粉**猪髓和。**黄丹**蜜蒸。**蜜陀僧**煅研。**铁销**水调。**黑石脂**并涂口疮。**铜绿**同白芷掺，以醋漱之。**水银**口疮，同黄连煮热含之。**寒水石**口疮隔热，煅，和朱砂、片脑掺之。**朴硝**口舌生疮，含之，亦擦小儿鹅口，或加青黛，或入寒水石，少入朱砂。**白矾**漱鹅口。同朱砂敷小儿鹅口。同黄丹掺。**莲砂**同硝石含。**胆矾**煅。**蜂蜜**　**竹蜂蜜**并涂口疮。**五倍子**掺之，立可饮食。同黄柏、滑石，或加蜜陀僧。或同青黛、铜绿，治大人、小儿白口疮，似木耳状，急者吹入咽喉。**蚕茧**包蓬砂焙研，掺。**白僵蚕**炒研蜜和。**晚蚕蛾**　**蚕纸灰**　**鲫鱼头**烧，并掺。**蛇皮**拭。**鸡内金**烧傅一切口疮。**白鹅屎**敷鹅口。**羊胫髓**同胡粉涂。**牛羊乳**含。**酥**含。**鹿角**磨汁，涂鹅口。**人中白**同枯矾，涂口疮、鹅口。

**【上治】天南星**同蜜陀僧末，醋调贴眉心，二时洗去。**巴豆**油纸贴眉心。或贴囟门，起泡，以菖蒲水洗去。

**【下治】细辛**醋调贴脐。**生南星**或加草乌，或加黄柏。**生半夏**　**生附子**　**吴茱萸**或加地龙。**密陀僧**　**汤瓶硷**并醋调贴足心。**生硫黄**　**生矾硝石**俱水入少面调，贴足心。**黄连**同黄芩、黄柏，水调，贴足心。**白矾**化汤濯足。

**【口臭】**〔草菜〕**大黄**烧研揩牙。**细辛**同白豆蔻含。**香薷**　**鸡苏**　**藿香**　**益智**　**缩砂**　**草果**　**山姜**　**高良姜**　**山柰**　**甘松**　**杜若**　**香附**掺牙。**黄连**　**白芷**　**薄荷**　**荆芥**　**芎䓖**　**蒲**　**茴香**　**时萝**　**胡荽**　**邪蒿**　**莴苣**　**生姜**　**梅脯**　**橄榄**　**橘皮**　**橙皮**　**卢橘**　**蜀椒**　**茗沙糖**　**甜瓜子**　**木樨花**　**乳香龙脑及子无患子仁**　**丁香**　**檀香**〔水石〕**井华水**正旦含，吐厕中。**蜜陀僧**醋调漱。**明矾**入麝香，擦牙。**蓬砂**　**食盐**　**石膏**　**象胆**

**【喉腥】知母**　**黄芩**并泻肺热，喉中腥气。**桔梗**　**桑白皮**　**地骨皮**　**五味子**　**麦门冬**

# 咽　喉

（咽痛是君火，有寒包热。喉痹是相火，有嗌疸，俗名走马喉痹，杀人最急，惟火及针蜂效速，次则拔发咬指，吐痰畜鼻。）

**【降火】**〔草部〕**甘草**缓火，去咽痛，蜜炙煎服。肺热，同桔梗煎。**桔梗**去肺热，利咽嗌。喉痹毒气，煎服。**知母**　**黄芩**并泻肺火。**薄荷**　**荆芥**　**防风**并散风热。**玄**

**参**去无根之火。急喉痹，同鼠粘子末服。发斑咽痛，同升麻、甘草煎服。**蠡实**同升麻煎服。根、叶同。**恶实**除风热，利咽膈。喉肿，同马蔺子末服。悬痈肿痛，同甘草煎咽，名开关散。**牛蒡根**捣汁服，亦煎。**射干**喉痹咽痛，不得消息，利肺热，捣汁服，取利。**灯笼草**热咳咽痛，末服，仍醋调外涂。**白头翁**下痢咽痛，同黄连、木香煎服。**麦门冬**虚热上攻咽痛。同黄连丸服。**缩砂**热咳咽痛，为末水服。**悬钩子茎**喉塞，烧研水服。**蔷薇根**尸咽，乃尸虫上蚀，痛痒，语声不出，同甘草、射干煎服。**栝楼皮**咽喉肿痛，语声不出，同僵蚕、甘草末服。**乌敛莓**同车前、马蔺杵汁咽。**络石**喉痹欲死，煎水呷之。**马勃**蜜水揉呷。马喉痹，同火硝吹之。**龙胆**　**大青**　**红花**　**鸭跖草**　**紫葳**并捣汁服。**榼藤子**烧。**鹅抱**　**忍冬**并煎酒服。**通草**含咽，散诸结喉痹。**灯心草**烧灰，同盐吹喉痹甚捷。同蓬砂，同箬叶灰皆可。同红花灰，酒服一钱，即消。**葛蔓**卒喉痹，烧服。**木通**咽痛喉痹，煎水呷。**商陆**熨、炙，及煎酒涂顶。**白芷**同雄黄水和，涂顶。**都管草**　**百两金**　**钗子股**　**辟虺雷**　**蒺藜**　**谷精草**　**蛇含**　**番木鳖**　**九仙子山豆根**　**朱砂根**　**黄药子**　**白药子**　**苦药子**并可咽，及煎服，末服，涂喉外。〔谷菜〕**豆豉**咽生瘜肉。刺破出血，同盐涂之，神效。**白面**醋和涂喉外。**水苦荬**磨服。**精酱茄**　**丝瓜汁**〔果木〕**西瓜汁**　**橄榄**　**无花果**　**苦茗**并噙咽。**吴茱萸**醋调涂足心。**李根皮**磨水涂顶，先以皂末吹鼻。**黄柏**酒煮含。喉肿，醋敷之。**龙脑香**同黄柏、灯心、白矾烧吹。**梧桐泪**磨汁扫。**槐花**　**槐白皮**　**诃黎勒**　**盐麸子**　**皋芦**　**朴硝**并含咽，煎服，末服。**不灰木**同玄精石、真珠丸服。**石蟹**磨汁，及涂喉外。**黑石脂**口疮咽痛。**食盐**点喉风、喉痹、咽痛甚效。**戎盐**　**盐蟹汁**〔兽部〕**牛涎**并含咽。**牛靥**喉痹。**猪肤**咽痛。**沙牛角**喉痹欲死，烧研酒服。**牛鼻拳**烧灰，缠喉风。**猪胆**腊月盛黄连、朴消，风干吹之。**腊猪尾**烧灰，水服。**败笔头**饮服二钱。**鼠肚**　**人尿**并含咽，或入盐。

【风痰】〔草部〕**羌活**喉闭口噤，同牛蒡子煎灌。**升麻**风热咽痛，煎服，或取吐。**半夏**咽痛，煎醋呷。喉痹不通，吹鼻。同巴豆、醋同熬膏化服，取吐。**天南星**同白僵蚕末服。**菖蒲汁**和铁锤酒服。**贝母**　**细辛**　**远志**并吹之。**蛇床子**冬月喉痹，烧烟熏之，其痰自出。**蓖麻油**烧燃熏蜂，其毒自破。仁，同朴消，研水服，取吐。**麻黄**尸咽痛痒，烧熏。**苍耳根**缠喉风，同老姜研酒服。**木贼**烧服一钱，血出即安。**高良姜**同皂荚吹鼻。**马蔺根**　**艾叶**　**地松**　**马蹄香**　**箭头草**　**益母草**　**虾蟆**衣同霜梅。**萱草根**　**瑞香花根**　**紫菀根**　**牛膝**并杵汁入酢灌之，取吐，甚则灌鼻。**藜芦**　**恒山**　**钩吻**　**莽草**　**荛花**并末，吐痰。**白附子**同矾涂舌。**草乌头**同石胆吹。**天雄附子**蜜炙含。**蔺茹**　**云实根汁**〔谷菜〕**饴糖**　**大豆汁**并含咽。**粳谷奴**走马喉痹，研服立效。**稻穰**烧煤和醋灌鼻，追痰。**麻子**尸咽，烧服。**青蘘**飞丝入咽，嚼咽。**韭根**　**薤根**　**芥子**并傅喉外。**葱白**　**独蒜**并塞鼻。**百合**　**桑耳**并浸蜜含。**生姜汁**和蜜服，治食诸禽中毒，咽肿痹。**萝卜子**〔果木〕**秦椒**　**瓜蒂**并吐风痰。**桃皮荔枝根**并煮含。**榧子**尸咽，杀虫。**杏仁**炒，和桂末服。**白梅**同生矾含。**山柑皮**　**桂皮**　**荆沥**并含咽。**干漆**喉痹欲死，烧烟吸之。**巴豆**烧烟熏焠。纸卷塞鼻。**皂荚**急喉痹，生研点之，即破，外以醋调涂之。挪水灌。**乌药**煎醋。**桐油**　**无患子**研灌，并吐风痰。**楮实**水服一个。**枣针**烧服。**枸橘叶**咽喉成漏，煎服。**胡颓根**喉痹煎酒。**紫荆皮**　**竹叶**　**百草霜**并煎服。〔土器〕**梁上尘**同枯矾、盐、皂，吹。**土蜂窠**擦舌根。**漆箸**烧烟熏焠。**故甑蔽**烧服。**履鼻绳**尸咽，烧服。**牛鼻拳灰**〔金石〕**绿矾**并吹喉。**白矾**生含，治急喉闭。同盐，点一切喉病。巴豆同枯过，治喉痹甚捷。猪胆盛过，吹。新砖浸取霜，吹。**蓬砂**含咽，或同白梅丸，或同牙消含。**硇砂**悬痈卒肿，绵裹含之。喉痹口噤，同马牙消点之。**代赭石**　**马衔**并煎汁服。**车辖**烧，淬酒饮。**铁秤锤**烧淬，菖蒲汁饮。**铅白霜**同甘草含，或同青黛丸噙。**银朱**同海螵蛸吹。**雄黄**磨水服。同巴豆研服，取吐下。或入瓶烧烟熏鼻，追涎。**石胆**吹喉痹神方，或入牙皂末。**马牙消**同僵蚕末、蓬砂，吹。**硝石**〔虫部〕**天浆子**并含咽涂。**白僵蚕**喉痹欲死，姜汁调灌。或加南星，加石胆，加白矾，加甘草，加蜂房，同乳香烧烟熏。**蚕蜕纸灰**蜜丸含。**桑螵蛸**烧，同马勃丸服。**壁钱**同白矾烧吹。**蜘蛛**焙研吹。**五倍子**同僵蚕、甘草、白梅丸含，自破。**土蜂子**嗌痛。**蜂房灰**〔鳞介〕**海螵蛸**并吹。**黄颡鱼**颊骨烧灰，茶服三钱。**鲤鱼**同灶底土，涂喉外。**鳢鱼胆**水化灌之。**青鱼胆**含咽。或灌鼻，取吐。或盛石胆，阴干，吹。**鲛鱼胆**和白矾扫喉，取吐。**龟胆**薄荷汁灌，取吐。**蛇蜕**烧烟吸之。裹白梅含。同当归末酒服，取吐。**牡蛎**〔禽兽〕**鸡内金**烧吹。**鸡屎白**含咽。**雄雀屎**水服。**沙糖**丸含。**猪脑**喉痹已破，蒸熟，入姜食之。

## 音　声

（音有肺热，有肺痿，有风毒入肺，有虫食肺。哑有寒包热，有狐惑。不语有失音，有舌强或痰迷，有肾虚喑痱）

**【邪热】**〔草部〕**桔梗**　**沙参**　**知母**　**麦门冬**并除肺热。**木通**　**菖蒲**并出音声。小儿卒喑，麻油泡汤服。**黄芩**热病声喑。同麦门冬丸服。**人参**肺热声哑，同诃子末噙。产后不语，同菖蒲服。**牛蒡子**热时声哑。同桔梗、甘草煎服。**青黛**同薄荷，蜜丸含。**马勃**失声不出，同马牙消，沙糖丸服。**燕覆子**续五脏断绝气，使语声气足。**灯笼草**　**栝楼**　**甘草**　**贝母**〔谷部〕**赤小豆**小儿不语，酒和傅舌。**萝卜**咳嗽失音，同皂荚煎服。汁，和姜汁服。**胡麻油**〔果木〕**梨汁**客热中风不语，卒暗风不语。同竹沥、荆沥、生地汁熬膏服。**柿**润声喉。**槐花**炒嚼，去风热失音。**栀子**去烦闷喑症。**诃黎勒**小便煎汁含咽。感寒失音，同桔梗、甘草、童尿，并水煎服。久咳嗽失音，加木通。**杉木灰**淋水饮，治肺壅失音。**乳香**中风口噤不语。**荆沥**　**竹沥**　**竹叶**煎汁。**天竺黄**并治痰热失音，中风不语。**地骨皮**　**桑白皮**〔虫兽〕**蝉蜕**哑病，为末水服。**虾蟆胆**小儿失音不语，点舌尖上，立效。**鸡子**开喉声。**犀角**风热失音。**猪脂**肺伤失音。同生姜煮，蘸白及末食。**猪油**肺热暴喑，一斤炼，入白蜜，时服一匙。**酥**　**人乳**失音，和竹沥服。卒不得语，和酒服。中风不语，舌强，和酱汁服。**人尿**久咳失声。

**【风痰】**〔草谷〕**羌活**贼风失音。中风口噤不语，煎酒饮，或炒大豆投之。小儿，同僵蚕，入麝香、姜汁服。**蘘荷根**风冷失音，汁和酒服。**天南星**诸风口噤不语。同苏叶、生姜煎服。小儿痫后失音，煨研，猪胆汁服。**荆芥**诸风口噤不语，为末，童尿酒服。**黄芪**风喑不语，同防风煎汤熏之。**红花**男女中风，口噤不语，同乳香服。**远志**妇人血噤失音。**白术**风湿舌木强。**防己**毒风不语。**附子**口卒噤喑，吹之。**白附子**中风失音。**黑大豆**卒然失音，同青竹箅子煮服。卒风不语，煮汁或酒含之。**豉汁**卒不得语，入美酒服。**酒**咽伤声破。同酥调干姜末服。**干姜**卒风不语，安舌下。**生姜汁**〔果木〕**橘皮**卒失音，煎呷。**杏仁**润声气，卒哑。同桂含之。蜜、酥煮丸噙。生吞，主偏风失音不语。**榧子**尸咽痛痒，语音不出，有虫食咽，同芜荑、杏仁、桂丸噙。**桂**风僻失音，安舌下咽汁。同菖蒲煎服。**楮枝、叶**卒风不语，煮酒服。**东家鸡栖木**失音不语。烧灰水服，尽一升，效。〔石器〕**蜜陀僧**惊气入心，喑不能言，茶服一匙，平肝去怯也。**雄黄**中风舌强，同荆芥末，豆淋酒服。**矾石**中风失音，产后不语，汤服一钱。痰盛多服，吐之。**孔公孽**令喉声圆。**履鼻绳**尸咽，语声不出，有虫，烧灰水服。**梭头**失音不语，刺手心，痛即语。〔虫介〕**白僵蚕**中风失音，酒服。**五倍子**　**百药煎龟尿**中风舌喑不语，小儿惊风不语，点舌下。**真珠**卒忤不语，鸡冠血丸，纳口中。〔禽人〕**鸡屎白**中风失音，痰迷，水煮服。**乱发灰**中风失音，百药不效，同桂末酒服。

## 牙　齿

（牙痛，有风热，湿热，胃火，肾虚，虫龋。）

**【风热、湿热】**〔草部〕**秦艽**阳明湿热。**黄芩**中焦湿热。**白芷**阳明风热。同细辛掺。入朱砂掺。**黄连**胃火湿热。牙痛恶热，揩之立止。**升麻**阳明本经药，主牙根浮烂疳䘌。胃火，煎漱。**羌活**风热，煮酒漱。同地黄末煎服。**当归**　**牡丹**　**白头翁**　**薄荷**风热。**荆芥**风热，同葱根、乌桕根煎服。**细辛**和石灰掺。**缩砂仁**嚼。**荜茇**并去口齿浮热。同木鳖子嗅鼻，如神。**附子尖**同天雄尖、蝎梢末，点之即止。**大黄**胃火牙痛，烧研揩牙，同地黄贴之。**生地黄**牙痛牙长，并含咋之。食蟹龈肿，皂角蘸汁炙研、掺之。**苍术**盐水浸烧，揩牙，去风热、湿热。**香附**同青盐、生姜，日擦固齿，同艾叶煎漱。**牛蒡根**热毒风肿，取汁入盐熬膏，涂龈上。**积雪草**塞耳。**红豆蔻**　**酸草**　**鹅不食草**并嗅鼻。**山柰**入麝，擦牙吹鼻。**芎䓖**　**山豆根**　**大戟**并咬含。**木鳖子**磨醋。**高良姜**同蝎。**青木**

**香**并擦牙。**薰草**同升麻、细辛。**屋游**同盐。**栝楼皮**同蜂房。**鹤虱**　**地菘**　**红灯笼枝**　**巴蕉汁**　**苍耳子**　**恶实**　**青蒿**　**猫儿眼睛草**　**瓦松**同矾。**蔷薇根**〔谷菜〕**薏苡根**　**胡麻**　**黑豆**并煎漱。**萝卜**　**莳萝**并嗅鼻。**水芹**利口齿。**赤小豆**　**老姜**同矾。**干姜**同椒。**鸡肠草**同旱莲、细辛。**苋根**烧。**灰藋**烧。**茄科**烧。**丝瓜**烧。并同盐擦。**大蒜**煨擦。**芸苔子**同白芥子、角茴嗅鼻。**马齿苋**汁。**木耳**同荆芥。**壶卢子**〔果木〕**桃白皮**同柳、槐皮。**李根白皮**并煎漱。**胡椒**去齿根浮热。风、虫、寒三痛，同绿豆咬之。同荜茇塞孔。**荔枝**风牙痛，连壳入盐烧揩。**瓜蒂**风热痛，同麝香咬。**蜀椒**坚齿。风、虫、寒三痛，同牙皂煎醋漱。**吴茱萸**煎酒。**荷蒂**同醋。**秦椒**　**杉叶**风虫，同芎䓖、细辛煎酒漱。**松叶松节**并煎水，入盐或酒漱。**松脂**揩。**桂花**风虫牙痛。**辛夷**面肿引痛。**乳香**风虫嚼咽。**地骨皮**虚热上攻，同柴胡、薄荷，水煎漱。**槐枝**　**柳白皮**　**白杨皮**　**枳壳**　**臭橘皮**　**郁李根**　**竹沥**　**竹叶**同当归尾煎。**荆茎**同荆芥、荜茇煎。**郁李根**并煎漱。**没石子**　**皂荚**同盐、矾烧。**肥皂荚**同盐烧。**无患子**同大黄、香附、盐煅。**丁香**远近牙疼。同胡椒、荜茇、全蝎末点之，立止。**枫香**年久齿痛。龙脑同朱砂。〔土石〕**蚯蚓泥**烧。并揩牙。**壁上尘土**同盐烧，嗅鼻。**金钗**烧烙。**白银**风牙，烧赤，淬火酒，漱之即止。**石膏**泻胃火。同荆芥、防风、细辛、白芷末，日揩。**白矾**煎漱，止血，及齿碎。**黄矾**漱风热牙疼。**食盐**揩牙洗目，坚牙明目，止宣露。卧时封龈，止牙痛出血。槐枝煎过，去风热。皂角同烧，去风热。**青盐**同上。**川椒**煎干，揩牙，永无齿疾。**朴硝**皂荚煎过，擦风热，及食蟹龈肿。**雄黄**同干姜嗅鼻。**铅灰**〔虫禽兽部〕**白僵蚕**同姜炒。**蚕退纸**灰并揩擦。**露蜂房**同盐烧擦。同全蝎擦。同细辛漱，煎酒漱。**百药煎**风热，泡汤含。同玄胡索末、雄黄末擦。**白马头蛆**取牙。**全蝎**　**五灵脂**恶血齿痛，醋煎漱。**雄鸡屎**烧咬。**羊胫骨灰**湿热。同当归、白芷擦。**诸朽骨**风热，煨咬。

**【肾虚】**〔草菜〕**旱莲草**同青盐炒焦，揩牙，乌须固齿。**补骨脂**同青盐日揩。风虫，同乳香。**蒺藜**打动牙痛，擦漱。**骨碎补**同乳香塞。**独蒜**熨。**甘松**同硫黄煎漱。**牛膝**含漱。**地黄**〔石兽〕**石燕子**揩牙，坚固、止痛及齿疏。**硫黄**肾虚，入猪脏煮丸服。**羊胫骨灰**补骨。

**【虫䘌】**〔草部〕**桔梗**同薏苡根，水煎服。**大黄**同地黄贴。**镜面草**　**蜀羊泉**　**紫蓝**并点。**雀麦**同苦瓢叶煎醋炮，纳口中，引虫。**覆盆子**点目取虫。**荜茇**同木鳖子嗅鼻。同胡椒塞孔。**细辛**　**莽草**　**苦参**　**恶实**并煎漱。**附子**塞孔，又塞耳。**羊踯躅**蜡丸。**藤黄**　**乌头**　**草乌头**　**天南星**　**芫花**并塞孔。**山柰**　**莨菪子**　**艾叶**〔菜谷〕**韭子**并烧烟熏。**韭根**同泥贴，引虫。**茄根**汁涂，烧灰贴。**烧酒**浸花椒漱。〔果木〕**银杏**食后生嚼一二枚。**地椒**同川芎揩。**杨梅根皮**　**酸榴根皮**　**吴茱萸根**并煎漱。**杏仁煎**漱或烧烙。**桃橛**烧汁滴。**桃仁**　**柏枝**并烧烙。**皂荚子**醋煮烙之。**胡桐泪**为口齿要药。热湿牙痛，及风疳䘌齿骨槽风，为末，入麝，夜夜贴之。宣露臭气，同枸杞根漱。䘌黑，同丹砂、麝香掺。巴豆风虫，绵裹咬。烧烟熏，同蒜塞耳。**阿魏**同臭黄塞耳。**丁香**齿疳䘌露黑臭，煮汁食。同射干、麝香揩。**海桐皮**煮汁并漱。**槐白皮**　**枸橘刺**　**鼠**

李皮　地骨皮醋。枫柳皮　白杨皮　白棘刺并煎漱。樟脑同朱砂揩。同黄丹、肥皂塞孔。惣白皮塞孔，牙自烂。乳香同椒，或巴豆，或矾，塞孔。松脂　芦荟　芜荑　天蓼根〔金石〕花硷　石碱并塞孔。针铧头积年齿䘌，烧赤，入硫黄、猪脂熬沸，柳枝揾药烙之。砒霜同黄丹，蜡丸塞耳。石灰风虫，和蜜煅擦。沙糖和塞孔。雄黄和枣塞。硇砂塞孔。轻粉同黄连掺。土朱同荆芥掺。绿矾〔虫鳞〕五倍子并掺。蟾酥同胡椒丸咬。蜘蛛烙研，入麝掺。地龙化水和面塞孔，上傅皂荚末。同玄胡索、荜茇末，塞耳。钱窠包乳香烧，纳孔中。包胡椒塞耳。石蜜　竹蜂　蚺蛇胆同枯矾、杏仁掺。鳞蛇胆　海虾〔禽兽〕雀屎　燕屎并塞孔。夜明砂同蟾酥丸咬。啄木鸟烧纳孔中。舌，同巴豆咬之。猪肚咬之引虫。熊胆同猪胆、片脑搽。麝香咬之，二次断根。豺皮灰傅。

【齿疏】沥青入细辛掺。寒水石煅，同生炉甘石掺。

【齿长】白术牙齿日长，渐至难食，名髓溢，煎水漱之。生地黄咋之。

【齿缺】银膏补之。

【生齿】雄鼠脊骨研揩即生。雄鼠屎日拭一枚，三七日止。黑豆牛屎内烧存性，入麝掺之，勿见风，治大人小儿牙齿不生，牛屎中豆尤妙。路旁稻粒点牙落处，一七下自生。乌鸡屎雌雄各半，入旧麻鞋灰、麝香少许，擦之。

【齿䶗】胡桃食酸齿䶗，嚼之即解。

【妒齿】地骨皮妒齿已去，不能食物，煎水漱之。



## 须　发

【内服】〔草部〕菊花和巨胜、茯苓，蜜丸服，去风眩，变白不老。旱莲内煎膏服，外烧揩牙，乌髭发，益肾阴。汁涂，眉发生速。作膏点鼻下，添脑。常春藤　扶芳藤　络石　木通　石松并主风血，好颜色，变白不老，浸酒饮。白蒿　青蒿　香附并长毛发。茜草汁，同地黄熬膏服。地黄九蒸九晒，日噙。牛膝　麦门冬　肉苁蓉　何首乌　龙珠　旱藕　瞿麦〔谷菜〕青精饭　黑大豆　白扁豆　大麦　胡麻九蒸九晒。马齿苋　繁缕韭　姜　蔓荆子〔果木〕胡桃　蜀椒并入服，变白生毛发。干柿同枸杞子丸服，治女人蒜发。榴花和铁丹服，变白如墨。松子　槐实　秦皮　桑寄生　放杖木　女贞实　不凋木　鸡桑叶　南烛并久服变白，乌须发。桑椹蜜丸服，变白。〔介石〕鳖肉长须发。自己发灰同椒煅酒服，发不白，名还精丹。石灰发落不止，炒赤浸酒服。

【发落】〔草部〕半夏眉发堕落，涂之即生。骨碎补病后发落，同野蔷薇枝煎刷。香薷小儿发迟，同猪脂涂。茉莉花蒸油。蓬蘽子榨汁。巴蕉油　蓖麻子　金星子　兰草　蕙草　昨叶何草并浸油梳头，长发令黑。土马鬃灰。乌韭灰。水萍　水苏　蜀羊泉　含水藤〔谷菜〕胡麻油及叶　大麻子及叶并沐，日梳，长发。公英

**旱莲**并揩牙乌须。**生姜**擦。**莴苣子　白菘子油　芸苔子油**〔果木〕**甜瓜叶汁**并涂发，令长黑。**榧子**同胡桃、侧柏叶浸水，梳发不落。**枣根**蒸汁。**榠楂　木瓜**并浸油。**蜀椒**浸酒。**柏子油　辛夷　松叶**并浸油、水涂头，生毛发。**侧柏叶**浸油，生发。烧汁，黑发。和猪脂，沐发长黑。根皮，生发。**皂荚**地黄、姜汁炙研，揩牙乌须。**樗叶**同椿根、楸叶汁，涂秃生发。**楸叶汁　蔓荆子**同猪脂。**桑椹**浸水。并涂头，生毛发。**桐叶**同麻子煮米泔，沐发则长。连子蒸取汁，沐发则黑。**桑白皮**同柏叶，沐发不落。**山茶子**掺发解膩。**合欢木皮灰　槐枝灰　石荆**〔禽兽〕**雁骨灰**并沐头长发。**鸡子白　猪胆**沐头解膩。**雁肪　鸨脂鸡肪　猪鬐膏　熊脂及脑**并沐头生发。**豹脂**朝涂暮生。**犬乳**涂赤发。**羚羊角**灰，同牛角灰、猪脂，涂秃发。**羊屎灰**淋汁沐头，生发。和猪脂，变发黄赤。**猪屎**灰，涂发落。**发灰**油煎枯，涂发黑长。

**【发白】**〔草菜谷部〕**栝楼**同青盐、杏仁煅末，拔白易黑，亦揩牙。**百合　姜皮**并拔白易黑。**狼把草　黑豆**煎醋染发。**大麦**同铁砂、没石子。**荞麦**同铁砂。〔果木〕**酸石榴**并染须发。**胡桃**和胡粉，拔白生黑。烧，同贝母，揩牙乌须。青皮皮肉及树皮根，皆染须发。**余甘子**合铁粉，涂头生须发。**橡斗　毗黎勒浆　椰子浆　盐麸子　菱壳　芰花　莲须　红白莲花**并涂须发。**鸡舌香**同姜汁，拔白生黑。**詹糖香**同胡桃皮涂，发黑如漆。**梧桐子汁**点孔生黑。木皮，和乳汁涂须。**槵皮**包侧柏，烧熏香油烟，抹须发即黑。**乌桕子油　乌桕皮　诃黎勒　没石子　婆罗得**〔金石〕**黑铅**梳白发，烧灰染发。**胡粉**同石灰染须。**铅霜**梳须发。**铅丹**染。**铜钱锈**磨油，涂赤发秃落。**铁热**染。**生铁**浸水。**铁砂**和没石子染。**石灰**染。**绿矾**同薄荷、乌头、铁浆水染。**赤铜屑**〔虫兽〕**五倍子**炒，同赤铜屑诸药，为染须神方。**百药煎　水蛭**同龟尿捻须，自黑。**蜗牛**同金墨埋马屎中，化水染须妙。**蜜　蜡　鳖脂　猪胆　狗胆　犬乳**并点白生黑。

**【生眉】**〔草谷〕**白鲜皮**眉发脆脱。**香附**长须眉。**苦参　仙茅**大风，眉发堕落。**昨荷叶草**生眉发膏为要药。**半夏**眉发堕落，涂之即生。茎涎同。**鳢肠汁**涂眉发，生速。**乌麻花**浸油。〔菜木〕**芥子**同半夏、姜汁。**蔓菁子**醋和。并涂。**生姜**擦。**柳叶**同姜汁，擦眉落。**白矾**眉发脱落，蒸饼丸服。**雄黄**和醋涂。**雁肪**涂。**狗脑**眉发火瘢不生，和蒲黄，日三傅之。**蒜汁**眉毛动摇，日不能眊，唤之不应，和酒服，即愈。

## 胡　臭

（有体臭，腋臭，漏臭）

**【内治】花蜘蛛**二枚，捣烂酒服，治胡臭。**鳝鱼**作臛，空肠饱食，覆取汗，汗出如白胶，从腰脚中出，后以五木汤浴之，慎风一日，每五日一作。**水乌鸡**生水中，形似家鸡，香油入姜汁四两，炒熟，用酒醋三、四碗同食，嚼生葱下，被盖出汗，数次断根，不忌口。

**【外治】**〔草谷〕**苏子**捣涂。**青木香**切片，醋浸一宿夹之，数次愈。**郁金**鸦、鹘等一切臭。**木馒头**煎洗后，以炉底末傅。**甘遂**二两为末，掺新杀牙猪肉上，乘热夹之，内服热甘草汤，必大泄，气不可近。**百草灰**水和熏洗，酥和饼夹之，干即易，疮出愈。**马齿苋**杵团入袋盛，泥裹火烧过，入蜜热夹。**生姜**频擦。**炊饭**热拭腋下，与犬食之，七日一次，愈乃止。**三年醋**和石灰，傅腋下。〔果木〕**小龙眼核**六个，胡椒十四粒，研汁擦之，三次愈。**辛夷**同木香、细辛、芎䓖粉涂之。**槲若**洗后，苦瓠烟熏之。**桔枸树汁**同木香、东桃西柳枝、七姓妇人乳，煎热，五月五日洗之，放在十字街，去勿顾。**鸡舌香**〔金石〕**伏龙肝**掺。**铜屑**热醋和掺，或炒热，袋盛熨之。**镜锈**同蜜陀僧，醋调掺。**铜绿**同蜜陀僧、白及灰，醋调掺之。**古文钱**烧赤，配醋研，入麝，水调涂。**铜矿石**磨汁涂。**蜜陀僧油**和涂。蒸饼切开，掺末涂之。**黄丹**火少轻粉，唾和涂。同东壁土、铜末，以古钱磨泻灯油调掺。**胡粉**水银，面脂研涂。**牛脂**煎涂，不过三次。**水银**同胡粉掺上。**粉霜**同水银、面脂研涂。石绿同轻粉，醋调涂。**石灰**有汗干掺，无汗醋和。**胆矾**入少轻粉，姜汁调搽，热痛乃止。**白矾**常粉之。同蜜陀僧、轻粉擦。同黄丹、轻粉擦。同蛤粉、樟脑擦。〔虫介〕**蜣螂**揩涂一夜。**田螺**入巴豆一粒在内，待化水，擦腋下，绝根。入麝香，埋露地七七日，点患孔，神妙。入巴豆、麝香、胆矾，待成水，五更不住自擦腋下，待大便行，是其证，不尽再作，后以枯矾、蛤粉、樟脑粉之，断根。**蜘蛛**一个，黄泥入赤石脂包，煅研，入轻粉少许，卧时醋调一字傅腋下，次日泻下黑汁，埋之。**蝙蝠**煅研，田螺水调涂腋下，随服下药。〔禽人〕**鸡子**煮熟去壳，热夹之，弃路口勿顾。**夜明沙**豉汁和涂。**自己小便**热洗，日数次。**自己口唾**频擦。



## 丹　毒

（火盛生风，亦有兼脾胃气郁者）

**【内解】**〔草部〕**连翘　防风　薄荷　荆芥　大青　黄连　升麻　甘草　知母　防己　牛蒡子　赤芍药　金银花　生地黄　牡丹皮　麻黄　射干　大黄　漏芦　红内消　萹蓄**汁服。**积雪草**捣汁服。**水甘草**同甘草煎服。**攀倒甑**同甘草煎服。**旋花根**汁服。**丹参**〔菜木〕**马齿苋**汁服。**芸苔**汁服，并敷。**青布汁　栀子　黄柏　青木香　鸡舌香　桂心　枳壳　茯苓　竹沥**〔金石〕**生铁**烧，淬水服。**生银**磨水服。**土朱**蜜调服。同青黛、滑石、荆芥末，并敷之。〔介〕**牡蛎肉**〔禽兽〕鹜肉　白雄鸡并食。**犀角　羖羊角　猪屎汁　黄龙汤**五色丹毒，饮二合，并涂。

**【外涂】**〔草部〕**黄芩　苦芙　马兰　白芷**葱汁调，亦煎浴。**水荇　水萍**

浮萍并服。景天 蒴 蛇衔 生苄 水藻 牛膝同甘草、伏龙肝。蓖麻子、大黄磨水。蓝叶 淀汁 芭蕉根汁。蓼叶灰 栝楼醋调。老鸦眼睛草醋同捣。仙人草 五叶藤 赤薜荔 排风藤木鳖仁调醋。萝摩草 虎刺根叶汁。青黛同土朱。五味子 荏子 红花苗并涂敷。苎根 赤地利白及 白蔹〔谷菜〕赤小豆洗浴，及傅之。绿豆同大黄。豆叶 大麻子 大豆煮汁。麻油 荞面醋和。黄米粉鸡子和。豉炒焦。糯米粉盐和。菘菜 芸苔 大蒜 胡荽 干姜蜜和。鸡肠草 葱白汁。马齿苋〔果木〕李根研油，田中流水调。桃仁 慈姑叶涂。槟榔醋调。枣根洗。栗树皮及梂浴。荷叶涂。栀子木水和。榆白皮鸡子白和涂，煎沐。棘根洗。五加皮洗。和铁槽水涂。柳木洗敷。柳叶洗。乳香羊脂调。桐树皮 楸木皮〔服器〕草鞋灰和人乳，发灰调。蒲席灰甑带灰〔水土〕磨刀水 白垩土同寒水石涂。燕窠土 蜂窠土 蚯蚓泥 猪槽下泥 檐溜下泥 釜下土和屋漏水。伏龙肝 白瓷末猪脂和。屋尘猪脂和。瓷瓯中白灰醋磨。〔金石〕锻铁精猪脂和涂。铁锈磨水。胡粉唾和。银朱鸡子白和。无名异葱汁调。石灰醋调。阳起石煅研，水调。土朱同青黛、滑石。寒水石同白土傅。芒硝水和。白矾油和。〔虫鳞〕蜜和干姜末。蝼蛄同生姜捣涂。露蜂房煎汁，调芒硝。白僵蚕和慎火草敷。烂死蚕敷。蛴螬末敷。水蛭咂。黄蜂子 鲫鱼合小豆捣涂。鲤鱼血 海蛇 鳝鱼 螺蛳虾〔禽兽〕鸡血 雉尾灰 猪肉贴。青羊脂频摩即消。绵羊脑同朴硝涂。酪入盐。羚羊角灰鸡子白调。鹿角末猪脂调。牛屎涂，干即易。猪屎烧涂。发灰和伏龙肝、猪膏和之。

## 风瘙疹痱

【内治】同丹毒。苍耳花、叶、子各等分为末，以炒焦黑豆浸酒服二钱，治风热瘾疹，搔痒不止。苦参肺风皮肤瘙痒，或生瘾疹疥癣。为末，以皂角汁熬膏丸服。枸橘核为末，酒服，治风瘙痒。赤土风瘙痒甚，酒服一钱。云母粉水服二钱[①]。蜜酒服。黄蜂子 蜂房同蝉蜕末服。白僵蚕酒服。全蝎

【外治】白芷 浮萍 槐枝 盐汤 吴茱萸煎酒。楮枝叶 蚕沙并洗浴。景天汁 石南汁 枳实汁 芒硝汤 矾汤并拭摩。枳壳炙熨风疹，肌中如麻豆。燕窠土涂。铁锈磨水摩。石灰醋和涂，随手即消。烂死蚕涂赤白游疹。吊脂涂。虾捣涂。海虾鲊贴。鳝血涂赤游风。鲤鱼皮贴。

【痱疹】升麻洗。菟丝汁抹。绿豆粉同滑石扑。枣叶和葛粉扑。慈姑叶汁调蚌粉掺。楝花末扑。冬霜加蚌粉掺。腊雪抹。屋上旧赤白垩扑。壁土 不灰木

① 钱：原作“蜜”，联系正文，据张本改。

**滑石**　**井泉石**同寒水石。**石灰**同蛤粉、甘草涂。**蚌粉**

## 疬疡癜风

（疬疡是汗斑。癜风是白班片。赤者名赤疵。）

**内治**〔草谷〕**蒺藜**白癜风，每酒服二三钱。**女萎**　**何首乌**白癜。同苍术、荆芥等分，皂角汁煎膏，丸服。**胡麻油**和酒服。〔木鳞〕**桑枝**同益母草熬膏服。**枳壳**紫癜风。**牙皂**白癜风，烧灰酒服。**白花蛇**白癜疬疡班点，酒浸，同蝎稍、防风末服。**乌蛇**同天麻诸药，浸酒服。〔禽兽〕**白鸽**炒熟，酒服。**猪胰**酒浸蒸食，不过十具。**猪肚**白煮食。

**【外治】**〔草谷〕**附子**紫白癜风。同硫黄，以姜汁调，茄蒂蘸擦。**白附子**同上。**贝母**紫白癜斑。同南星、姜汁擦。同百部、姜汁擦。同干姜，浴后擦之，取汗。**知母**醋磨涂。**茵陈**洗疬疡。**防己**同浮萍煎，浴擦。**羊蹄根**同独头、枯矾、轻粉、生姜擦，取汗。**苍耳草**　**酸草**同水萍。**紫背萍**并洗擦。**菰笋**　**木莲藤汁**并擦。**蓖麻汁**　**续随子汁**　**灰藋灰**并剥白癜风、疬疡。**蒺藜**　**小麦**烧油涂。**酱醋**〔果木〕**胡桃**　**青皮**并同硫黄擦。或入硇砂、酱汁少许。**杏仁**每夜擦。**薰陆香**同白蔹揩。**桑柴灰**蒸汁热洗。**猫儿刺叶**烧淋熬膏，涂白癜。〔服器〕**故帛灰**　**麻鞋底灰**　**甑带**　**蒸笼片**　**弊帚**　**炊帚**〔水石〕**半天河水**　**树孔中笼汁**　**韭上露**　**车辙牛蹄涔中水**　**水银**并拭疬疡癜风。**轻粉**同水银、姜汁擦。**雄黄**身面白驳。**密陀僧**同雄黄，擦汗斑。或加雌黄、白矾、硫黄。**胆矾**同牡蛎、醋，擦赤白癜。**人言**入茄中煨擦，或涂姜上擦。**硫黄**同附子、醋，擦疬疡风。同密陀僧。同轻粉、杏仁。同鸡子白。**白然灰**淋汁涂。**石灰**　**砒石银**身面赤疵，日揩令热，久久自消。〔虫鳞〕**蜣螂**捣涂白驳，一宿即瘥。**鳝鱼**同蒜汁、墨汁，频涂赤疵。小儿赤疵，刺父足心血贴之，即落。**蛇皮**熟摩数百遍，弃之。**鳗鲡鱼骨**涂白驳风，即时转色，五七度乃愈。**臭鱼鲊**拭白驳，热擦令汗出。**乌贼鱼骨**磨醋涂。同硫黄、姜汗擦。〔禽兽〕**丹鸡冠血、翅下血**涂。**驴尿**和姜汁洗。**诸朽骨**磨醋涂之。**马尿**洗赤疵，日四五度。**白马汗**雕青调水蛭末涂之。

## 瘿瘤疣痣

**【内治】**〔草部〕**杜衡**破留血痰饮，消项下瘿瘤。**贝母**同连翘服，主项下瘿瘤。**黄药子**消瘿气，煮酒服。《传信方》，甚神之。**海藻**消瘿瘤结气，散项下硬核痛。初起，浸酒日饮，滓涂之。**海带**　**昆布**蜜丸。**海苔**　**白头翁**浸酒。**牛蒡根**蜜丸。**连翘**　**丹**

参　桔梗　夏枯草　木通　玄参　当归　常山吐。篇蓄草吐。天门冬　瞿麦　三棱　射干　土瓜根　香附　漏芦〔菜谷〕紫菜　龙须菜　舵菜并主瘿瘤结气。小麦消瘿，醋浸，同海藻末，酒服。山药同蓖麻，生涂项核。败壶卢烧搽腋瘤。赤小豆〔果木〕橙　荔枝并消瘿。瓜蒂　松萝并吐。柳根煮汁酿酒，消瘿气。白杨皮同上。问荆结气瘤痛。〔土石〕蛭螬蚀瘤，熬烧末，猪脂和敷。蜣螂丸烧酒服，治瘿。土黄枯瘤赘痔乳。针沙　自然铜并浸水日饮，消瘿。铅　浮石〔介鳞〕牡蛎　马刀　海蛤　蛤蜊　淡菜　海螵蛸〔兽人〕鹿靥并消瘿气结核。羊靥　牛靥并酒浸炙香，含咽。猪靥焙末酒服，或酒浸炙食。旄牛靥烧服，消瘿。獐肉炙热拓瘤，频易，出脓血愈。猪屎血瘤出血，涂之。人精粉瘤，入竹筒内烧沥，频涂。

【疣痣】〔草谷〕地肤子同矾洗疣目。艾叶同桑灰淋汁，点疣痣瘤靥。灸痣，三壮即去。狗尾草穿疣。升麻煎水，入蜜拭。芫花同大戟、甘遂末，焦瘤瘿有法。根煮线，系瘤痣。蒴藋子涂。续随子涂。天南星醋涂。剪刀草涂。博落回涂。藜芦灰　青蒿灰　麻秸灰　麦秆灰　荞麦秸灰　豆秸灰　茄梗灰　藜灰　灰藋灰　冬瓜藤灰并淋汁，点疣痣，腐痈瘤，去点印。大豆　米醋并厌禳去疣。白粱米炒热研，入唾和涂。马齿苋灰涂瘤。苦苣汁〔果木〕白梅并点疣痣。杏仁　李仁并同鸡子白研，涂疣。柏脂同松脂涂疣。死人枕席拭疣自烂。秃帚每月望子时扫之。栎木灰　桑柴灰〔水石〕冬灰　石灰并蚀黑子疣赘瘤痣。屋漏水涂疣。硫黄纸卷淬疣。砒石同巴豆、糯米点疣。盐涂疣，频舐。白矾　铜绿　硇砂并涂痣黡疣赘。〔虫鳞〕斑蝥点疣痣，同人言、糯米炒黄，去米，同大蒜捣涂。螳螂食疣。蜘蛛网缠瘤疣。鳙鱼食之已疣。〔禽人〕鸡内金擦疣。鸡子白醋浸软，涂疣。猪脂　牛涎　人疮脓　人唾并涂疣。发缠疣。

# 瘰疬

（附结核）

【内治】〔菜草〕夏枯草煎服，或熬膏服，并贴，入厥阴血分，乃瘰疬圣药也。连翘入少阳，乃瘰疬必用之药。同脂麻末，时食。马刀挟瘿，同瞿麦、大黄、甘草煎服。海藻消瘰疬，浸酒日饮，滓为末服。蛇盘疬，同僵蚕丸服。昆布为末浸酒，时时含咽，或同海藻。玄参散瘰疬结核。久者生捣敷之。何首乌日日生服，并嚼叶涂之。土茯苓久溃者，水煎服。白蔹酒调多服，并生捣涂之。苦参牛膝汁丸服。野菊根擂酒服，渣涂甚效。薄荷取汁，同皂荚汁熬膏，丸药服。木鳖子鸡子白蒸食。白鲜皮煮食。水荭子末服。大黄乳中瘰疬起，同黄连煎服，取利。蚤休吐泻瘰疬。蓖麻子每夜吞二三枚。同白胶香熬膏服，同

**松脂**研贴。**芫花根**初起，擂水服，吐利之。**月季花**同芫花，酿鲫鱼煮食。**荆芥**洗。**牛蒡子** **防风** **苍耳子** **续断** **积雪草** **白芷** **芎䓖** **当归** **白头翁** **黄芪** **淫羊藿** **柴胡** **桔梗** **黄芩** **海蕴** **海带** **胡麻** **水苦荬**项上风疬，酒磨服。**橙**发瘰疬。**槲皮**吐瘰疬，并洗之，皂荚子醋、淬煮过，照疮数吞之。连翘、玄参煮过，嚼之。**胡桐泪**瘰疬，非此不除。**桑椹汁**熬膏内服。**巴豆**小儿瘰疬，入鲫鱼内，草包煅研，粥丸服，取利。**黄柏**〔器虫〕**毡屉灰**酒服，吐瘰疬。**黄蜡**同白矾丸服。**全蝎** **白僵蚕**水服五分，日服，一月愈。**蜘蛛**五枚，为末，酥调涂。**斑蝥**粟米炒研，鸡子清丸服。入鸡子内蒸熟，去蝥食，入药甚多。**红娘子** **芫青** **葛上亭长** **地胆**〔鳞介〕**白花蛇**同犀角、牵牛、青皮、腻粉服。**壁虎**初起，焙研，每日酒服。**鼋甲**酒浸炙研服。**牡蛎粉**同玄参丸服。同甘草末服。**蜗牛壳**小儿瘰疬。牛乳炒研，入大黄末服，取利。**鼍甲**〔禽兽〕**左蟠龙**饭丸服。**夜明砂**炒服。**狸头**炙研服。**猫狸**鼠瘘，如常作羹食。

**【外治】**〔草菜〕**山慈姑**磨酒涂。**莽草**鸡子白调涂。**地菘**生涂。**半夏**同南星、鸡子白涂。**草乌头**同木鳖子涂。**猫儿眼草**熬膏涂。**商陆**切片，艾灸。**车前草**同乌鸡屎涂。**紫花地丁**同蒺藜涂。**青黛**同马齿苋涂。**毛蓼**纳入，引脓血。**葶苈**已溃，作饼灸。**白及**同贝母、轻粉敷。**白蔹** **土瓜根** **半夏** **水堇** **藜芦** **通草花上粉**〔谷菜〕**大麻**同艾灸。**蒜**同茱萸，涂恶核肿结。**芥子**和醋涂。**干姜**作挺纳入，蚀脓。**山药**少阳经分疙瘩，不问浅深，同蓖麻子捣贴。**堇菜**寒热瘰疬，结核鼠漏，为末煎膏，日摩之。**桑菰**同百草霜涂。**马齿苋** **鹿藿**〔果木〕**胡桃**和松脂涂。**桃白皮**贴。**杏仁**炒，榨油涂。**鼠李**寒热瘰疬，捣傅。**枫香**同蓖麻子贴。**楸叶**煎膏。**柏叶** **栎木皮**〔器土〕**油鞋** **鞋底灰** **多年茅厕中土**同轻粉，傅年久者。〔金石〕**黑铅灰**和醋，涂瘰疬结核，能内消为水。**铁爇**涂。**砒霜**蚀瘰疬败肉，作丸用。**磨刀垽**涂瘰疬结核。**食盐**和面烧。**硝石** **芒硝**并下。**雄黄**同水银、黄蜡、韶脑，作膏贴。**轻粉** **盐药**〔虫〕**蜈蚣**炙，同茶末涂。**蝼蛄**同丁香烧贴。**矾石** **硇砂** **红娘子**瘰疬结核。**蚯蚓**同乳、没诸药涂，蜗牛烧，同轻粉涂。**虾蟆**烧涂。**蜂房**烧，和猪脂涂瘰疬漏。**蜘蛛**晒研，酥调涂。〔鳞介〕**黄颡鱼**溃烂，同蓖麻子煅涂。**穿山甲**溃烂，烧敷。一加斑蝥、艾。**田螺**烧涂。**鬼眼精**已破，研涂。**马刀**主肌中窜鼷。〔禽兽〕**伏翼**年久者，同猫头、黑豆烧涂之。**鸭脂**同半夏敷。**鸡膍胵**烧敷。**雄鸡屎**烧敷。羊屎同杏仁烧敷。**狼屎**烧涂。**猫头骨及皮毛**烧敷。舌，生研、涂。涎，涂之。屎，烧敷。**狸头骨** **狐头骨**同狸头烧敷。**羊膍胵** **猬心、肝**并烧敷。**猪膏**淹生地黄煎沸，涂瘰疬瘘。**虎肾** **羚羊角** **女人精汁**频涂。**乱发灰**鼠瘘，同鼠骨入腊猪脂煎消，半酒拌涂，鼠从疮中出。

**【结核】**〔草菜〕**天南星**治痰瘤结核，大者如拳，小者如栗，生研涂之。**甘遂**同大戟、白芥子为丸，治痰核。**金星草**末服。**桔梗** **玄参** **大黄**酒蒸。**白头翁** **连翘** **射干** **三棱** **莪茂** **黄芩** **海藻** **昆布** **海带** **蒲公英**并散颈下结核。**蒜**同茱萸捣，涂恶核肿结。**堇菜**结核聚气，为末，油煎日摩。**百合**同蓖麻研涂。**詹糖香**〔土石〕**土墼**痰核红肿，菜子油和涂，即消。**浮石**枕后生脑痹痰核，烧研，入轻粉，油调涂。**石灰**结核红肿，状如瘰疬，煅研，同白果捣贴。**磁石**鼠瘘项核喉痛。**白僵蚕**　**蜘蛛**项下结核，酒浸研烂，去滓服。**鲤鱼**生捣涂恶核。**牡蛎**以茶引之，消项下结核；以柴胡引之，去胁下坚。



## 九　漏

（虽有九名，皆取象耳，但分部位可也）

**【双治】**〔草部〕**苦参**浸酒服。**忍冬**浸。**牵牛**煨猪肾。**黄芪**　**何首乌**　**土茯苓**　**萆薢**　**栝楼根**　**白及**　**牛蒡叶**　**地榆**　**虎蓟根**　**积雪草**　**白蔹**　**土瓜根**　**通草**　**黄药子**　**剪草**　**茜根灰**　**漏篮子**　**侧子**　**马兜铃**　**半夏**　**荆芥穗**　**荠苨**　**香白芷**　**蛇含草**　**麋衔**　**蓖麻子**　**狼毒**　**芫花根**　**附子**　**天南星**　**诸蒿灰**　**藜灰**〔谷草〕**麦面**和盐炒涂。**苦瓠**　**荞麦灰**〔果木〕**桃花**　**大腹皮**　**楸叶**熬膏，神方。**柳枝**烧熏。**柳根**须煎洗。**乳香**　**榆**　**白皮**　**卢会**　**石楠叶**　**柞木枝**〔火土〕**烛烬**　**土蜂窠**〔金石〕**胡粉**　**铁华粉**　**朱砂**　**炉甘石**　**孔公孽**　**殷孽**　**古冢灰**　**石灰**　**赤石脂**　**水银**　**水银粉**　**特生礜石**　**北亭砂**　**砒石**　**代赭石**　**石胆**　**禹余粮**　**磁石毛**　**黄矾**　**白矾石**　**硝石**　**密陀僧**　**食盐**　**石硫黄**　**石硫赤**　**戎盐**　**雄、雌黄**〔虫〕**斑蝥**芫青、地胆、葛上亭长同。**蜘蛛**　**胡蜣螂**　**蟾蜍头**　**蜈蚣**　**露蜂房**　**樗鸡**　**鲮鲤甲**　**蜥蜴**　**白花蛇**　**自死蛇**并骨。**蛇蜕**　**蝮蛇胆**并屎。**乌蛇**　**蛇吞蛙**　**鼍甲**　**蚺蛇胆**　**鲤肠、鳞**　**鯗鲊**　**鳢肝、肠**　**鳞鱼**并血。**鳗鲡鱼**　**鳔胶**　**海豚鱼**　**海鳗鲡**　**鼋甲**　**秦龟甲**　**文蛤**　**牡蛎粉**　**甲香**　**大田螺**〔禽兽〕**啄木鸟**　**鸳鸯**　**乌鸦头**　**青鹤**　**子规肉**　**鹳脑**　**鹰头**烧涂痔漏。**鵰鸟**鼠漏，炙食。**猪膏**　**豭猪屎**　**羊屎**　**牡狗茎**　**狗肉**引虫。**狗骨**并头骨。**马通汁**　**牛胆**并脾。**乌牛耳垢**胁漏出水。**野猪皮**　**牛屎**　**猫头骨**并脑，及眼睛、肉、舌、皮、毛。**鹿皮**并齿。**狸头骨**并肉。**狐屎**并足。**兔皮、毛鼹鼠**　**牡鼠屎**　**土拨鼠**　**猬心、肝**。



## 痈　疽

（深为疽，浅为痈，大为痈，小为疖）

**【肿疡】**〔草部〕**甘草**行污浊之血，消五发之疽，消肿导毒。一切发背痈疽，用末和大麦粉，汤和热敷，未成者内消，已成者即溃，仍以火炙一两，水浸一夜，服之。或以黑铅汁淬酒服，或取汁熬膏。阴囊痈，水炙煎服，二十日即消。**忍冬**痈疽，不问发背、发颐、发眉、发脑、发乳诸处，捣叶入少酒涂四围。内以五两同甘草节一两，水煎，入酒再煎，分三服。重者一二服，大肠通利即效。功胜红内消，其滓，亦可丸服，或捣汁同酒煎服。**远志**一切痈疽、发背、疖毒恶候。死血阴毒在中不痛者，即痛；或忧怒等气在中作痛不可忍者，即止，热者即凉，溃者即敛。为末，每服三钱，温酒浸，取清服，其滓涂之。**红内消**痈疽毒疮。水熬入酒时饮，滓为丸服。**连翘**消肿止痛，十二经疮药，不可无此。痈肿初起，煮服取汗。**木莲**一切痈疽初起，四十九个，研细绞汁服，功同忍冬。背痈，取末服，下利即愈。**常春藤**一切肿痈，研汁入酒服，利恶物，去其根本。**络石**同上。**秦艽**发背初起。同牛乳煎服，取利。**山慈姑**同苍耳擂酒服，取汗。**豨莶**同乳香、枯矾研，酒服，取汗。熬膏，贴一切痈疽，发背恶疮，疔肿喉痹。**地菘**捣汁，日服。**苍耳**擂酒取汗。**紫花地丁**同苍耳擂酒取汗，渣同面涂。**乌敛**莓擂酒热服，取汗，渣涂。**迎春花**酒服末，取汗。**马蔺花叶**同松毛、牛膝煎服。**曲节草**同甘草煎服。**香附子**已溃未溃，以姜汁炒研，日服。**草乌头**阴疽不起。同南星、桂心、姜汁热服，未破内消，久溃能去黑烂。**牵牛**诸毒初起，气壮者，煎醋服，利脓血妙。**决明**同甘草煮服，并涂。**石韦**发背，冷酒服。**石胡荽**同穿山甲、当归尾擂酒服，并涂之。**地锦草**同乳、没等擂酒服，并涂。**积雪草　野菊　栝楼　天门冬**并擂酒服，滓涂。**升麻**除风肿，行瘀血，为疮家圣药。肿毒卒起，磨醋涂之。**羌活**散痈肿败血，入太阳经。**地榆**诸疮痛加之。**黄芩**痒者加之。**黄连**疮痛痒，皆属心火。**龙胆**痈肿口干。**紫草**活血利肠。**当归　芍药　芎䓖**　和血止痛。**三棱**消坚硬。**黄葵花**肿痛及恶疮脓水，为疮家圣药。盐收经年用，尤妙。**胡黄连**同穿山甲贴。**芭蕉**同生姜贴。**生地黄**杵涂，木香盖之。**龙葵**捣涂，或入麝，或同虾蟆。**大黄**醋调贴。同五倍、黄柏贴。**乌头**同黄柏贴。**商陆**擦石痈。盐捣，敷一切毒。**莨菪子**贴石痈坚硬。**天麻　都管草**醋贴。**箬叶　红蓝花　苎根　益母草　金丝草　大戟　水仙根　飞廉　马鞭草　漏芦　蘘荷根　鸭跖草　续断　大蓟根　薇衔　火炭母　泽兰　地杨梅　地蜈蚣　姜黄　蒲公英　蓼实　紫河车　半夏　天南星　王不留**洗。**白芍　栝楼根**醋调。**三七蒺藜苗**熬膏。**苦参　土瓜根　独用将　石蒜　牡丹皮　大青　草乌头　小青　鬼臼根　萝摩叶　射干**醋磨。**羊蹄根**醋磨。蒴藋　石菖蒲　芫花胶和。**金星草　半夏鸡子白**调。**莽草　螺靥草　水堇　水荇草　毛茛　水莼叶　海芋根　蒲黄　海藻叶　海根　水莸草　防己**〔谷菜〕**黑大豆**生研。**豌豆**并主一应痈肿初起。**绿豆粉**一应痈疽初起，恶心，同乳香、甘草服，以护心。**胡麻油**大毒发背，以一斤煎沸，入醋二碗，分五次服，毒不内攻。入葱煎黑，热涂，自消。**翻白草**擂酒服。**茄子**消石收成膏，酒服，治发背恶疮。磨醋，涂肿毒。生合热毒。**豆豉**作饼灸。**大蒜**灸一切肿毒阴毒。**苦瓠**切片，灸囊痈。**葱白**米粉炒黑，醋调涂。**赤小豆**同鸡子白，涂一切痈疽。**粢米粉**炒黑，鸡子白涂。**麦粉**一切痈疽发背热痛。炒黑，醋调贴，痛即止，久则肿消。**荞麦**粉痈疽发背，同硫黄末傅。疽头凹黑，煮食即起。**山药**生涂，或同蓖麻、糯米。**蔓菁**同盐涂，或同芸薹。**紫芥子**同柏叶涂，无不愈者。**麦面** **米醋** **冬瓜**合之。**苦茄**醋磨。**蕺菜** **百合**生。**干姜**醋调。**生姜**猪胆调。**白芥子**醋调。**莱菔子**醋。**马齿苋** **秦狄藜**醋杵。**旱堇** **皂角蕈**醋磨。**桑黄**〔果木〕**野葡桃根**晒研，水调。**茱萸**醋和。并涂一切痈肿。**橡子**醋磨，涂石痈。**胡桃**背痈骨疽未成者，同槐花末，热酒服之。油者，涂诸肿。**乌药**行气止痛。孕中有痈，同牛皮胶煎服。**槐花**痈疽发背初起，炒冲酒服，取汗即愈。**黄柏**诸疮痛不可忍者，加之。和鸡子白涂，同川乌头末傅之。**柞木叶**同荷蒂、甘草节、萱草、地榆煎服，痈疽即消，脓血即干。**紫荆皮**活血行气，消肿解毒。同独活、白芷、芍药、木蜡为末，葱汤调涂。发背痈疽初起，酒调涂之。内同白芷酒服。**皂子**六月六日，吞七枚，可免疮疖。**木芙蓉花、叶**散热解毒。一切痈疽发背恶疮，蜜调涂之，已成即溃，已溃排脓。或同苍耳叶烧用。或同菊花叶煎洗。**扶桑花、叶**同芙蓉、牛蒡叶、蜜捣涂。**巴豆树根**一切痈疽发背大患，末涂之，妙不可言。**松脂**一切痈疽，同铜青、蓖麻捣贴。入膏药用。**枫木皮**痈疽已成，擂酒服，并傅。**桹香头**疖肿毒。麻脂，调涂，七日腐落。**黄杨**捣涂疖子。**楮实** **桑白皮**并涂石痈。**桑叶**涂穿掌毒，即愈。**紫檀**磨醋。**皂荚**煎膏。**榆白皮**醋调，涂痈肿。**水杨** **柳汤** **热汤**并沃洗，肿毒即消。**新汲水**射肿毒令散。**桑柴火** 灸肿疡不破，溃疡不腐不敛，拔毒止痛生肌。〔器土〕**纸钱**烧筒中，吸肿毒。**火针** **墨**磨醋。**倒挂尘**同葱。**伏龙肝**同蒜。**釜下土**同椒。**鼠壤土**同醋。**土蜂窠**同醋。**蚯蚓泥**同盐。**粪坑土** **井底泥** **檐溜下泥** **无名异**醋磨。并涂痈肿。〔金石〕**黑铅**消痈肿发背诸疮，甘草煮酒，溶铅投入九次，饮之取醉。**铁浆**发背初起，饮二升，取利。**菩萨石**主金石毒作痈疽。**胡粉** **黄丹** **蜜陀僧**并入膏用。**硝石**发背初起，泡汤拓数次即散。**水中白石**背肿如盘，烧赤焠水洗，数次即消。**紫石英**煅研，醋调。**慈石** **石青** **石蟹**磨醋。**蛇黄** **盐药**〔虫〕**土蜂子**醋调。**赤翅峰** **独脚蜂**并涂痈肿。**露蜂房**恶疽、附骨疽，根在脏腑。烧灰，同巴豆煎油，涂软疖。**五倍子**炒紫，同蜜涂，或加黄柏、大黄。**水蛭**咂血。**蜜蜡**〔介鳞〕**玳瑁** **牡蛎** **鸡子白**调。**蛤粉**并消痈肿。**车螯壳**消肿，烧赤醋淬，同甘草，酒服，并涂。不问大小浅深，利去病根，则免传变。服研，生入轻粉少许，用栝楼、甘草节酒煎，入蜜调服。**龟版**初起，烧研酒服。**穿山甲**炮研酒服。**蛇蜕**烧，醋和涂。石痈，贴之一夜愈。**蛇头灰**醋调。**蛇角** **蚌粉** **鲫鱼**〔禽兽〕**白鹅膏** **雁肪** **天鹅油** **鸨肪**并涂。**鹈鹕油**能透入病所。**鸡冠血**频滴不已，即散。鸡内金发背初起，润湿贴之，不过三五个即消。**鰕鸡子**痈疽发背，百药不效，同狗屎熬贴。**白鸭通** **牛胆** **猪胆** **猪脑**并涂。**猪肾**同飞面捣贴。**腊羊脂**一切肿毒初起。抹擦即消，神验。**猪膏** **牛脂**并冷水浸贴，频易。**黄明胶**一切痈疽，活血止痛。水浸贴之，化酒饮之，不内攻，不传恶证。同穿山甲烧研，酒服，极妙。已破者，化调黄丹。**犬屎**绞汁服，并涂。**狗宝**痈疽诸毒。同蟾酥诸药为丸。**狗齿**烧研，醋涂发背及马鞍疮。**鹿角**痈肿留血在阴中。发背初起，烧灰醋涂，日五六上。**鹿脂** **麋脂** **鹿胆** **羚羊角**磨水。**貘膏** **阿胶**〔人部〕**人唾**并涂肿。**人屎**一切痈肿未溃。研末，入麝，调贴头上。背发欲死。烧和醋涂。**人乳**痈脓不出，和面敷之，即日即出。**人牙**阴疽头凹沉黯，不痛不热，服内补药不发，必用人牙煅，穿山甲炙，各二钱半，分作二服，当归、麻黄煎汤服，外以姜汁和面涂之。又方：人牙煅，川乌头、硫黄末等分，酒服。**人髭须**烧敷。**月经衣**洗水调药。

**【代针】茅针**酒煮服，一针一孔。**冬葵子**水吞百粒。**蜀葵子　恶实　瞿麦**并敷之。**茼实　薏苡仁**并吞一枚。**苦买**汁滴之。**百合**同盐捣涂。**皂角**刺烧灰，酒服三钱。发背不溃，同甘草、黄芪末服。**白棘刺**烧灰一钱，水服之。**巴豆**点头。**箔经绳**烧敷。**白瓷器**末敷。**石胆**同雀屎点。**硇砂**点。**雀屎**点。**白鸡翅下第一毛**烧灰，水服。**人齿垽**点。

**【溃疡】**〔草部〕**黄芪**痈疽久败，排脓止痛，生肌内补，为疮家圣药。**人参**熬膏。**术　苍术　远志　当归　黄芩　藁本　芎䓖**并排脓止痛生肌。**白芷**蚀脓。**牛膝**插疮口，去恶血。**地黄**熬膏，贴痈疖恶血。**地榆　芦叶灰　蒴藋灰　蒿灰　蔄茹**并蚀恶血死肌。**木香**痈疽不敛臭败。同黄连、槟榔敷。**芭蕉油**抹疮口不合。**附子**痈疽努肉，浓醋煎洗。疮口久冷不合，作饼灸之，数日即生肉。隔蒜灸亦可。**蔷薇根　白蔹　白及　丹参　紫参　木通　毛蓼　赤地利　石斛　何首乌**〔谷菜〕**胡麻**炒黑。**青大麦**炒。**丝瓜汁**抹，并敛疮口。烂前酒服。〔果木〕**乌梅**蚀恶疮努肉，烧点甚良。**荷蒂**洗。**槲白皮**洗败疮。烧服，治附骨疽。**栎木灰**淋汁熬膏，蚀痈肿。**巴豆**炒焦，涂肿疡，解毒；涂瘀肉，自化；作捻，导脓。**松脂　枫香　苏方木**排脓止痛生肌。**没药　血竭　乳香**并消肿止痛生肌，痈疽头颤，熟水研服。**番降真**同枫、乳香，熏痈疽恶气。**丁香**敷恶肉。**地骨皮**洗烂痈。**合欢皮**煎膏。**柳枝**煎膏。实，逐脓血。**槐白皮**煎膏，止痛长肉。**楸叶**蚀脓血。白皮煎膏贴。**桐叶**醋蒸，贴疽，退热止痛秘方。**梧桐叶**炙研，贴发背。**桐子**油敷。燃灯，熏肿毒初起。**白杨皮**敷骨疽。**山白竹灰**蚀肉。**故甑蔽**烧敷骨疽。**黄柏　桑柴　蒲席灰**并敛疮口。**松木皮**烧敷。**木兰皮**〔金石〕**矾石**蚀恶肉，生好肉。凡痈疽发背人，以黄蜡丸服，能防毒护膜，托里化脓，止痛生肌。**麦饭石**一切痈疽发背，火煅醋淬，同烧过鹿角末、生白蔹末、醋熬膏，围贴，未成即消，已成即溃，排脓生肌。**硫黄**诸疮努肉出数寸，涂之即消。不合，粉之即合。**磁石**同忍冬，黄丹熬膏，贴溃疡。**银朱**疽疮发背，同矾汤洗，以桑柴火炙之。**食盐**溃疡作痒，摩其四围。**密陀僧**熬膏用。骨疽出骨，同桐油调贴。**砒石**蚀败肉。**石灰**同荞麦秸灰煎霜，点腐肉及溃肿疡。**寒水石**同黄丹，敛疮口。**五色石脂**〔虫〕**蜜蜡　虫白蜡　紫矿**并生肌止痛敛口。**桑螵蛸**烧，涂软疖。**全蝎**诸肿。同栀子煎油，入蜡贴之。**原蚕蛾**玉枕生痈，破后如箸头，同石韦末贴。**斑猫**痈疽不破，或破而无脓，同蒜捣豆许贴之，少顷脓出，去药。**地胆**蚀恶肉。**蛭拜**烧，敷恶肉。**壁钱窠**贴。**五倍子**〔鳞介〕**龙骨**并敛疮口。**守宫**痈肿大痛，焙研，油调涂。**水蛇灰**敷骨疽。**鲤鱼**一切肿毒，已溃未溃，烧涂。积年骨疽，切片拓之，引虫。**鲫鱼**诸毒，包柏叶烧，入轻粉，油搽。骨，疽脓出，包盐炙焦搽。**鳖甲**蚀恶肉，敛口，烧掺。**白螺壳灰**同倒挂尘，敷软疖。**蟹膏　石蟹**并涂久疽。〔禽兽〕**黑雌鸡**排脓，生新血。**鸡屎**同艾，熏骨疽。**夜明砂**排脓，同乳香、桂心涂。**猪蹄**煮汁，洗痈疽，溃热毒，去恶肉。痈疽发乳，同通草煮羹食。**狗头骨**痈疽疖毒。同芸苔子末敷。**兔头**发背发脑，捣贴，热痛即如水也。**鹿角胶** **鹿茸** **麝香**蚀一切痈疽脓水。**银猪屎**蚀恶肉。同雄黄、槟榔敷。**黄鼠**解毒止痛，煎油，入黄丹，黄蜡熬膏。**鼠**溃痈不合，烧涂。皮，生封附骨疽，即追脓出。烧，敷疮口。**猫头**收疮口，煅，和鸡子白涂。颈毛、鼠屎，烧，敷鬓疖。**象皮**敛疮口。**鼹鼠** **猪悬蹄** **马牙灰** **猪屎灰** **发灰**并敛疮口。又同蜂房、蛇蜕灰酒服。

**【乳痈】**〔草部〕**天花粉**轻则妒乳，重则乳痈，酒服末二钱。**白芷**同贝母末，酒服。**半夏**煨研，酒服，及吹鼻。**紫苏** **栝楼** **忍冬**并煎酒服。**玉簪根** **萱根** **马鞭**同姜。**木运**[1]并擂酒服，渣涂之。**何首乌**煮酒。**香蒲**捣汁。**鼠粘子** **冬葵子** **粽箬灰** **莨菪子** **葛蔓灰**并研末，酒服。**贝母** **丹参**同白芷、芍药、猪脂、醋，熬膏涂。**大黄**同甘草熬膏贴，亦末敷。**射干**同萱根涂。**龙舌草**同忍冬涂。**燕脂**乳头裂，同蛤粉涂。**水荇**同苎根涂。**莼** **水萍** **黄芩** **山慈姑** **益母草** **大蓟** **莽草**和醋。**木鳖子**磨醋。**蒲黄**〔谷菜〕**百合**并涂吹乳妒。**麦面水**煮糊，投酒热饮，仍炒黄，醋煮糊涂之，即散。**赤小豆**酒服并涂。**米醋**烧石投之，温渍。**蔓菁**同盐涂。老茄烧，敷乳裂。**蒲公英**〔果〕**橘叶**酒服，未成即消，已成即溃。**银杏**乳痈溃烂，研服并涂。**白梅** **水柳根**并捣贴。**桂心**同甘草、乌头末，酒涂，脓化为水。**枫香**贴小儿剑疽。**丁香**奶头花裂，敷之。妒乳乳痈，水服。**牙皂荚**蜜炙研，酒服。或烧研，同蛤粉服。**皂荚**刺烧，和蚌粉酒服。**柳根皮**捣炙熨之，一夜即消。**桦皮**烧研酒下，一服即消，腐烂者亦可服。**蔓荆子**炒末，酒服，并涂。**榆白皮**醋捣。**木芙蓉**〔器石〕**车脂**热酒服。**灯盏油**调炒脂麻涂。**研朱石锤**煮热熨。**石膏**煅研，酒服三钱，取汗。**杓上砂**吹乳，酒服七枚。**姜石** **蚯蚓泥**〔虫介〕**露蜂房**烧灰服，并涂。**百药煎**煎酒。**蜘蛛** **龟版**并烧研，酒服。**穿山甲**乳痈、乳岩，炮研酒服。吹乳，炙同木通、自然铜末，酒服。**自死蛇**烧涂。**蛇皮灰** **鳝头灰**〔禽兽〕**鸡屎白灰**并酒服。**白丁香**吹乳，酒服一钱。**母猪蹄**同通草煮羹食。已破，煎洗。**水胶**腊酒煮涂。**鹿角**磨涂。**鼠屎**吹奶，同红枣烧，入麝，酒服。乳痈初起，酒服七枚，取汗。已成，同黄连、大黄末，黍米粥，涂上四边，即消。**猫皮、毛**乳痈溃烂，煅，入轻粉，油涂。**猪脂**冷水浸贴。**白狗骨灰** **牛屎** **人屎灰** **人牙灰**并涂。

**【便毒】**〔草部〕**贝母**初起，同白芷煎酒服，渣敷。**栝楼**同黄连煎服。**鼠粘子**炒末，同朴消酒服。**忍冬**酒煎。**木莲**擂酒。**芫花根**擂水服，渣敷。**黄葵子**同皂荚、石灰、醋涂。**山慈姑**涂。**芭蕉叶**烧，和轻粉涂。**石龙芮**挪揉。**黄乌头**磨水涂。**菖蒲**生涂。**山药**同炒糖涂。**冬葵子** **贯众**〔果木〕**胡桃**烧。并酒服。**皂荚**煨研，酒服。醋和涂。**子**研，水服。**肥皂**捣涂。**枫香**入麝。**纺车弦**烧。**千步峰**磨醋、姜。并涂。**铜钱**同胡桃嚼食。**铁秤锤**初起，压一夜。**枯矾**同寒食面糊涂。**蜘蛛**初起，研酒热服，取利。**斑蝥**同滑石服，毒从小便出，即消。**红娘子**入鸡子内煨食，小便去脓血。**五倍子**炒黄，醋涂，一日夜即消。

① 木运：张本作“木莲”。

**穿山甲**同猪苓、醋炙，研，酒服，外同轻粉、麻油涂之。**鲫鱼**同山药捣贴。**鳔胶**煮软研贴，亦烧末酒服。**水胶**化涂即消。

【**解毒**】〔草部〕**败酱**除痈肿，破多年凝血，化脓为水。肠痈有脓，薏苡仁、附子为末，水服，小便当下出，愈。**大蓟叶**肠痈瘀血。**人参**酒毒，胸生疽疮，同酒炒大黄末，姜汤服，得汗即愈。**黄芪**除肠胃间恶血。**薏苡仁　冬瓜仁　甜瓜仁**肠痈已成，小腹肿痛，小便似淋，或大便下脓，同当归、蛇蜕，水煎服，利下恶物。**大枣**肠痈。连核烧，同百药煎末服。**乌药**孕中有痈。同牛皮胶煎服。**皂角刺**腹内生疮。在肠脏，不可药治，酒煎服，脓悉从小便出，极效。**棇担尖**肠痈已成，烧灰，酒服少许，当作孔出脓。〔土鳞〕**死人冢上土**外涂。**龙骨**肠痈内疽。**鲫鱼**猪脂煎服。**雄鸡顶毛**并屎，烧，空心酒服。**犬胆**去肠中脓血。**马牙**肠痈未成，烧灰，和鸡子马白涂。**悬蹄**肠痈下瘀血。**猪悬蹄甲**伏热在腹，肠痈内蚀。

# 诸疮上

（丁疮　恶疮　杨梅疮　风疠　疥癣　热疮　瘑疮　手疮　足疮　胻疮）

【**疔疮**】〔草部〕**苍耳根**汁，和童尿服，或葱酒服，取汗。灰，同醋涂，拔根。**山慈姑**同苍耳擂酒服，取汗。**石蒜**煎服取汗。**豨莶**酒服取汗，极效。**大蓟**同乳香，枯矾末，酒服，取汗。**白芷**同姜擂酒服，取汗。**王不留行**同蟾酥服，取汗。**草乌头**同葱白丸服，取汗。同巴豆贴，拔根。同川乌头、杏仁、白面涂。**菊花叶**丁肿垂死，捣汁服，入口即活，神验方也。冬用根。**蒓**擂酒服。**常春藤**和蜜服。**荠苨汁**服。**金沸草　益母草**捣汁服，渣涂。烧灰纫入，拔根。**荆芥**煮服，及醋捣涂。**紫花地丁**擂水服，同葱、蜜涂。**艾灰汁**和石灰点之，三遍拔根。**地菘**和糟。**附子**和醋。**蒺藜**和醋。**马蔸铃**同蛛网捣。**龙葵　地黄　旱莲　水杨梅　木鳖子**〔谷菜〕**麦面**和猪脂。**胡麻灰**和针砂。**小豆花　寒食饧**并涂丁。**白米粉**熬黑，蜜涂。**米醋**以面围，热淋之。**翻白草**煎酒服，取汗。**蒲公英**擂酒服，取汗。**丝瓜叶**同葱白、韭菜，研汁和酒服，渣敷。**独蒜**蘸门臼灰擦之，即散。又同小蓟、豨莶、五叶草，擂酒服。**马齿苋**和梳垢封。烧，和醋封之，和石灰封。**白苣汁**滴孔中。**土菌**同猪荟涂。**芜菁**同铁衣涂。**蕺菜　灰藋灰　山丹　百合　生姜**〔果木〕**野葡萄根**先刺丁上，涂以蟾酥，乃擂汁，入酒，调绿豆粉，饮醉而愈。**银杏**油浸研，盦水疔。**荔枝**同白梅。**胡桃**嚼盦。**榴皮**灸丁。**槐花**四两，煎酒服，叶、皮、茎同。**柳叶**煮汁服。**枸杞**治十三种疔，四时采根茎，同诸药服。**棘钩**同橙、橘皮，煎服。同丁香烧敷。**乌相叶**食六畜牛马肉，生丁欲死，捣汁一二碗，取下利。根亦可。又主暗丁昏狂。**皂荚**炙研，同麝涂，子，敷。**巴豆**点。**木芙蓉**涂。**绯帛**同蜂房诸药烧服，并入膏贴。**旧油纸伞灰**同古石灰服，取汗。**箭笴茹**作炷灸疔。**凉水**挑破去血，噙水频咂。**烛烬**同胡麻、针砂涂。**土蜂窠**同蛇皮煅，酒服一钱。**铁浆**日饮一升，**锈钉**调荠水冷服，煅，同人乳敷。**乳石**同没药，醋糊丸服。**银朱**水和丸服。**矾石**煨葱捣丸，酒服二钱。同寒食面涂。**鼠壤土**童尿调涂。**粪下土**同全蝎、蝉蜕涂。**铁粉**同蔓菁根捣涂。**铁精**同轻粉、麝香点敷。**雄黄**同蟾酥、葱、蜜插之。**石灰**同半夏敷。**硇砂**同雄黄贴。**姜石**鸡子白和涂。**磁石**醋和。**铜矿石**〔虫部〕斑蝥并涂。**蟾酥**同雄黄、乳香丸，服三丸，外以白面、雄黄和，纳一粒，立效。**露蜂房**洗，**人虱**十枚，着疮中，箔绳灸之。**蝉蜕**疔疮不破，毒入肠胃，和蜜水服，并涂。同僵蚕、醋涂四围，拔根。**蜜**和葱。**独脚蜂**烧。**赤翅峰**烧。**独脚蚁**　**蜘蛛**和醋。**草蜘蛛**　**蝰蟒**〔鳞介〕蚺蛇皮灰并敷之。**蛇蜕**丁肿鱼脐，水煎服。烧，和鸡子涂。**鲍鱼头**同发灰烧。**穿山甲**烧研，同贝母末，敷马疔。**海马**同雄黄诸药涂。**田螺**入片脑，取水点。**蚬汁**洗。**海螵蛸**〔兽人〕**腊猪头灰**并掺之。**狗宝**同蟾酥诸药服，治赤丁。**牝猪屎**丁毒入腹，绞汁服。**牡狗屎**绞汁服，并涂。**青羊屎**煮服。**马屎**　**驴屎**并炒熨丁疮中风。**獭屎**水和封。即脓出痛止。**鼠屎**头发灰烧，纳之。**猪胆**和葱涂。**白犬血**　**马齿**烧。**黑牛耳垢**　**人耳塞**同盐、蒲公英贴。**发灰**。

【**恶疮**】〔草部〕**牛膝**卒得恶疮，不识，捣涂。**贝母**烧灰，油调，敷人畜恶疮，敛口。**藿香**冷疮败烂，同茶烧敷。**黄芩**恶疮蚀疽。**秦艽**掺诸疮口不合。**苍耳**恶疮，捣汁服，并敷。**芎䓖**同轻粉涂。**菖蒲**湿疮遍身，为末卧之。**忍冬**同雄黄，熏恶疮。**无心草**敷多年恶疮。**草乌头**　**地榆**　**沙参**　**黄芩花**并涂恶疮脓水。**何首乌**　**燕薅草**　**瞿麦**　**扁竹**并敷浸淫恶疮。**藜芦**　**鼠尾草**并敷反花恶疮。**青蒿灰**　**马先蒿**　**茼茹**　**角蒿**　**骨碎补**并蚀恶疮烂肉。**莽草**　**雚菌**　**青葙子**　**苦参**　**鹤虱**　**钩吻**并杀恶疮虫。**蛇床子**　**莨草**　**漏篮子**　**杜衡**　**牛蒡根**　**狼牙**洗。**大蓟根**　**野菊根**　**蛇衔**　**积雪草**　**商陆**　**狼跋子**　**及己**　**香附子**　**马鞭草**　**狼毒**　**艾纳香**　**漏芦**　**蒿本香**　**黄连**　**虎杖根**　**地肤子**洗。**敛石长生**　**紫草**　**芫花根**　**紫参**　**赤芍药**　**山慈姑**　**白及**　**石蒜**　**牡丹皮**　**蜀羊泉**　**天麻**　**紫花地丁**　**紫金藤**　**天蓼**　**蔷薇根**　**当归**　**赤薜荔**　**丹参**　**兔葵叶**　**紫葛藤**　**羊桃**洗。**冬葵根**　**马勃**　**蕲艾叶**　**剪草**　**昨叶荷**　**通草及花上粉**　**羊蹄草昆布**　**胡麻油**　**扁豆**　**大麻仁**炒。**陈仓米**和酢。**豆豉**　**寒食饭**并敷一切恶疮。**芸苔菜**煨捣，熨异疽。油涂风疮。**繁缕汁**涂恶疮，有神效之功。**鸡肠草**灰，和盐，主一切恶疮、反花疮。**马齿苋**封积年疮。烧敷反花疮。**蒲公英**　**冬瓜叶**并敷多年恶疮。**苦苣**对口恶疮，同姜擂酒服，并敷。**丝瓜根**诸疮久溃，熬水扫之，大凉。**蕺菜**竹筒煨捣，封恶疮。**酱瓣**同人尿，涂浸淫疮癣。**苦瓠汁**　**灰藋**　**邪蒿**〔果木〕**慈姑叶**并涂恶疮。**桃白皮**纫恶疮。**杏仁**入轻粉，涂诸疮肿痛。**马槟榔**恶疮肿痛，内食一枚，外嚼涂之。**柏沥**涂恶疮有虫。**巴豆**煎油调硫黄、轻粉，搽一切恶疮。**苦竹叶**烧，和鸡子白，涂一切恶疮。**柳华及枝叶**煎膏，涂反花恶疮。**桑叶**肺风毒疮如癞，蒸一夜，晒研，水服二钱。**枫香**　**松脂**　**骐驎竭**　**乳香**　**没药**　**詹糖香**并入恶疮膏。**槐皮**　**杨栌叶**　**胡颓子根**并洗。**冬青叶**醋煮。**楸叶**

**桐叶及木皮　榉叶**同盐。**皂荚**刺烧。**楮叶　占斯　大风子　木绵子油　桐子油　青布灰**并敷多年恶疮。**败蒲席灰**筋溢恶疮。**三家洗碗水**入盐。**半天河水**并洗恶疮。**东壁土**诸般恶疮，同大黄末敷。**蚯蚓泥墣**敷燕窝疮，及时行腮肿。**白鳝泥**敷火带疮。**鬼屎**敷人马恶疮。**盐车脂角土　胡燕窠土　屋内墣下虫尘土　白蚁泥墣**同黄丹。**粪坑泥**〔金石〕**云母粉**并涂一切浸淫恶疮。**胡粉**反花恶疮，同燕脂涂。**蜂窠**恶疮，同朱砂、蜜涂。**水银**一切恶疮。同黄连、胡粉敷。恶肉毒疮，状如豆，半在里，包擦之，或同大风子。**铁浆**蛇皮恶疮，频涂。**雄黄**蛇缠及一切恶疮，醋调涂。**浮石**诸般恶疮。同没药丸服。**蓬砂**一切恶疮。同甘草浸麻油，每饮一小合。**石硫黄**一切恶疮。同养面作饼贴。**银朱**顽疮日久。同古石灰、松香、油熬贴之。**石灰**多年恶疮，同鸡子白涂。**硇砂　石胆**并去恶疮败肉。**雌黄　熏黄　孔公孽　黄矾　绿矾　白矾　铜青　锡　铅　铁落　铁锈　铁热**〔虫部〕**乌烂死蚕**涂一切恶疮。**地胆**敷恶疮。岩疮如舌，令人昏迷，速用此同桑白皮、滑石、木通诸药服，以宣其毒。**青腰虫**蚀恶疮息肉，剥人肌皮。**蜘蛛**晒研，敷一切恶疮。膜贴积年诸疮及反花疮。**蜂房**洗敷。**斑蝥**〔介鳞〕**文蛤**并敷恶疮漏烂。**鼋脂**摩。**鼋甲**恶疮，酒浸炙研服。**鼍甲**同。**鼍脂**摩。**穿山甲　蛇蜕　自死蛇　蝮蛇皮**并烧敷。**蚺蛇　鳞蛇　白花蛇　乌蛇**并酿酒、作丸，治恶疮。**蛇婆**炙食。**鲫鱼**烧灰，同酱汁，涂诸疮十年不愈者。浸淫毒疮，生切，和盐捣涂。**海螵蛸**止疮多脓水不燥。**黄颡鱼**烧。**鳗鲡膏　海豚鱼肪、鱼脂**〔禽兽〕**孔雀屎**并敷恶疮。**雀屎**敷浸淫恶疮。**鸡冠血**浸淫疮，不治杀人，日涂四五次。**鸡肉**猫睛疮，有光无脓血，痛痒不常，饮食减少，名曰寒疮，但食鸡血、葱、韭，自愈。**白鸽肉**解恶疮毒。**鸽屎**反花疮初生，恶肉如米粒，破之血出，恶肉反出于外，炒研敷。**青鸮　鹳鹳屎　猪脂　猪髓**并主恶疮。**羊屎**反花恶疮，鲫鱼酿烧敷。**猪颊骨**炙油，涂恶疮。**悬蹄**烧，敷十年恶疮。**驴悬蹄**天柱毒疮，生大椎上，出水，同胡粉，麝香敷。**马屎**涂多年恶疮疼痒，不过数次。**犬胆**敷痂疡恶疮。**猿猪汤**洗。**驴脂　野驼脂　麋脂　狼膏　猬脂及心、肝　隐鼠膏　黄鼠**煎膏。**象胆　熊脂　鹿角　羚羊角**及肉。**狗头骨**灰。及屎。**猫头骨**灰。**鼠头**灰。**象皮**灰　**鼬鼠灰**及骨。**马鬃灰　野猪皮灰　牛屎　双头鹿胎中屎**〔人部〕**人中白**烧。**人唾**并主一切恶疮。**人牙**恶疮，同鸡内金等烧敷。**发灰**瘭岩[1]恶疮，米汤服二钱，外同白及、皂荚刺灰敷。**小儿胎屎**蚀恶疮息肉。

**【杨梅疮】**〔草部〕**土茯苓**治杨梅疮及杨梅风。并服轻粉，成筋骨疼瘫痪痈疽，为必用之药。每用四两，入皂荚子七粒，煎水代茶。或加牵牛，或加苦参、五加皮，或加防风、薏苡仁、木通、木瓜、白鲜皮、金银花、皂荚子，煎服。筋骨疼，虚人，同人参丸服。**天花粉**同川芎、槐花丸服。**栝楼**皮末，酒服，先服败毒散。**蔷薇根**年久筋骨痛。煮酒饮。或加木瓜、五加皮、茯苓、当归。**大黄**初起者，同皂荚刺、郁金、白牵牛末，酒服。又方：同白僵蚕、全蝎末，蜜汤服。并取下恶物。同皂荚刺、轻粉末服，取下恶物，并齿出毒血愈。

① 岩：张本作“疽”。

**线香**烧烟熏。**浮萍**洗。**野菊**同枣根煎洗。**金银花**　**苦参**　**龙胆**　**木通**　**泽泻**　**柴胡**　**荆芥**　**防风**　**薄荷**　**威灵仙**　**蓖麻子**　**黄芩**　**黄连**　**白鲜皮**　**连翘**　**胡麻**〔果木〕**胡桃**同槐花、红枣、轻粉丸服。**椰子壳**筋骨痛，研末，热酒服，取汗。**乌梅**炒焦，油调搽。**葡萄汁**调药。**杏仁**　**细茶**　**木瓜**　**槐花**四两，炒，煎酒热服。**黄柏**去湿热。同乳香末、槐花，水和涂。**大风子**和轻粉涂。**五加皮**　**槐角**　**皂荚子**　**栀子**　**血竭**　**乳香**　**没药**　**芦荟**〔金石〕**铜青**醋煮，酒调涂，极痛，出水愈。或入轻粉、冰片少许。**绿矾**煅研，香油搽。**汞粉**或有或熏，劫疮，效最速，但用失法者，有筋骨痈疽之害。掺猪肾，油煎食。入鸡子，蒸热食。同丹砂、雄黄末，酒服。或加黄丹、孩儿茶，或加槐花、龟版，或加槐花、天花粉、孩儿茶，为丸服。一方：同甘草、百草霜丸服。杨梅癣，同大风子末涂，同杏仁涂。**水银**同铅结砂，入乳、没、黄丹，作神灯照之、熏之。**黑铅**同锡结砂，入蜈蚣末，作捻照之。煮酒服，解轻粉毒。**银朱**年久顽疮，同朱砂、枯矾、全蝎丸服。同宫香作捻，被中熏鼻。或加孩儿茶、皂角子。或同雄黄、枯矾作丸，熏之。同铅、汞、白花蛇作捻，照。同轻粉，入黄蜡、麻油，作膏贴。筋骨痛，同枯矾作捻，熏脐取汗。**粉霜**涂。**雄黄**猪髓调搽。同杏仁、轻粉、猪胆搽。轻粉、黄丹、孩儿茶、朱砂丸服。**白砒**同雄黄、牛黄化蜡丸服。同石黄点之。同轻粉、银朱搽。**丹砂**同雄黄、百草霜丸作捻，被中熏之。**石青**煅搽。酒服，发汗，解轻粉毒。**铁浆**　**盐水**并漱轻粉毒。**孩儿茶**　**百草霜**　**蓬砂**　**胡粉**　**枯矾**　**黄丹**〔虫鳞〕**蝉蜕**　**全蝎**　**白僵蚕**　**露蜂房**　**蜈蚣**同全蝎、香油、水粉、柏油熬膏贴。**白花蛇**同穿山甲诸药丸服。亦入熏照药。**穿山甲**顽疮成风，陈菜子油，作膏贴。**龟甲**　**鬼眼睛**同辰砂、片脑涂。**猬皮**杨梅痔泻，同鳖甲、象牙丸服。**麝香**。

**【风癞】**〔草部〕**苦参**热毒风、大风、肺风、肾风生疮，遍身痹痒，皂荚膏丸服。同荆芥丸。浸酒饮。煮猪肚食，取虫数万下。**何首乌**大风，同胡麻九蒸九晒服。**长松**同甘草煎服，旬日即愈。**黄精**蒸食。**草乌头**油、盐炒，为丸服。**马矢蒿**末服。**马鞭草**末服。**浮萍**煎服，末服，并洗。**凌霄花**同地龙、蚕、蝎，末服。**栝楼**浸酒。**白蒿**酿酒。**艾汁**酿酒。**狼毒**同秦艽服。**大黄**同皂荚刺服。**牛膝**骨疽癞病，酒服。**白鲜皮**一切热毒风疮赤烂，眉发脱脆皮急。**羌活**　**防风**　**巴戟天**　**黄芪**　**牡丹**　**天雄**并主癞风。**蓖麻子**　**黄连**水浸吞。**莨菪子**恶疮似癞，烧敷。**地黄叶**恶疮似癞十年者，捣敷。**百灵藤**浴取汗，并熬膏酒服。**青藤**酒。**葎草**　**陆英**　**蒴藋**　**苦瓠藤**并浴癞。十年不瘥者，汁涂之。〔谷果〕**胡麻油**浸之。**大麻仁**浸酒。**亚麻**　**荷叶**同石灰汁渍。〔木部〕**大腹子**敷。**松脂**炼服。**松叶**浸酒。**天蓼**酿酒。**预知子**同雄黄熬膏服。**皂荚**煎膏丸服。刺，烧灰服，最验。根皮，主肺风恶疮。**桦皮**肺风毒疮如癞，同枳壳、荆芥诸药服。**桑叶**肺风如癞，蒸夜，晒研水服。**乳香**同牛乳、甘草蒸服。**杨花**同花蛇等丸服。**大风子**油同苦参丸服。调轻粉搽。**桑柴灰**洗。**栀子**赤癞、白癞。**皮巾子**　**皮腰袋**烧灰，入癞药。〔水石〕**碧海水**　**古冢中水石灰**并洗。**禹余粮**癞风发落，同白矾、青盐煅，丸服。**金星石**大风虫疮，同诸石末丸服。**石流黄**疠风有虫，酒服少许，兼和大风子油涂。**玄精石**　**雄**

**黄　雌黄　握雪礜石　石油**〔虫鳞〕**葛上亭长**并入涂药。**蜂蜜**同姜汁炼服。**蜜蜂子**同诸蛇丸服。**五倍子　蛇蜕**恶疮似癞，十年不瘥，烧灰酒服，和猪脂涂。**白花蛇　乌蛇　蚺蛇　蝮蛇**并酿酒服。**乌蛇胆**入冬瓜化水服。**蚺蛇胆**及膏涂。**自死蛇**恶疮似癞，渍汁涂。**鳢鱼**顽疮疥癞，酿苍耳煮食。**鲫鱼**恶疮似癞，十年不瘥，烧灰和酱涂。**鲎鱼胆**同诸矾末服，杀虫。**蝎虎**同蚕沙、小麦面末服。**鲮鲤鱼　魧**〔禽兽〕**五灵脂**油调涂。**驴蹄灰　头发**同大豆，入竹筒内，烧汁涂。

**【疥、癣】**〔草部〕**苦参　菖蒲　剪草　百部**并浸酒服。**艾叶**烧烟熏，煎醋涂，烧灰搽。**淫羊藿　青蒿　山茵陈　乌头　马鞭草**并洗。**杜衡　白鲜皮　苍耳子　黄连　大蓟汁　白及　青葙叶　紫参　积雪草　蛇床子　丹参　天南星　紫草　木藜芦　地榆　莨菪根　狼牙草　沙参　谷精草　薄荷　三白草　线香　狼把草　狗舌草　姜黄　冬葵子　芍药　酢浆草　芎䓖　石长生　白菖蒲　钩吻　羊蹄根　酸模　木莲　藤莽草　山豆根　何首乌　藜芦　天门冬　䕡茹　狼跋子**酒磨。**狼毒　蔷薇根　白蒺藜　莨草　地锦草　败酱　防己　葎草　猫儿眼睛草**〔谷菜〕**大豆沥　黄豆油　秫米**炒黑。**小麦**烧。**胡麻油　芸苔子**油已上或涂，或洗，或服。**胡麻**生嚼，涂坐板疮。**丝瓜皮**焙研，烧酒涂坐板疮。**粟米泔　灰藋　藜叶　冬瓜藤**并洗疥癣。**韭根**炒黑。**薤叶**煮。**蒜　马齿苋　丝瓜叶**擦。**土菌灰　杏仁桃叶　桃仁鹿　梨根　榅桲木皮　银杏**嚼。并涂疥癣。**胡桃**同雄黄、熟艾捣，裹阴囊。**山楂　杨梅树皮　樟材　钓樟　柳华及叶**并洗疥癣。**枫香**同黄柏、轻粉涂。**松脂**同轻粉擦。**乳香　没药　血竭　皂荚**煮猪肚食。**樟脑　芦荟　黄柏　樗根　白皮**及叶。**楸树皮、叶　海桐皮　楝实及根芜荑　大风子**并杀疥癣虫。**榆白**捣涎，涂疥癣虫疮。**柏油**涂小儿衣，引疮虫。亦同水银擦。**槿皮**醋调搽癣，或浸汁磨雄黄。**巴豆**擦癣，同腻粉点疥。**楮叶**擦癣。**乌药　棕木　槐叶　檀皮　桑沥荆沥　松藩　柏油　胡根　栾荆　鼠李子木绵子油**并涂疥癣。〔水土〕**秋露**调药。**半天河　水梅雨水　温泉　碧海水盐胆水**并洗疥癣顽疮。**燕窠土　烟胶**搽牛皮风癣。〔金石〕**轻粉**牛皮癣，酒服半钱。小儿癣，同猪脂涂。**雌黄**同轻粉、猪脂，涂牛皮顽癣。**明矾**榴皮蘸，掺牛皮癣。**胡粉**掺疥癣。黄脓疮，同松香、黄丹、飞矾熬膏贴。**水银**同胡粉，涂窝疥虫癣。同芜荑涂。同大风子涂。**银朱**同牛髓、桐油，杀疥癣虫。**舱船灰**同牛尿，熏下身癣。**矾红**同螺蛳、槿皮，涂癣。**硫黄**鸡子油，搽疥癣。煅过，掺顽疮。**铁落　铁锈　青琅玕　朱砂　雄黄　熏黄　石油　黄矾　绿矾　砒霜　盐药　戎盐**并入涂掺药。**石灰　苋卤汁**并洗疥癣，杀虫。**斑蝥**同蜜或浸醋涂。**五倍子**一切癣疮，同枯矾涂。**青腰虫**杀虫。**紫矿**〔介鳞〕**蚌粉**并涂疥癣湿疮。**鳢鱼**酿苍耳，淡煮食。**鱣鱼肝**炙食。**河豚子肝**同蜈蚣烧，掺疥癣。**鼍甲**疥癣死肌，炙浸酒服。**鱼酢**涂虫疮。**海虾　鳝鱼　鳗鲡**并涂。**白花蛇**入丸、散。**乌蛇**入丸、散。**蚺蛇**食。**自死蛇**烧。**蝮蛇**烧。**鲮鲤甲　鼋甲　蟹膏　田螺　螺蛳**〔禽兽〕**鸡冠血　抱出**

**鸡子壳灰**并涂疥癣。**鸳鸯**炙贴。**鸽**　**猪肚**　**皂荚**同煮食。**狐肉及五脏**作臛食。**鼹鼠**煮食。**猪脂**煎芫花，杀疥虫。**牛蹄甲**同驴屎烧，敷牛皮风癣。**驴屎**烧，敷湿癣。**驴脂**　**羊脂**　**牛脂**　**野猪脂**　**猬脂**　**狨脂**并涂。**羚羊角**　**虎骨**　**兔骨**　**诸朽骨**并洗、涂。**鼬鼠**煎膏。**狒肉**炙贴。并主疥癣。**旧靴鞋底灰**同轻粉、皂矾，搽癣。

**【热疮】**〔草部〕**败酱**暴热火疮赤气。**葛根**敷小儿热疮。**葵花**小儿蓐疮。**剪春罗**敷火带疮。**积雪草**恶疮赤熛。**仙人草**　**产死妇人冢上草**并治小儿酢疮，头小面硬者。**青黛**　**蓝叶**　**酸浆子**　**龙葵**　**野菊根**　**天花粉**同滑石。**黄药子**〔菜谷〕**丝瓜汁**调辰砂。**生百合**并涂天泡热疮。花同。**麦麸**涂热疮。**芋苗灰**擦黄水疮。**赤小豆**洗。**罗勒灰**〔果木〕**桃仁**并敷黄烂疮。**茱萸**煎酒，拭火烂疮。**莲房灰**和井泥。**荷花**并贴天泡疮。**枸杞叶**涂火赫毒疮。**梓白皮**小儿热疮。叶，敷手足火烂疮。**荆茎**洗灼疮及热焱疮有效。**黄柏**入矾。**芜荑**〔金石〕**滑石**并涂热疮。**铁浆**时气生疮内热者，饮之。**生铁**小儿熛疮，烧，淬水浴。**蚯蚓泥**炒。**无名异**并涂天泡湿疮。**银朱**和盐梅涂。〔鳞介〕**青鱼胆**　**田螺**并涂热疮黄水。〔禽兽〕**蚬肉**诸小热疮，年久不愈，多食之。**鸭粪**同鸡子白，涂热疮。**羚羊角灰**身面卒得赤斑或熛子，不治杀人，鸡子白和涂。**羊胆**时行热熛疮，和酢服。**酪**涂身面热疮肌疮。**牛屎**烧，敷小儿烂疮。**乱发**孩儿热疮，以鸡子黄同熬干，待有液出，取涂疮，粉以苦参。

**【瘑疮】****桃花**瘑疮生手足间，相对生，如茱萸子，疼痒浸淫，久则生虫，有干湿二种，状如蜗牛，同盐捣敷。**桃叶**同醋。**腊饧**　**鲫鱼**生捣。**蚕蛹**　**海豚鱼**　**白犬血**　**猪髓**　**牛屎**　**荆沥**　**雄黄**　**硫黄**　**水银**同胡粉。**燕窠土**并涂瘑疮及癣。

**【手疮】****热汤**代指生指甲旁，结脓脱爪，初时刺汤中浸之，或刺热汤七度，冷汤七度，或刺热饭中二七度，皆良。**甘草**　**地榆**　**蜀椒葱**　**盐**　**芒硝**并煎汤，渍代指。**硇砂**唾、面和成。**蜜蜡**　**梅核仁**和醋。**人尿**和醋。**鱼鲊**和乌梅杵。**猪膏**和白垩土。**羊胆**并涂代指。**蓝汁**服之，主瘭疽喜著十指，状如代指，根深至肌，肿痛应心，能烂筋骨，毒散入脏，能杀人，宜灸百壮，或烙令焦，俗名天蛇毒，南人多病之。**葵根**汁。**升麻**汁。**芸苔**汁。**竹沥**　**犀角**汁。**青黛**并温服，主瘭疽。**盐汤**　**醋汤**　**腊饧**并浸瘭疽。**大麻仁**炒。**麻油**滓**黑大豆**生。**蔓荆子**　**酸模无心草**　**车脂**同梁上尘。**灶突土**同梁上尘。**土蜂窠**同乳香、醋。**燕窠土**同胎儿屎。**白狗屎**灰。**虎屎**灰。**马骨**灰。**猪胆牛耳垢**　**蜈蚣**焙研，猪胆调。**皂荚**灰。**田螺**　**鲫鱼**同乱发、猪脂熬膏。并敷瘭疽。**水蛇皮**裹天蛇毒，数日当有虫出，如蛇状。**海苔**　**麦醋糟**炒末。并敷手背肿痛。**生薤**苦酒煮，涂手指赤色，随月生死。**羊脂**涂脾横爪赤。**猪胰**　**青琅**　**真珠**并涂手足逆胪。**艾叶**　**牛屎**并熏鹅掌风。**椒根**　**烧酒**　**灰汤**并洗鹅掌风。**油胡桃**擦鹅掌疮。**鳖甲**烧，敷人咬指烂。

**【足疮】****矾**甲疽，因甲长侵肉，或割甲伤汤水，肿溃出水，甚则浸淫趾趺，经年不愈，盐汤洗净，煅研，厚敷之，即日汁止，十日痂落。**女人甲疽**肉突，煎汤洗之，并同雄黄、硫黄、乳香、没药掺之。**石胆**煅。硇砂同矾。**乳香**同石胆。**血竭**　**熏黄同蛇皮灰**。**牡**

**蛎**生研服，并敷。**虎骨橘皮**汤洗后，油和敷。**蛇皮**烧，同雄黄敷。**黄芪**同蔄茹、猪脂、苦酒，熬膏涂。**知母　麋衔　乌头　鬼针　胡桃树皮**灰。**马齿苋**并敷甲疽。**黑木耳**贴肉刺，自腐。**莨菪子根**汁。**血见愁　红花**同地骨皮。**没石子**同皂荚灰，醋和。**皂矾**煅。**白矾**同黄丹、朴硝。**羊脑**同新酒糟。**人虱**黑白各一枚。并涂肉刺。**焊鸡**汤洗鸡眼。**茶末**

**荆芥叶**捣，或烧灰。**蚌粉　滑石**同石膏、矾。**花乳石**同黄丹、水粉。**白矾**同黄丹。**鹅掌皮灰**并敷足趾丫湿烂疮。**粪桶箍灰**敷脚缝疮血出不止。**生面　半夏**并涂远行足趼，一夜平。**草乌头**远行足肿。同细辛、防风掺鞋内。**茄根**洗夏月趾肿不能行。**草鞋**远行足肿，尿浸湿，置烧热砖上踏之，即消。**黄牛屎**足跟肿痛，入盐炒盦。**牛皮胶**足底木硬，同姜汁、南星末调涂，烘之。**朴硝**女人扎足，同杏仁、桑白皮、乳香煎汤浸之，即软。**黄柏**猪胆浸晒，研末。**白附子**末。**烟胶**油调。**轻粉**并敷。**银朱**同黄蜡作隔纸膏。**蚯蚓粪**同芒消敷。**皂荚　乌桕根**末敷。并主足上风疮湿痒。**男子头垢**女人足上裙风疮，和桐油作隔纸膏涂。**木鳖子**湿疮足肿。同甘遂入猪肾煮食，下之。**食盐**手足心毒，同椒末，醋涂。

**【胻疮】即臁疮。艾叶**烧烟熏出恶水，或同雄黄、布烧。或同荆叶、鸡屎，坑中烧熏，引虫出。**翻白草**煎洗。**菝葜叶**椒、盐火煮贴。**野园荽**同轻粉、桐油贴。**金星草**刮星敷。**覆盆叶**浆水洗敷。**马勃**葱汤洗敷。**乌头**同黄柏末敷。**悬钩子叶**同地蘼叶、食盐作贴。**桑耳**同楮耳、牛屎菇、发灰敷。**槠叶**一日三贴。**冬青叶**醋煮贴。**黄柏**同轻粉、猪胆贴。**柿霜**同柿蒂灰敷。**桐油**日涂。或入轻粉，或入发熬化。脚肚风疮如癞，同人乳扫之。**地骨皮**同甘草节、白蜡、黄丹、香油，熬膏贴。**左脚草鞋**烧灰，同轻粉敷。**陈枣核**烧。**老杉节**烧。**白棘叶**末。**白胶　血竭　白垩土**煅。**蚯蚓泥**同轻粉。**伏龙肝**同黄柏、黄丹、轻粉、赤石脂贴。**胡粉**炒，同桐油。**黄丹**同黄蜡、香油熬膏。**蜜陀僧**同香油。**银朱**同黄蜡摊膏。同古石灰、松香、麻油，化膏贴。**古石灰**鸡子油和煅过，桐油调，作夹纸膏贴。**无名异**同黄丹。**盐中黑泥**煅。**铜绿**黄蜡化、拖隔纸。**艌船**灰煅，同轻粉末。**蜜蜡**五枝汤洗后，摊贴十层。**生龟壳**烧灰，入轻粉、麝香涂。**鸡子黄**同黄蜡煎。鸡内金贴，十日愈。**羊屎**烧，同轻粉末。**牛包衣**烧。**虎骨**末敷，**蓄汁**先洗。**马颊骨**烧。**鹿角**烧。**人骨**烧。**人顶骨**同龙骨、流黄。**头垢**作饼贴，或入轻粉。又同枯矾、猪胆涂。**乱发**桐油炙干，同水龙骨煅，桐油和。**牛蹄甲灰**冷臁口深，同发灰、轻粉、黄蜡、京墨，作膏贴。**百草霜**热臁口厚，同轻粉、麻油，作隔纸膏贴。**豭猪屎**胻疽深败，百方不效，蚀去恶肉，烧末填之，取效。**白蔄茹**同雄、硫、矾末，敷蚀恶肉尽，乃用上方。**酸榴皮**煎洗。**百药煎**脚肚细疮，久则包脚出水，唾涂四围。**马齿苋**臁疮生虫，蜜调敷，一夜虫出。同葱白、石灰捣团，阴干研敷。**泥矾**同牛羊肚敷。**生鲤鱼　鳢鱼肠　鲫鱼**同皂荚、穿山甲末。**鳝鱼　虾**同糯饭。**虾蟆**同乱发、猪脂煎化，入盐涂。并引虫出。**乌鸡骨**同三家棺木，三家甑单，烧，导疮中碎骨自出。**牛膝**久成漏疮，酒服。